高职高专药学专业系列教材

药品质量检测技术

第三版

赵亚丽　主编
李　恒　主审

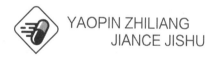
YAOPIN ZHILIANG
JIANCE JISHU

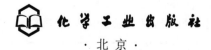
·北京·

内 容 简 介

《药品质量检测技术》(第三版)的编写是基于药品质量检测岗位的工作过程,按照教学项目设计教学内容,每一个项目以典型药品检测任务为实例,根据具体工作任务的操作过程,以学习目标导入工作任务,在掌握必备知识的基础上,以项目实施过程为载体开展教学内容。教材的主要内容包括绪论、药品质量检测工作的基础和基本技能、药品的性状与鉴别、杂质检查、卫生学检查、含量测定,原辅料与中间体、片剂、注射剂、复方制剂、中药制剂、其他制剂的质量检测共12个项目,设计了27个相关的技能训练。教材配有数字资源,可扫描二维码学习观看,电子课件可从 www.cipedu.com.cn 下载。

本书可作为高职高专生物制药技术、药物制剂技术、药品质量检测技术、中药制药技术、药品经营与管理等专业以及相关专业师生的教材,也可作为药品生产企业质量检验部门技术人员岗位培训的教材和工具书,以及供有关科研人员参考使用。

图书在版编目(CIP)数据

药品质量检测技术/赵亚丽主编. —3版.—北京:
化学工业出版社,2022.7(2025.6重印)
高职高专药学专业系列教材
ISBN 978-7-122-41141-9

Ⅰ.①药… Ⅱ.①赵… Ⅲ.①药物-质量检验-高等
职业教育-教材 Ⅳ.①R927.11

中国版本图书馆CIP数据核字(2022)第057980号

责任编辑:迟 蕾 李植峰　　　　　文字编辑:邵慧敏 朱 允
责任校对:赵懿桐　　　　　　　　　装帧设计:王晓宇

出版发行:化学工业出版社(北京市东城区青年湖南街13号　邮政编码100011)
印　　装:三河市航远印刷有限公司
787mm×1092mm　1/16　印张15¼　字数361千字　2025年6月北京第3版第4次印刷

购书咨询:010-64518888　　　　　　　售后服务:010-64518899
网　　址:http://www.cip.com.cn

凡购买本书,如有缺损质量问题,本社销售中心负责调换。

定　　价:48.00元　　　　　　　　　　　　　　　　版权所有　违者必究

《药品质量检测技术》(第三版)编审人员

主　　编　赵亚丽

副 主 编　程伟青　祝丽娣

编写人员　赵亚丽　黑龙江农业经济职业学院

　　　　　程伟青　福建生物工程职业技术学院

　　　　　祝丽娣　黑龙江农垦职业学院

　　　　　朱丽波　黑龙江民族职业学院

　　　　　张桂娟　黑龙江生态工程职业学院

　　　　　张　冰　黑龙江仁合堂药业有限责任公司

主　　审　李　恒　福建生物工程职业技术学院

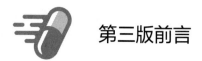

第三版前言

本教材的修订以"职业教育要着力培养学生的职业道德、职业技能和就业能力""满足经济社会对高素质劳动者和技能型人才的需要"为指导思想，以高等职业教育人才培养规格为立足点，以培养学生及相关从业人员的药品生产与质量管理能力为目标，以《中国药典》（2020年版）为依据，参照药品生产企业一线工作岗位实践，将药品质量检测工作的程序和质量管理的要求作为编写内容，更好满足高等职业教育的培养目标和教学要求。本教材具有以下特点。

1. 结构合理，注重实践

教材结构按照药品质量监控流程、药品质量检测岗位的需要设计，符合任务驱动和项目化教学方式，符合新颁布的高职高专院校教学标准。教材中修订了与《中国药典》（2020年版）相关的内容，设计了技能训练项目，突出了实践应用能力的培养。

坚持"实用、管用、够用"的原则，强调实用性、适用性和开放性。在保持教材原版"特色、结构框架和内容体系"不变的前提下，将与《中国药典》（2020年版）相关的教学内容进行了更新和充实。

2. 对接岗位，校企开发

教材内容充分对接职业标准和岗位要求，涵盖了药品生产企业质量检测岗位工作人员必备的知识。内容的广度和深度适应目前药品生产企业的实际需要，符合职业教育的教学要求。结合职业资格证书和执业药师考试的需要，各项目的设置包括相关考试内容，做到课、证、教、考融合。

教材邀请了具有丰富药品生产质量管理实践经验的企业专家担任编写人员，与多年从事药品生产质量监督管理类课程教学和科研的教师共同组成编写团队。教材内容和配套资源是从长期教学和专业实践中的积累获得的。

3. 资源丰富，纸媒融合

运用现代信息技术，嵌入了多媒体资源对重点和难点辅助教学，以利于教学任务的实施，进一步提升了学习效率。通过更新与补充，力求做到教学便易、自学容易、分享简易。此外，通过扫描教材上相应处的二维码获得相关的教学资源，形成了融媒体教材，供学生课上课下参考学习。

4. 融合教法，宜于授课

为了培养素质好、技能强、水平高的药品质量监督检测专业人才，围绕满足市场需求、带动行业发展的要求，以职业能力为根本，教材设置的各项目内容编排将"知识目标""能力目标""必备知识""技能训练""项目思考""拓展知识"及"自我提高"等结合应用，可以辅助教师进行课程教学方案的设计和课堂任务的实施。

本书由赵亚丽担任主编，程伟青、祝丽娣担任副主编。赵亚丽负责教材整体内容的构思与编写人员的分工安排，确定各部分编写的主要内容以及全书的统稿。审稿由李恒负责。具体的编写分工为：赵亚丽编写项目一、项目二和附录，张桂娟编写项目四和项目五，程伟青编写项目七和项目十二，张冰编写项目十一，祝丽娣编写项目八和项目九,朱丽波编写项目三、项目六和项目十。

  本书在编写过程中,参考了相关文献,在此表示感谢!由于编者经验有限,书中难免有疏漏之处,恳请各位专家、同仁和读者批评指正并提出宝贵意见,我们一定在今后的修订中加以改进!

编 者

2022 年 1 月

目录

绪论 / 001
  【知识目标】 / 001
    一、药品与药品质量检测 / 001
    二、药品质量检测工作的性质和任务 / 001
    三、药品质量检测工作的机构 / 002
    四、药品质量检测工作的地位及作用 / 003
    五、药品质量检测技术的发展 / 004
    六、药品质量标准与检验操作规程 / 004
    七、《中国药典》概况 / 007
  【技能训练】 / 010
    技能训练一 《中国药典》(2020年版)的查阅 / 010
  【拓展知识】 / 011
    一、常用的国外药典概况 / 011
    二、药品生产质量管理规范(节选) / 011
  【自我提高】 / 012

项目一
药品质量检测工作的基础 / 016

  【知识目标】 / 016
  【能力目标】 / 016
  【必备知识】 / 016
    一、药品质量检测分类 / 016
    二、药品质量检测工作的步骤 / 017
    三、原始记录和检测报告书写的基本要求 / 018
    四、化学试剂的纯度级别及应用 / 019
    五、标准溶液的配制、贮存及使用方法 / 020
    六、《中国药典》(2020年版)四部(通则 8006)有关滴定液的
        部分内容 / 022
  【技能训练】 / 023
    技能训练二 药品的取样与留样 / 023

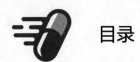 目录

  技能训练三 氢氧化钠滴定液（0.1mol/L）的配制与标定 / 026
 【拓展知识】 / 027
  一、有效数字和数值的修约及其运算规程 / 027
  二、指示剂和缓冲溶液 / 028
 【自我提高】 / 028

项目二
药品质量检测的基本技能 / 033

 【知识目标】 / 033
 【能力目标】 / 033
 【必备知识】 / 033
  一、玻璃仪器的洗涤、干燥与保管 / 033
  二、药品的称量方法 / 034
  三、溶液的配制技术 / 035
  四、溶液的量取技术 / 035
  五、容量仪器的校正 / 041
 【技能训练】 / 043
  技能训练四 容量仪器的校正 / 043
 【拓展知识】 / 044
  一、仪器分析的操作规则 / 044
  二、常用分析仪器简介 / 044
 【自我提高】 / 044

项目三
药品的性状与鉴别技术 / 047

 【知识目标】 / 047
 【能力目标】 / 047
 【必备知识】 / 047
  一、药品的性状检测 / 047
  二、药品的鉴别试验 / 057

目录

【技能训练】　　/ 060
　　技能训练五　乙醇相对密度的测定　/ 060
　　技能训练六　药品一般鉴别试验　/ 060
【拓展知识】　　/ 061
　　一、鉴别试验条件及灵敏度　/ 061
　　二、黏度测定法　/ 062
【自我提高】　　/ 062

项目四
药品杂质检查技术　/ 065

【知识目标】　　/ 065
【能力目标】　　/ 065
【必备知识】　　/ 065
　　一、杂质的来源和分类　/ 065
　　二、一般杂质的检查　/ 066
　　三、特殊杂质的检查　/ 078
【技能训练】　　/ 080
　　技能训练七　葡萄糖的杂质检查　/ 080
　　技能训练八　对乙酰氨基酚的杂质检查　/ 082
【拓展知识】　　/ 083
　　一、杂质的限量计算　/ 083
　　二、杂质的检查方法　/ 083
【自我提高】　　/ 084

项目五
药品卫生学检查技术　/ 087

【知识目标】　　/ 087
【能力目标】　　/ 087
【必备知识】　　/ 087

目录

　　一、非无菌产品微生物限度检查法　/087
　　二、热原检查法　/092
　　三、细菌内毒素检查法　/094
　　四、无菌检查法　/097
【技能训练】　/102
　　技能训练九　维生素 C 片的微生物限度检查　/102
　　技能训练十　葡萄糖注射液的细菌内毒素检查　/103
【拓展知识】　/103
　　非无菌产品微生物限度检查法应用指导原则　/103
【自我提高】　/104

项目六
药品含量测定技术　/107

【知识目标】　/107
【能力目标】　/107
【必备知识】　/107
　　一、容量分析法　/107
　　二、仪器分析法　/113
【技能训练】　/123
　　技能训练十一　阿司匹林的含量测定　/123
　　技能训练十二　对乙酰氨基酚的含量测定　/124
　　技能训练十三　注射用氨苄西林钠的含量测定　/125
【拓展知识】　/126
　　定量分析样品的前处理方法　/126
【自我提高】　/126

项目七
原辅料与中间体的质量检测技术　/129

【知识目标】　/129

目录

【能力目标】 /129
【必备知识】 /129
 一、原料药质量检测技术 /129
 二、辅料质量检测技术 /131
 三、中间体质量检测技术 /133
【技能训练】 /134
 技能训练十四 氯化钠的分析 /134
 技能训练十五 盐酸的分析 /137
 技能训练十六 葡萄糖注射液中间体的分析 /139
【拓展知识】 /140
 一、药用辅料 /140
 二、制药过程分析技术与分析仪器 /140
【自我提高】 /140

项目八
片剂质量检测技术 /144

【知识目标】 /144
【能力目标】 /144
【必备知识】 /144
 一、片剂的常规检查项目及要求 /145
 二、片剂的含量测定 /151
 三、片剂中常见附加剂的干扰及其排除方法 /151
【技能训练】 /152
 技能训练十七 碳酸氢钠片的分析 /152
 技能训练十八 维生素 B_1 片的分析 /153
【拓展知识】 /155
 一、含量均匀度检查法 /155
 二、药物制剂稳定性试验指导原则 /155

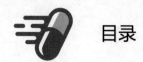目录

【自我提高】 / 155

项目九
注射剂质量检测技术 / 158

　【知识目标】 / 158
　【能力目标】 / 158
　【必备知识】 / 158
　　一、注射剂的质量检测步骤 / 158
　　二、注射剂的常规检查项目及要求 / 158
　　三、注射剂的含量测定 / 168
　　四、注射剂中常见附加剂的干扰及其排除方法 / 168
　【技能训练】 / 169
　　技能训练十九　维生素C注射液的分析 / 169
　　技能训练二十　盐酸普鲁卡因胺注射液的分析 / 170
　【拓展知识】 / 172
　　不溶性微粒检查第二法——显微计数法 / 172
　【自我提高】 / 172

项目十
复方制剂质量检测技术 / 176

　【知识目标】 / 176
　【能力目标】 / 176
　【必备知识】 / 176
　　一、复方制剂的概念及分析方法的特点 / 176
　　二、常见复方制剂的分析示例 / 177
　【技能训练】 / 179
　　技能训练二十一　复方氯化钠注射液的分析 / 179
　　技能训练二十二　复方卡托普利片的分析 / 181
　【拓展知识】 / 183
　　一、薄层色谱法 / 183

目录

　　二、化学药物复方制剂杂质研究的思路　/ 183
【自我提高】　/ 183

项目十一
中药制剂质量检测技术　/ 186

【知识目标】　/ 186
【能力目标】　/ 186
【必备知识】　/ 186
　一、中药制剂的概念及特点　/ 186
　二、影响中药制剂质量的因素　/ 187
　三、中药制剂的分析方法　/ 189
　四、中药制剂的前处理方法　/ 191
【技能训练】　/ 195
　技能训练二十三　双黄连口服液的分析　/ 195
　技能训练二十四　银翘解毒颗粒的分析　/ 197
【拓展知识】　/ 199
　药材和饮片检定通则　/ 199
【自我提高】　/ 199

项目十二
其他制剂质量检测技术　/ 203

【知识目标】　/ 203
【能力目标】　/ 203
【必备知识】　/ 203
　一、胶囊剂的质量检测技术　/ 203
　二、颗粒剂的质量检测技术　/ 206
　三、软膏剂的质量检测技术　/ 208
　四、滴眼剂的质量检测技术　/ 210
　五、口服制剂的质量检测技术　/ 211
【技能训练】　/ 213

技能训练二十五　盐酸雷尼替丁胶囊的分析　/ 213
　　技能训练二十六　罗红霉素颗粒的分析　/ 215
　　技能训练二十七　葡萄糖酸钙口服溶液的分析　/ 217
【拓展知识】　/ 218
　　药物制剂的发展趋势　/ 218
【自我提高】　/ 218

参考答案　/ 222

附录　/ 223

　　附录一　《中国药典》(2020年版)二部凡例　/ 223
　　附录二　取样标准操作规程　/ 223
　　附录三　常用容量仪器校正记录　/ 224
　　附录四　药品检验原始记录　/ 225
　　附录五　药品检验报告书　/ 226
　　附录六　药品微生物限度检验记录　/ 227

参考文献　/ 228

绪 论

知识目标

1. 熟悉药品质量检测技术的任务和地位。
2. 掌握药品及药品质量检测技术的概念。
3. 了解药品质量检测技术的新进展。
4. 掌握药品质量标准的定义与类型。
5. 掌握《中国药典》的基本结构并能准确查阅。
6. 熟悉《国家食品药品监督管理局国家药品标准》收载品种的要求。
7. 了解常用国外药典的名称及英文缩写。

一、药品与药品质量检测

药品是指用于预防、治疗、诊断人的疾病,有目的地调节人的生理功能并规定有适应证或功能主治、用法、用量和注意事项的物质,包括中药材、中药饮片、中成药、化学原料药及其制剂、抗生素、生化药品、放射性药品、血清、疫苗、血液制品和诊断药品等。药品是一种特殊的商品,药品的质量优劣,既影响到预防和治疗的效果,又关系到人民的健康与生命安危。因此,为了保证人民用药的安全和有效,必须对药品质量进行全面控制和严格监管。

药品的质量是在生产过程中形成的。从原辅料的进厂到生产各工序的质量控制,直至产品的出厂把关都贯穿了质量检测工作的实施。药品质量检测工作只有达到了科学性、公正性、准确性、权威性,才能有效地实施其保证、预防、报告的职能,必须确保本身工作的质量。因此,企业的质检工作应严格执行药品质量标准,制定出可靠的检验操作规程、科学的抽样程序,严格抓好标准物质的管理,及时配备检测工作必需的仪器设施,实行误差管理,搞好检测信息的反馈,具有训练有素的质检人员对药品质量检测工作实行动态管理。

药品质量检测是遵循国家规定的药品质量标准,应用各种检验方法和技术对化学结构已经明确的合成药物或天然药物及其制剂的质量进行检测,再将结果与标准规定值比较,最终判定是否符合质量标准。药品质量检测工作要求在药品的生产、供应保管、审批监督及临床使用过程中对药品进行严格的分析检验和质量控制,药品质量检测的内容主要包括分析药品的理化性质、鉴别真伪、检查纯度、测定含量等。常用的方法有化学分析法、仪器分析法、物理常数测定法或生物学方法等。

二、药品质量检测工作的性质和任务

药品质量检测是一项专业性和技术性很强的工作。药品质量检测工作的基本任务就是通过检验，对药品的质量水平作出公正的、科学的、准确的评价和判定，维护企业和患者的利益。药品质量控制是一个全过程的控制，应与生产、供应、监督、管理及临床等部门密切配合协作，从而保证药品在各个环节的质量，所以药品质量检测不仅仅是一项质量监督工作。药品质量检测工作的主要任务如下。

1. 药品生产过程的质量控制

生产药品是一个十分复杂的过程，在药品的生产过程中，从原料进厂到成品检验合格出厂，涉及许多环节的管理，任何一个环节疏忽，都有可能导致药品质量不符合药品标准的规定。因此药品生产企业必须积极开展药品生产过程的质量控制工作，严格控制原辅料、工艺用水及中间体的质量，优化生产工艺，同时对出厂前的药品严格把关。

2. 药品经营企业和医疗机构的药品质量控制

药品经营企业在药品经营和管理过程中，对购进的药品必须执行进货检查和验收制度，从生产企业直接购入的首批药品需要进行内在的质量检测，在药品贮藏过程中还要进行必要的质量考察，对易失效的药品定期检测，采取科学合理的贮藏条件和管理方法，改进药物的稳定性，以确保药品的安全有效。

医疗机构在药品使用、经营和管理过程中，对购进的药品执行进货检查和验收制度，是保证药品安全有效的最后一关。医疗机构对自制制剂也应按照国家的有关规定进行检验。

3. 药品的审批、流通和监督管理

对药品的研制、审批、生产和流通进行全过程的监督管理是国家药品监督管理部门的职责，也是政府监督管理部门为保证人民用药安全有效的合法权益应承担的法定职责。

4. 药品临床质量监测

药品质量的优劣和临床用药是否合理均会直接影响临床征象和临床疗效。因此，在临床药师实践工作中，开展治疗药物的个体监测十分重要，这样不仅有利于更好地指导临床用药，减少毒副作用；同时，也可以提高药物的使用质量，为药物分子结构的改造，高效、低毒药物的定向合成研制提供依据。

因此，药品质量检测工作的任务不仅仅是静态的常规检验，而且要运用现代分析的方法和技术，尤其是利用迅速发展的仪器分析和计算机技术，进行药品质量检验、生产过程质量控制、贮藏过程的质量考察及临床用药分析，努力提高方法的灵敏度、准确度。从而要求药品质量检测工作者应及时掌握新方法和新技术，不断探索，促使药品质量研究达到更高水平。

三、药品质量检测工作的机构

药品直接关系到人民的身体健康与生命安危，药品的质量检测必须确保工作质量，保证检测结果的准确可靠。《中华人民共和国药品管理法》第十一条规定"药品监督管理部门设置或者指定的药品专业技术机构，承担依法实施药品监督管理所需的审评、检验、核查、监测与评价等工作"。国家级药品质量检测机构是中国食品药品检定研究院，各省、自治区、直辖市设立各级药品检验所，承担各辖区的药品检验工作。药品生产企业、医药公司及医院药房等单位也设药品质量检测部门，另外国家也设立口岸药检所（进口药品检验机构）。

我国政府建立的药品质量监督管理组织体系，包含药品监督管理行政机构与药品监督管理技术机构两个部分，其工作职能与隶属关系如图 0-1 所示。

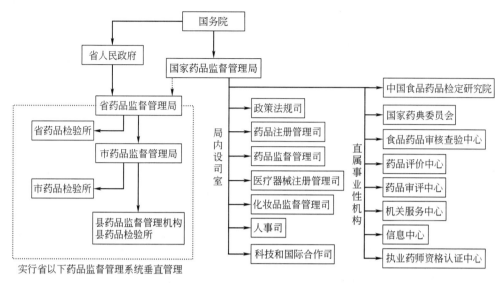

图 0-1　药品质量监督管理组织体系示意图

四、药品质量检测工作的地位及作用

药品质量检测贯穿于医药企业的整个流程中，对药品来说，它是药品在开发研究、生产、经营、贮存和使用过程中必不可少的重要环节，是药品生产和经营企业质量管理和质量保证体系的主要支柱，是保证药品质量的重要手段。由于药品本身的特殊性，药品质量检测是鉴别药品真伪优劣的唯一途径，负有保障人民用药安全有效的神圣职责。

1. 质量检测是控制药品生产过程的眼睛

质量检测是药品企业管理科学化、规范化、现代化的基础工作之一，也是企业重要的信息源泉。从某种意义上讲，质量检测是控制现代化工业生产过程的"神经"和"眼睛"。没有质量检测，就无法掌握生产过程的状态，将使生产失去必要的控制和调节。在工业发达国家，计量和质量检测一直是企业的一项专有技术，是企业的核心机密。企业如削弱了质量检测，就像人们失去了健康的神经和眼睛，一切活动会陷于盲目和混乱之中。

2. 质量检测是药品生产企业实施《药品生产质量管理规范》（GMP）的重要环节

药品生产实施 GMP 是国际药品监督管理的要求。药品生产企业必须贯彻执行 GMP。GMP 要求原辅料、中间体和产品具有质量保证，要求控制厂房洁净度，要求生产工艺、生产设备、方法、系统的准确可靠性的验证，这些控制要求均离不开质量检测。质量检测对保证 GMP 的有效实施和确保药品质量都具有极为重要的作用。

3. 质量检测是保障用药安全和企业信誉的守护者

药品质量的优劣直接影响到人民的用药安全和社会的和谐稳定，也影响到企业的信誉。质量管理发展至今，检测不但不能削弱，更要加强，检测把关仍是保障用药安全和企业信誉的有效手段。加强药品质量检测控制工作，进行严格的质量把关，维护广大人民的用药安全，同时也为企业自身赢得信誉。

五、药品质量检测技术的发展

药品质量检测技术以传统教学的药物分析学为基础,是整个药学领域中一个重要的组成部分,配合药剂学的剂型研究和新药的开发上市工作,推动着整个药学事业的迅速发展,成为生产和科研中实际问题的解决者。传统的药品质量检测多采用化学分析法,在20世纪80年代以前,化学分析法一直占主导地位。随着现代科学技术的发展,药品质量检测的新技术和新方法不断涌现,例如高效液相色谱法、毛细管电泳法、近红外光谱法、微流控芯片分析法及计算机辅助分析法等,这些新技术的出现使检测方法趋向自动化、智能化和微量化。色谱法是目前分析领域中发展最快、应用最广的分析方法之一,越来越多的药品均采用此法,尤其对于成分复杂的药品来说更加适用。色谱联用技术是利用色谱法高效分离的性能与强大的结构确证能力相结合,具有灵敏、快速和准确的特点。毛细管电泳法可用于多种药品的分离、手性药物的拆分和血药浓度的测定等。随着科学事业的发展,学科间的相互渗透,药品质量检测已由单纯的质量监督检验转向药品质量的全面控制。

我国目前的药品质量检测技术虽然有了长足的进步,但是与某些发达国家相比还有一定的差距,重视新技术、新方法和新仪器的研究与开发以缩短与世界发达国家水平的距离是每个药品质量检测工作者义不容辞的责任。

六、药品质量标准与检验操作规程

1. 药品质量标准的概念及类型

药品质量标准是国家对药品质量、规格及检验方法所做出的技术规定,是药品现代化生产和质量管理的重要组成部分,是药品生产、供应、使用、检验和技术监督管理各部门必须共同遵循的法定技术依据。常见有以下几种类型。

(1) **国家药品质量标准** 国家药品质量标准包括《中国药典》和《国家食品药品监督管理局国家药品标准》。

《中国药典》是我国收载药品质量标准的法典,它由国家药典委员会编纂出版,国家药品监督管理局批准颁布执行,是国家统一的法定技术标准,具有法律约束力。《中国药典》收载的药品要求为疗效确切、应用广泛、能批量生产并有合理有效的质量控制手段和方法的品种。

《国家食品药品监督管理局国家药品标准》是由原国家食品药品监督管理局编纂出版、批准并颁布实施;《国家食品药品监督管理局国家药品标准》的内容中无凡例和附录,均按《中国药典》的规定执行。《国家食品药品监督管理局国家药品标准》收载的药品要求为转正后疗效好、在国内广泛应用、将要过渡至药典的新药;国内有多个厂家生产、暂时不会上升至药典、有必要执行统一质量标准的品种;上一版药典收载而新版药典未收载、但疗效确切的品种;以往《国家食品药品监督管理局国家药品标准》收载的需修订、疗效确切、国内继续应用的品种;国外药典收载的品种可以优先考虑制定《国家食品药品监督管理局国家药品标准》。

(2) **临床研究用药品质量标准** 国家药品管理法规定,在研制的新药进入临床试验或使用之前应先申请得到国家药品监督管理局的批准。为了临床用药的安全有效和临床试验的结论可靠,新药研制单位需要制定一个临时性的药品质量标准,并应得到国家药品监督管理局的批准,即临床研究用药品质量标准。此标准仅限在临床试验期间有效,并且仅供研制单位与临床试验单位使用。临床研究用药品质量标准的申报与审批流程见图0-2。

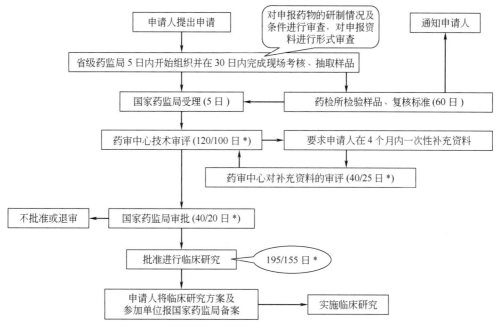

图 0-2 临床研究用药品质量标准的申报与审批流程
斜线前为一般审批时限,斜线后为快速审批时限,均为工作日

(3) 注册标准 药品注册,是指国家药品监督管理局根据药品注册申请人的申请,依照法定程序,对拟上市销售药品的安全性、有效性、质量可控性等进行审查,并决定是否同意其申请的审批过程。

药品注册标准,是指国家药品监督管理局批准给申请人特定药品的标准,生产该药品的药品生产企业必须执行该注册标准。

(4) 暂行或试行药品标准 新药经临床试验或使用之后,申报试生产所制定的标准即为暂行药品质量标准;此标准执行两年后,如果质量稳定即可转为正式生产,即为试行药品质量标准;如果此标准执行两年后,质量仍然稳定,可经国家药品监督管理局批准转为国家标准。药品试行标准转正的申报与审批流程见图 0-3。

(5) 企业标准 企业标准是药品生产企业根据自身情况自己制定用于控制其产品的标准,称为企业的内控标准。企业标准一般采用非法定的方法管理和约束本企业的生产行为,通常包括两种情况:一种是采用非成熟的方法但能达到一定程度的质量控制;另一种是标准规定值高于法定标准,以提高企业的竞争力。企业标准对外一般是保密的。

一个药品的质量标准,随着科学技术和生产水平的不断发展与提高,也将相应地提高。如果原有的质量标准不足以控制药品质量时,可以修订某项指标、补充新的内容、增删某些项目,甚至可以改进一些检验技术。根据具体情况,有些局颁标准可上升列入药典标准;同时药典或局颁标准中,某些由于医疗水平、生产技术或检验技术的发展而显得陈旧落后的品种,也可降级,甚至淘汰。所以一个药品的质量标准仅在某一历史阶段有效,并非一成不变。目前,国家药典委员会已对中、西药地方标准进行了分批、分期的整顿,并基本形成了以《中国药典》和局颁标准为主体的国家药品标准体系。药典是国家管理药品生产与质量的依据,具有法律约束力,在一定程度上反映了一个国家的医药水平。

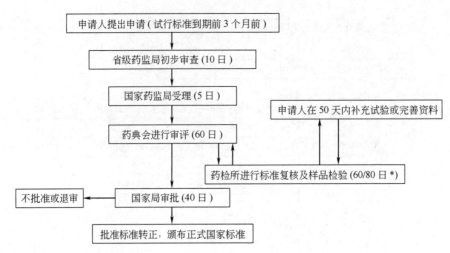

图 0-3　药品试行标准转正的申报与审批流程
斜线前为独家品种的复核检验时限,斜线后为多家生产同品种的复核检验时限,均为工作日

2. 检验操作规范

（1）**药品检验操作规范**　《药品检验操作规程》是原国家医药管理局组织编制的专业标准,1989年3月21日发布,名为《药品检验操作标准》；1995年7月11日再修订,改名为《药品检验操作规程》,于1996年5月1日实施；2010年9月1日又经修订后出版发行,更名为《中国药品检验标准操作规范》（2010年版）,目前最新版本为2019年版。该规范规定了药品检验操作通则和药品检验操作的基本要求,在各种检验方法项下有方法原理、试剂、仪器设备、操作方法、注意事项等详细内容,是药品检验规范化操作者的工具书。

本规范主要内容包括药品检验操作通则、药品物理常数测定法、化学原料药杂质检查法、有机溶剂残留量测定法、药品仪器分析法、药品生物测定法、化学原料药含量测定法、制剂检查通则、制剂含量测定法、制剂溶出度和释放度测定法等。

《中国药品检验标准操作规范》详细地规定了每一种测定方法的操作过程,具有较强的可操作性,能克服因操作者的随意性造成的差错。所以说它的发布实施,使检验操作规范化,在全国范围内统一了药品操作者的行为；但需要注意其规定的方法是以《中国药典》为依据,如果与新版药典发生抵触时,应以药典的规定为准。

（2）**检验操作规程**　检验操作规程是质检工作要求的技术法规,是检验人员进行检验工作的依据。药品生产企业质检部门必须根据各类质量标准,包括原辅料、包装材料、工艺用水、中间体及成品的质量标准,制定相应的检验操作规程,并同时制定检验用仪器和通用检验方法的操作规程,务必完善齐全,使各项检验工作都能依据标准进行。检验操作规程由企业质检各部门技术负责人组织编制,经质检部门负责人审查,再由企业领导批准并签章后颁发执行。检验操作规程一般3～5年复审一次,并参照新版的《中国药典》修订,审查、批准和执行的办法与制定时相同（当法定标准改版更新时,应及时修订检验操作规程）。

检验操作规程的内容包括样品的名称（含英文、汉语拼音名）、分子式、分子量、规格、制剂、处方、检验依据、性状、质量标准（法定标准或内控标准）、检验用仪器设备、试药、试剂、原理或者反应方程、操作方法、计算公式、允许误差及复验规定、注意事项等。可根据检验样品的不同分别选用上述内容。检验操作规程制定时与检测有关的内容应以现行版

《中国药典》为基准。此外，检验中使用的滴定液、标准溶液、指示剂或指示液、缓冲溶液等的制备与保存及使用方法，均应编入检验操作规程的附录中；热原、无菌检查、生物效价等检验操作规程的内容以现行版《中国药典》为依据。

（3）**标准操作规程**（Standard Operating Procedure，SOP） 制药企业检验岗位的标准操作规程（SOP）是组成药品检验岗位操作的基础，是对某次检验操作所作的书面指示说明并经批准的文件。其主要内容包括：题目、编号、起草人及起草日期、审核人及审核日期、批准人及批准日期、颁发部门、分发部门、实施日期、版次、页码、标题及正文等。

标准操作规程（SOP）正文的主要内容包括：目的、适用范围、依据标准、仪器用具、试剂、操作程序及注意事项等。复审及修订时间同检验操作规程。

检验操作规程是我国制药行业在传统质量管理中广泛使用的文件形式，至今有些制药企业还在使用。我国推行 GMP 以来，对文件管理的水平不断提高，现已采用国际上广泛应用的文件形式，即标准操作规程（SOP）。截止到目前制药企业的检验管理工作均采用这种形式，但各个企业制定的格式略有不同。

七、《中国药典》概况

1.《中国药典》沿革

《中国药典》，英文名称 Chinese Pharmacopeia（缩写 ChP），其后括号内的年份表示版本，如最新版本——《中国药典》(2020 年版)。新中国成立以来，我国已经出版了十一版药典（1953、1963、1977、1985、1990、1995、2000、2005、2010、2015、2020 年版），其中 1953 年版为一册，1963 年版开始分成一、二两部，2005 年版开始分为一、二、三部，2015 年版开始分为一、二、三、四部。第十一版《中国药典》，即 2020 年版《中国药典》是在 2015 年版《中国药典》的基础上加以修订的。按照国家《中华人民共和国标准化法》的规定，药品标准每五年应修订一次。《中国药典》各版收载品种情况见表 0-1。

表 0-1 《中国药典》各版收载品种情况

版次	出版时间	分部	收载药品数量/种					其他情况
			总计	一部	二部	三部	四部	
1	1953 年	一部	531	—	—	—	—	1957 年出版《中国药典》第一部增补本
2	1963 年	二部	1310	643	667	—	—	一部记载"功能与主治"；二部增加"作用与用途"
3	1977 年	二部	1925	1152	773	—	—	一部收载中药材包括少数民族药材和成方
4	1985 年	二部	1489	713	776	—	—	1987 年出版《中国药典》增补本；1988 年出版第一部英文版《中国药典》
5	1990 年	二部	1751	784	967	—	—	1992 年、1993 年出版《中国药典》第一、二增补本；二部品种项下规定的"作用与用途"和"用法与用量"分别改为"类别"和"剂量"
6	1995 年	二部	2375	920	1455	—	—	1997 年、1998 年出版《中国药典》第一、二增补本；《药品红外光谱集》第一卷(1995 年版)出版
7	2000 年	二部	2691	992	1699	—	—	2002 年、2004 年出版《中国药典》第一、二增补本；《药品红外光谱集》第二卷(2000 年版)出版
8	2005 年	三部	3214	1146	1967	101	—	2009 年出版《中国药典》增补本；《药品生物制品规程》首次并入药典；《药品红外光谱集》第三卷(2005 年版)出版

续表

版次	出版时间	分部	收载药品数量/种				其他情况
			总计	一部	二部	三部	四部	
9	2010年	三部	4567	2165	2271	131	—	不再收载濒危野生药材；建立了中药色谱指纹图谱方法；出版《药品红外光谱集》（第四卷）、《临床用药须知》（中药材和饮片第一版、中成药第二版、化学药第五版）、《中药材显微鉴别彩色图鉴》及《中药材薄层色谱彩色图集》（第一册、第二册）
10	2015年	四部	5608	2598	2603	137	药用辅料 270	本版药典首次收载国家药品标准物质制备、药包材通用要求、药用玻璃材料和容器等指导原则；并对各部药典共性附录进行整合，将原"附录"更名为"通则"，包括制剂通则、检定方法、标准物质、试剂试药和指导原则。重新建立规范的编码体系，并首次将通则、药用辅料单独作为《中国药典》四部。四部收载通则总计317个
11	2020年	四部	5911	2711	2712	153	药用辅料 335	本版药典进一步扩大药品品种和药用辅料标准的收载，持续完善了以凡例为基本要求、通则为总体规定、指导原则为技术引导、品种正文为具体要求的药典架构，不断健全以《中国药典》为核心的国家药品标准体系

2.《中国药典》的基本内容与组成

《中国药典》的基本内容按顺序排列有前言、国家药典委员会委员名单、目录、《中国药典》沿革、新增品种名单、未收载上版药典品种名单、新增通用技术要求名单、药品名称变更对照、凡例、品名目次、正文和索引等。《中国药典》的组成包括凡例、正文和索引。

(1) 凡例 凡例是解释和正确地使用《中国药典》进行质量检定的基本原则，并把与正文品种、附录及质量检定有关的共性问题加以规定，避免在全书中重复说明。这些规定具有法定的约束力。凡例是药典的重要组成部分，药典从2000年版开始对凡例的编排做了较大调整，按内容归类整理编排，并冠以标题，便于查阅和使用。现行版仍基本沿用这种形式，二部药典凡例的标题有"总则""通用技术要求""品种正文""名称与编排""项目与要求""检验方法和限度""标准品与对照品""计量""精确度""试药、试液、指示剂""动物试验"和"说明书、包装与标签"12项，总共39条。

药品质量检测工作人员在根据《中国药典》（2020年版）进行检测时，为了正确地理解与使用药典，必须逐条掌握凡例的内容和含义，并在工作中切实遵照执行。凡例中使用"除另有规定外"这一修饰语，表示存在与凡例有关规定不能概括的情况时，在正文的各论中另有规定。

凡例的具体内容参见教材附录部分。

(2) 正文 正文是药典的主要内容，收载药品及制剂的质量标准。《中国药典》（2020年版）二部的正文分为两部分，第一部分为化学药、抗生素等及其制剂的质量标准；第二部分为放射药品的质量标准。每一品种项下根据品种和剂型的不同，按顺序可以分别列有：①品名（包括中文名、汉语拼音名与英文名）；②有机药物的结构式；③分子式与分子量；④来源或有机药物的化学名称；⑤含量或效价规定；⑥处方；⑦制法；⑧性状；⑨鉴别；⑩检查；⑪含量或效价测定；⑫类别；⑬规格；⑭贮藏；⑮制剂；⑯杂质信息等。

(3) 索引 索引列在药典书末，便于快速查阅有关内容，与正文前的目录作用相同。

2020年版《中国药典》二部索引包括中文索引和英文索引,中文索引按汉语拼音顺序排列,可检索到正文和附录的内容;英文索引按英文名称首字母的顺序排列,以英文名和中文名对照的形式排列,只能检索到正文的内容。

3.《中国药典》(2020年版)简介

2020年版《中国药典》于2020年5月出版发行,自2020年12月30日起正式执行。2020年版《中国药典》进一步扩大药品品种的收载和修订,共收载品种5911种,其中新增319种,修订3177种,不再收载10种,因品种合并减少6种。《中国药典》(2020年版)的实施,标志着我国用药、制药及监管水平的全面提升,将促进药品质量的整体提高,对于保障公众用药安全、有效意义重大。

一部:收载药材和饮片、植物油脂和提取物、成方制剂和单味制剂等,共计2711种,新增117种,修订452种。

二部:收载化学药品、抗生素、生化药品及放射性药品等,共计2712种,新增117种,修订2387种。

三部:收载生物制品,共计153种,新增20种、修订126种。

四部:收载通用技术要求361个,其中制剂通则38个(修订35个)、检测方法及其他通则281个(新增35个、修订51个);指导原则42个(新增12个、修订12个);药用辅料收载335种,其中新增65种,修订212种。

《中国药典》(2020年版)的颁布实施,标志着我国药品标准水平又上新台阶。本版药典进一步扩大药品品种和药用辅料标准的收载,持续完善了以凡例为基本要求、通则为总体规定、指导原则为技术引导、品种正文为具体要求的药典架构,不断健全以《中国药典》为核心的国家药品标准体系。贯彻药品全生命周期的管理概念,强化药品研发、生产、流通、使用等全过程质量控制。紧跟国际先进标准发展的趋势,密切结合我国药品生产实际,不断提高保证药品安全性和有效性的检测技术要求,充分发挥药典对促进药品质量提升、指导药品研发和推动产业高质量发展的导向作用。

本版药典的特点主要体现在:①稳步推进药典品种收载。品种收载以临床应用为导向,不断满足国际基本药物目录和基本医疗保险用药目录收录品种的需求,进一步保障临床用药质量。及时收载新上市药品标准,充分体现我国医药创新研发最新成果。②健全国家药品标准体系。通过完善药典凡例以及相关通用技术要求,进一步体现药品全生命周期管理理念。结合中药、化学药、生物制品各类药品特性,将质量控制关口前移,强化药品生产源头以及全过程的质量管理。逐步形成以保障制剂质量为目标的原料药、药用辅料和药包材标准体系,为推动关联审评审批制度改革提供技术支撑。③扩大成熟分析技术应用。紧跟国际前沿,不断扩大成熟检测技术在药品质量控制中的推广和应用。检测方法的灵敏度、专属性、适用性和可靠性显著提升,药品质量控制手段得到进一步加强。如新增X射线荧光光谱法、单抗制品特性分析方法,采用转基因检测技术应用于重组产品活性检测等。④提高药品安全和有效控制要求。重点围绕安全性和有效性的检测方法和限量开展研究,进一步提高药品质量的可控性。在安全性方面,进一步加强了对药材饮片重金属及其他有害元素、禁用农药残留、真菌毒素以及内源性有毒成分的控制。加强了对化学药杂质的定性定量研究,对已知杂质和未知杂质分别控制;对注射剂等高风险制剂增订了与安全性相关的质控项目,如渗透压摩尔浓度测定等。加强了生物制品病毒安全性控制,建立了疫苗氢氧化铝佐剂以及重组技术产品相关蛋白的控制。结合通过仿制药质量与疗效一致性评价品种的注册标准，修订了药典相关标准的溶出度项目；进一步完善了化学药与有效性相关的质量控制要求。增订人用聚乙二醇化重组蛋白及多肽制品、螨变应原制品和人用基因治疗制品总论等，重组类治疗生物制品增订相关蛋白检测及限度要求等。⑤提升辅料标准水平。重点增加制剂生产常用药用辅料标准的收载，完善药用辅料自身安全性和功能性指标，逐步健全药用辅料国家标准体系，促进药用辅料质量提升，进一步保证制剂质量。⑥加强国际标准协调。加强与国外药典的比对研究，注重国际成熟技术标准的借鉴和转化，不断加强与各国药典标准的协调。参考人用药品注册技术要求国际协调会（ICH）相关指导原则，新增遗传毒性杂质控制指导原则，修订原料药物与制剂稳定性试验、分析方法验证、药品杂质分析等指导原则，新增溶出度测定流池法、堆密度和振实密度测定法，修订残留溶剂测定法等，逐步推进ICH相关指导原则在《中国药典》的转化实施。⑦强化药典导向作用。紧跟国际药品标准发展的趋势，兼顾我国药品生产的实际状况，在药品监管理念、质量控制要求、检测技术应用、工艺过程控制、产品研发指导等方面不断加强药典的导向作用。在检测项目和限量设置方面，既考虑保障药品安全的底线，又充分关注临床用药的可及性，进一步强化药典对药品质量控制的导向作用。⑧完善药典工作机制。始终坚持公开、公正、公平的原则，不断完善药品标准的形成机制。组织药品检验机构、科研院校等单位持续发展标准课题研究，鼓励更多药品生产企业、行业组织和社会各界积极参与国家药品标准制修订工作，积极研究和回应业界反馈意见和建议。严格执行专业委员会工作规则，强化委员管理，防止利益冲突。完善质量保证体系、优化工作流程、加强风险防控、强化全程管理，进一步保障药典编制质量。

本版药典编制秉承科学性、先进性、实用性和规范性的原则，不断强化《中国药典》在国家药品标准中的核心地位，标准体系更加完善、标准制定更加规范、标准内容更加严谨、与国际标准更加协调，药品标准整体水平得到进一步提升，全面反映出我国医药发展和检测技术应用的现状，在提高我国药品质量，保障公众用药安全，促进医药产业健康发展，提升《中国药典》国际影响力等方面必将发挥重要作用。

除特别注明版次外，本书中的《中国药典》均指现行版《中华人民共和国药典》（2020年版）。

技能训练

技能训练一　《中国药典》（2020年版）的查阅

进行药品质量检测工作之前，必须根据检测目的与对象确定检验依据，即确定质量检测标准；然后根据其标准确定需要使用的仪器、试药及各种试液，必要时提前做好相应的采购计划，并根据药典通则规定的内容以及基本操作技术，配制所需的试剂、试液，做好准备工作。

《中国药典》是药品质量检测者最常用的工具书。通过查阅《中国药典》（2020年版）能够全面了解药品质量标准的基本内容，进而掌握药品质量标准的定义、分类，药典的基本知识，熟悉药物检验标准操作规程及检验工作的基本程序，为后续学习和检验工作打下基础。

【文献资料】

《中国药典》（2020年版）一部、二部和四部，《中国药品检验标准操作规范》（2019

年版)。

【查阅药品】

中药材、中成药或化学药制剂(市售品)任选2~4种。

【操作步骤】

(1) **正文的查阅**　使用《中国药典》(2020年版)查阅×××的质量标准,可以借助于"品名目次"和"正文品种";同时也可以借助索引完成。根据质量标准的内容确定SOP和通用的检验方法;完成选用试药、试液等准备工作。

(2) **凡例的使用**　结合凡例,解读质量标准中共性的问题;并能联系相关的内容与要求应用到实际工作中。步骤如下:

正文(质量标准)→指出正文中术语或规定→查阅凡例→合理解释,得出结论

(3) **索引的查阅**　有关药品的查找,多种方法灵活运用(包括中文索引、拉丁文索引和英文索引)。

(4) **《中国药典》(2020年版)四部通则(以下内容中均简称"通则")的使用**　结合质量标准,查阅通用的检验方法;并依据相关的内容与要求在实际工作中应用。步骤如下:

正文(质量标准)→确定要查阅的通则目录→查阅通则的内容→使用规定的检验方法→得出结论

【填写查找内容】

[示例0-1]　练习《中国药典》(2020年版)一部的查阅

药品名称		人工牛黄的含量测定[《中国药典》(2020年版)一部　页码:5~6页]
查阅内容	试药	冰醋酸、糠醛、硫酸、三氯甲烷、纯化水
	试液	60%冰醋酸溶液、糠醛溶液(1→100)、硫酸溶液(硫酸50ml与水65ml混合)
	对照品	胆酸对照品、胆红素对照品
	仪器设备	紫外-可见分光光度计、恒温水浴锅、温度计、分析天平、超声波清洗机

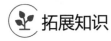 拓展知识

一、常用的国外药典概况

二、药品生产质量管理规范(节选)

自我提高

必备知识

（一）A 型题（最佳选择题）每题的备选答案中只有一个最佳答案

1. 中华人民共和国成立后的第一版《中国药典》出版于（　　）。
   A. 1949 年　　　　　B. 1950 年　　　　　C. 1953 年
   D. 1955 年　　　　　E. 1963 年

2. 我国药典的现行版本是（　　）。
   A. 2005 年版　　　　B. 2010 年版　　　　C. 2020 年版
   D. 2016 年版　　　　E. 2012 年版

3. 我国药典的英文名称是（　　）。
   A. Pharmacopoeia　　　　　　　B. Pharmaceutical　　　　　C. Farmacy
   D. China Pharmacopoeia　　　　E. Chinese Pharmacopeia

4. 查找某标准溶液的配制与标定方法，应在《中国药典》（2020 年版）（　　）中查找。
   A. 一部　　　　　　B. 二部　　　　　　C. 三部
   D. 四部　　　　　　E. 索引

5. 《中国药典》（2020 年版）二部中规定，称取"2.00g"系指（　　）。
   A. 称取重量可为 1.5～2.5g　　　　　B. 称取重量可为 1.95～2.05g
   C. 称取重量可为 1.995～2.005g　　　D. 称取重量可为 1.9995～2.0005g
   E. 称取重量可为 1～3g

6. 《中国药典》（2020 年版）二部规定原料药的含量，如未规定上限时，系指不超过（　　）。
   A. 110.0%　　　　　B. 105.0%　　　　　C. 103.3%
   D. 101.0%　　　　　E. 100.5%

7. 《中国药典》（2020 年版）二部采用的法定计量单位名称与符号，密度为（　　）。
   A. mm　　　　　　　B. ml　　　　　　　C. Pa
   D. cm^{-1}　　　　　E. kg/m^3

8. 药品质量标准的基本内容包括（　　）。
   A. 凡例、注释、类别、用法与用量　　　B. 性状、鉴别、检查、含量测定、贮藏
   C. 取样、鉴别、检查、含量测定　　　　D. 凡例、正文、目录
   E. 正文、索引、通则

9. 《中国药典》（2020 年版）二部所指的"精密称定"，系指称取重量应准确至所取重量的（　　）。
   A. 百分之一　　　　B. 千分之一　　　　C. 万分之一
   D. 十万分之一　　　E. 百万分之一

10. 《中国药典》（2020 年版）二部规定避光并不超过 20℃，是指（　　）。
    A. 阴凉处　　　　　B. 避光　　　　　　C. 冷处
    D. 密闭　　　　　　E. 凉暗处

11. 《中国药典》（2020 年版）二部规定精密标定的滴定液（如盐酸及其浓度）正确表示为（　　）。
    A. 盐酸滴定液（0.1023mol/L）　　　　B. 盐酸滴定液 0.1023mol/L
    C. 0.1023mol/L 盐酸滴定液　　　　　　D. （0.1023mol/L）盐酸滴定液
    E. 以上均不对

12. 企业内部标准为非法定标准，其内容和要求上与国家法定标准比较应（　　）。
    A. 低于　　　　　　B. 高于　　　　　　C. 因不同药厂条件而定，可高可低
    D. 无相关性　　　　E. 高于或等于

13. 《中国药典》（2020 年版）二部规定"阴凉处"是指（　　）。
   A. 放在阴暗处，温度不超过 2℃　　　　　B. 放在阴暗处，温度不超过 10℃
   C. 避光，温度不超过 20℃　　　　　　　D. 温度不超过 20℃
   E. 温度不超过 25℃
14. 《中国药典》（2020 年版）二部乙醇未指明浓度时，均系指（　　）（体积分数）的乙醇。
   A. 50%　　　　　B. 95%　　　　　C. 98%
   D. 100%　　　　E. 以上均不对
15. 《中国药典》（2020 年版）共分（　　）。
   A. 五部　　　　　B. 四部　　　　　C. 三部
   D. 二部　　　　　E. 一部

（二）B 型题（配伍选择题）每题只有一个正确答案，每个备选答案可重复选用，也可不选用

[1～5]　A. ChP　　　　B. USP　　　　C. BP
　　　　D. JP　　　　　E. EP

1. 《英国药典》英文简称为（　　）。
2. 《日本药局方》英文简称为（　　）。
3. 《美国药典》英文简称为（　　）。
4. 《欧洲药典》英文简称为（　　）。
5. 《中国药典》英文简称为（　　）。

[6～10]　A. 凡例　　　　B. 正文　　　　C. 目录
　　　　　D. 通则　　　　E. 药典

6. 一个国家制定的药品质量标准的法典是（　　）。
7. 检索药典正义品种可用（　　）。
8. 收载药物及其制剂的质量标准是（　　）。
9. 方便快速查找药品质量标准内容的是（　　）。
10. 解释和使用《中国药典》（2020 年版）正确进行质量检定的基本原则在（　　）。

（三）X 型题（多项选择题）每题的备选答案中有 2 个或 2 个以上正确答案

1. 药品质量的关键特性可概括为（　　）。
   A. 稳定性　　　　B. 有效性　　　　C. 安全性
   D. 给药方便　　　E. 均一性
2. 标准品是（　　）。
   A. 用作色谱测定的内标准物质　　　　　B. 配制标准溶液的标准物质
   C. 用于生物检定、抗生素或生化药品中含量或效价测定的标准物质
   D. 按效价单位（或 μg）计，以国际标准品进行标定
   E. 用于鉴别、检查、含量测定的标准物质（按干燥品计算后使用）
3. 药品质量标准的基本内容包括（　　）。
   A. 类别、规格、贮藏、制剂　　　　　　B. 品名、分子式和分子量、含量或效价规定
   C. 中文名、汉语拼音、英文名　　　　　D. 凡例、注释、附录、用法与用量
   E. 性状、鉴别、检查、含量测定
4. 《中国药典》（2020 年版）二部的内容包括（　　）。
   A. 凡例　　　　　B. 通则　　　　　C. 品种正文
   D. 索引　　　　　E. 药品红外光谱集
5. 标准操作规程（SOP）的正文内容有（　　）。
   A. 目的、适用范围、依据标准、仪器用具　　B. 试剂、操作程序及注意事项
   C. 品名、分子式和分子量、含量、取样操作　　D. 题目、编号、制定人、制定日期

E. 分发部门、版次、页码、标题
6. 药品质量标准的类型有（　　）。
   A. 国家药品质量标准　　　　　　B. 《中国药典》和《局（部）颁标准》
   C. 暂行或试行标准　　　　　　　D. 临床研究用药品质量标准
   E. 注册标准和企业标准
7. 《中国药典》（2020年版）二部的收载范围是（　　）。
   A. 收载防病治病所必需的、疗效肯定的、副作用小并有标准控制的品种
   B. 工艺成熟、质量稳定或批量生产的药品
   C. 医疗常用、品种来源清楚、有鉴别真伪和必要的质量规定的中药材
   D. 使用面广、处方合理、工艺成熟的中成药临床必需的验方、制剂
   E. 药用辅料和注射用水
8. 药品生产企业质检部门必须根据各类质量标准制定相应的检验操作规程，主要包括（　　）及成品，并制定检验仪器和通用检验方法的操作规程。
   A. 原料　　　　　B. 包装材料　　　　　C. 中间产品
   D. 工艺用水　　　E. 辅料
9. 属于国家药品质量标准的是（　　）。
   A. 食药监局标准　　B. 《中国药典》　　　C. 暂行或试行标准
   D. 局颁标准　　　　E. 注册标准
10. 《中国药典》（2020年版）一部收载的内容主要包括（　　）。
    A. 药材和饮片　　　B. 植物油脂和提取物　　C. 成方制剂
    D. 单味制剂　　　　E. 药用辅料

（四）简答题

1. 什么是药品？试举出5种不同类型的药品。
2. 试述药品质量检测技术工作的性质和任务。
3. 对质量检验机构和人员有哪些基本要求？
4. 药品质量检测工作的目的及作用是什么？
5. 药品质量标准的定义与分类是什么？
6. 何谓标准操作规程（SOP）？举例说明。
7. 《中国药典》（2020年版）的主要内容及基本结构包括哪些？
8. 《中国药典》（2020年版）修订的主要内容包括哪些？
9. 常用国外药典有哪些？试写出其英文缩写及现行版本。

综　合　知　识

1. 练习《中国药典》（2020年版）一部、二部和四部的查阅和使用。

查阅《中国药典》（2020年版）的有关内容

序号	查阅内容	《中国药典》（　）部		查阅结果
		位置	页码	
1	空白试验			
2	阿司匹林的质量标准			
3	镁盐的鉴别试验			
4	旋光度测定法			
5	氯化物检查法			
6	溶出度测定法			

续表

序号	查阅内容	《中国药典》( )部		查阅结果
		位置	页码	
7	蔗糖的质量标准			
8	甲基橙指示液的配制方法			
9	氢氧化钠试液的配制方法			
10	碘滴定液(0.05mol/L)的配制方法			

2. 起草一份某制药企业药品质量检测方面的标准操作规程（SOP）。

要点：针对某一具体的工作岗位要求或仪器的操作过程起草，内容翔实、可操作性强。

项目一　药品质量检测工作的基础

知识目标

1. 熟悉药品质量检测的分类及要求。
2. 掌握药品质量检测工作的基本程序。
3. 掌握药品取样与留样程序、方法及要求。
4. 了解制药企业的取样和留样操作规程。
5. 了解化学试剂的纯度级别、应用及相关要求。
6. 掌握标准溶液的配制方法、贮存及使用方法。
7. 了解《中国药典》(2020年版) 四部通则中常用滴定液的配制方法。

能力目标

1. 能进行药品质量检测工作。
2. 会对药品进行正确的取样与留样。
3. 会依据《中国药典》(2020年版) 四部通则中的标准配制及标定氢氧化钠滴定液和硝酸银滴定液。

必备知识

一、药品质量检测分类

药品质量检测根据工作目的和处理方法不同可以分为抽查性检验、注册检验、国家检验、委托检验、进口检验和复验 6 种类型。

1. 抽查性检验

抽查性检验是由药品监督管理部门授权的药品检验机构，根据药品监督管理部门抽检计划，对药品生产、经营、使用单位抽出样品实施检验。发现质量问题和错误倾向，指导并加强国家对药品质量的宏观控制，督促企业、事业单位按药品标准生产、经营、使用合格药品。抽查性检验属于药品监督管理部门的日常监督工作，抽查性检验结果由国家药品监督管理部门发布药品质量检验公告，并依法处理不合格药品的生产、经营、使用者。

2. 注册检验

注册检验是指审批新药和仿制已有国家标准药品品种进行审批时的检验及审批进口药品

所需进行的检验。承担注册检验的药品检验机构应当在规定的时限内完成检验，出具药品注册检验报告，上报药品监督管理部门。

3. 国家检验

国家检验指国家法律或药品监督管理部门规定某些药品在销售前必须经过指定的政府药品检验机构检验，合格的才准予销售。对于这种药品，虽然已经取得了药品生产批准证明文件，但是如果在销售前没有经过药品检验机构对其实施检验，则该销售行为被认为是违法行为，所以此类型属于强制性检验。欧美许多国家的药事法中都有强制性检验的规定，我国于2001年开始实施，简称为"批检"。强制性检验，主要是对一些存在安全隐患需要加强管理的品种实施上市前的检验行为。

4. 委托检验

委托检验是行政、司法等部门涉案样品的送检，以及药品生产企业、经营企业和医疗机构因不具备检验技术和检验条件而委托药品检验所检验的药品均属委托检验。

5. 进口检验

进口检验是对进口药品实施的检验。国家设立口岸药品检验所，按照《药品进口管理办法》及相关规定，由口岸药检所对进口药品进行检验。

6. 复验

药品被抽检者对药品检验机构的检验结果有异议，在《中华人民共和国药品管理法》规定的时限内，可以向原药品检验机构或者上一级药品监督管理部门设置或确定的药品检验机构申请复验，也可以直接向国务院药品监督管理部门设置或确定的药品检验机构申请复验。复验是为了保证药品检验结果的真实准确，保护当事人的合法权益。

二、药品质量检测工作的步骤

药品质量检测工作的根本目的就是保证人民用药的安全有效。药品质量检测是药品质量控制的重要组成部分，是贯彻实施《药品管理法》和执行《中国药典》的重要环节。国内生产的药品进行常规检验时，以现行版《中国药典》为依据。生产企业为了保证产品质量，往往以自订的内控质量标准为依据。医药行业中检验药品的操作方法则是以现行版《中国药典》为依据进行检验。药品检测工作者必须具备严谨、求实和一丝不苟的工作态度，必须具有熟练、正确的操作技术及良好的科学作风，从而保证药品检测工作的公正性、科学性和准确性。

药品质量检测工作的基本程序一般为取样、依据标准检测、填写记录、判定结果及出具报告。在实际工作中，药品生产企业质量检测的具体步骤一般是按质量标准对被检品（包括原辅料、中间体和成品）进行检测、比较和判定的过程。以成品质量检测为例，工作步骤大体如下。

1. 取样操作

取样是药品质量检测工作的第一步，要从大量的样品中抽取出能代表样本整体质量的少量样品进行检测。抽样对检验结果判定的可靠性具有至关重要的作用，由于药品的特殊性，抽样工作要有科学性、真实性、代表性，具体操作按照企业自订《取样标准操作规程》中规定的取样方法和规则抽取具有代表性的样品，并做好完整的抽样记录。

2. 查找标准

必须查找到检品依据的标准，熟悉和掌握标准的内容和有关规定，明确检验的项目和指标要求，明确取样方法、检验方法和有关规定，明确成品合格的判定原则。

3. 操作过程与记录

在规定的检验条件下，按规定的检验方法对抽取的样品进行检验，所得到的检验数据与检验结果，必须满足误差限度的要求，并如实记录作为原始记录。

4. 结果判定

将样品的检验结果同质量标准相比较，确定是否符合质量标准的要求，进而对整批产品进行判定并作出结论。

5. 出具检验报告

检验报告的内容一般包括：①对合格的产品，填写检验报告，签发合格证，准予放行出厂；②对不合格的产品，填写不合格检验报告，说明质量问题，不准交库存；③将质量检验信息及时反馈到有关部门或领导，促使有关部门改进质量。

三、原始记录和检测报告书写的基本要求

1. 原始记录的基本要求

原始记录是检验工作人员对其检验工作的全面记载，是判定产品质量的基本依据，也为出具检验报告书提供书面材料。检验记录作为实验的第一手资料，应妥善保存、备查；同时要求药检人员具有严肃负责的态度，根据检验情况，认真填写"药品检验原始记录"。检验记录要记载检验过程中的一切原始数据和现象，记录内容一般包括三个方面。

（1）**供试品情况** 名称、批号、规格、来源（送检或抽检单位）、数量、包装情况等。

（2）**检验情况** 检验日期（取样或送样时间）、检验目的、检验依据、检验项目、检验内容（检验现象及结果）、原始数据（包括数据和计量单位、计算过程和各种原始图谱）、公式、结果及结论。

（3）**人员情况** 检验人和复核人的签名。

以上内容应按照企业制订的统一格式逐一填写清楚，原始记录一定要保持严密性、全面性、可靠性和真实性。原始记录必须用蓝黑墨水或碳素笔书写，做到记录原始、数据真实、内容完整、字迹清晰，不得任意涂抹（如需修改，应将错误处用横线划去后，在旁边改正处重写并签名和书写完整修改时间）。检验人员应按原始记录要求及时、如实记录，严禁事先记录、补记或转抄，检验人员不得将检验结果私自泄露。

检验数据是在检验过程中通过各种检测手段测试后取得的。掌握检测数据，才能掌握和分析药品质量状况，因此要求检测数据必须真实、完整、科学、准确、精密、及时。

这里所说的检测数据不仅包括检测过程中获得的原始数据和计量单位，还包括计算公式和数值的修约、计算过程与结果及各种原始打印数据或图谱，如不溶性微粒检测仪的数据打印结果、紫外扫描图谱、红外扫描图谱、气相或高效液相色谱图等，并应将打印的数据与图谱剪贴在适宜处或附在记录后面，要有操作者的签名。

2. 检测报告

药品检测报告书是对药品质量作出的技术鉴定。法定药品检验机构的报告书是具有法律效力的技术文件。药品检测工作人员应遵循严谨负责的工作态度，认真、公正地根据检验原始记录的结果书写检测报告书。报告书应当字迹清晰、文字简洁、内容全面、结论明确，除操作步骤和计算过程之外，依次按照原始记录检测项目的顺序书写。报告书应当有编号，并盖有企业或法定药品检验机构的原印章，一般为打印稿，打印数量依据需要确定。报告书内容一般包括以下四个方面。

（1）**供试品情况**　报告书编号、检品名称、检品编号、批号、剂型、来源（送检或抽检单位）、数量、检验目的、检验依据、取样或检验日期、报告日期等。

（2）**检验内容**　检验项目（按照质量标准列出【性状】、【鉴别】、【检查】和【含量测定】，每一个项下包含的具体检验项目名称和排列顺序，均按照质量标准的顺序书写）、标准规定和检验结果。

（3）**结论**　包括检验依据和结论两部分。

① 全部项目检测均合格，结论为"本品按×××检验，结果均符合规定"；部分项目检测合格，结论为"本品按照×××检验，除×××之外，其他各项均符合规定"。

② 如果为非全部项目检测，合格的写为"本品按照×××检验上述项目，结果符合规定"；如有一项不合格时；则写为"本品按照×××检验上述项目，结果不符合规定"。

（4）**人员信息**　负责人、复核人和检验人的签名或盖章，并加盖单位的药品检验专用章。

四、化学试剂的纯度级别及应用

药品检测工作经常要使用化学试剂，因此了解化学试剂的规格、性质及使用知识是非常必要的。

1. 化学试剂的规格

化学试剂的规格反映试剂的质量，试剂规格一般按试剂的纯度及杂质含量划分为若干级别。我国的化学试剂规格按纯度和使用要求分为高纯（或超纯、特纯）、光谱纯、分光纯、基准、优级纯、分析纯、化学纯和实验试剂等。

（1）**高纯、光谱纯及纯度99.99%（4个9也用4N表示）以上的试剂**　这类试剂的主成分含量高、杂质含量比优级纯低，且规定的检验项目多。主要用于微量及痕量分析中试样的分解及试液的制备。此类试剂质量注重在特定方法分析过程中可能引起分析结果偏差、对成分分析或含量分析干扰的杂质含量，但对主含量不做很高要求。

光谱纯试剂通常是指经发射光谱法分析过的、纯度较高的试剂，用于光谱分析，适用于分光光度计标准品、原子吸收光谱标准品、原子发射光谱标准品。

（2）**分光纯试剂**　分光纯试剂要求在一定波长范围内干扰物质的吸收小于规定值。

（3）**基准试剂**　基准试剂是一类用于标定滴定分析标准溶液的标准物质，可作为滴定分析中的基准物用，也可精确称量后用直接法配制标准溶液。基准试剂主成分含量一般在99.95%～100.05%，杂质含量略低于优级纯或与优级纯相当。

（4）**优级纯试剂**　优级纯的主成分含量高，杂质含量低，主要用于精密的科学研究和测定工作。

（5）**分析纯试剂** 分析纯的主成分含量略低于优级纯，杂质含量略高，用于一般的科学研究和重要的测定。

（6）**化学纯试剂** 化学纯的品质较分析纯差，但高于实验试剂，用于工厂、教学实验的一般分析。

（7）**实验试剂** 实验试剂的杂质含量更多，但比工业品纯度高。主要用于普通的实验或研究。

《中国药典》（2020年版）规定：除生化试剂与指示剂外，一般常用的化学试剂分为基准试剂、优级纯、分析纯与化学纯四个等级，选用时可参考下列原则：①标定滴定液用基准试剂；②制备滴定液可采用分析纯或化学纯试剂，但不经标定直接按称重计算浓度者，则应采用基准试剂；③制备杂质限度检查用的标准溶液，采用优级纯或分析纯试剂；④制备试液与缓冲液等可采用分析纯或化学纯试剂。

2. 化学试剂的使用方法

为了保持试剂的质量和纯度，保证化验室人员的人身安全，要掌握化学试剂的性质和使用方法，制定出安全守则，并要求有关人员共同遵守。

① 应熟知最常用的试剂的性质，如市售酸碱的浓度、试剂在水中的溶解性、有机溶剂的沸点、试剂的毒性及其化学性质等。

② 要注意保护试剂瓶的标签，它表明试剂的名称、规格、质量，万一掉落应照原样贴牢。分装或配制试剂后应立即贴上标签。

③ 为保证试剂不受污染，应当用清洁的牛角勺从试剂瓶中取出试剂，绝不可用手抓取。液体试剂可用洗干净的量筒倒取，不要用吸管伸入原试剂瓶中吸取液体，取出的试剂不可倒回原瓶。打开易挥发试剂的瓶塞时不可把瓶口对准脸部。在夏季由于室温高，试剂瓶中很易冲出气液，最好把瓶子在冷水中浸一段时间，再打开瓶塞。取完试剂后要立即盖紧塞子，放出有毒、有味气体的瓶子还应该用蜡封口。

④ 在嗅试剂的气味时，不可用鼻子对准试剂瓶口直接吸气，可将瓶口远离鼻子，用手在试剂瓶上方扇动，使空气流吹向自己而闻出其味。绝不可用嘴品尝试剂。

五、标准溶液的配制、贮存及使用方法

1. 标准溶液的配制及标定

标准溶液是已知准确浓度的试剂溶液，亦称为滴定液或滴定剂。滴定液的浓度以"mol/L"表示，浓度值取四位有效数字。滴定液的浓度值与其名义值之比，称为"F"值，常用于容量分析中的计算。

配制滴定液是完成滴定分析最基础的工作。滴定液的配制根据溶质的性质，分为直接配制法和间接配制法。

（1）**直接配制法** 准确称取一定量的基准物质，在烧杯中溶解后定量转移至量瓶中，加溶剂稀释至刻度摇匀即可。根据基准物质的质量和量瓶的容积，计算出该溶液的准确浓度。采用直接配制法时，应注意并遵循下列有关规定。

① 所用溶剂"水"，系指纯化水，在未注明有其他要求时，应符合《中国药典》（2020年版）二部"纯化水"项下的规定。

② 所用溶质应采用"基准试剂"，并按规定条件干燥至恒重后称取，取用量应为精密称

定（精确至 4~5 位有效数字）。配制过程中应有核对人，并在记录中签名以示负责。

③ 直接法配制的滴定液，其浓度应按配制时基准物质的取用量与量瓶的容量以及计算公式进行计算，最终取 4 位有效数字。

④ 配制浓度等于或低于 0.02mol/L 的滴定液时，除另有规定外，应于临用前精密量取浓度等于或大于 0.1mol/L 的滴定液适量，加新沸过的冷水或规定的溶剂定量稀释制成。

⑤ 配制成的滴定液必须澄清，必要时可滤过；并按《中国药典》（2020 年版）四部（通则 8006）中规定的【贮藏】条件贮存，经标定浓度后方可使用。

(2) 间接配制法 先将试剂配制成近似于所需浓度的溶液，然后用基准物质或另一种滴定液，通过滴定来确定溶液的准确浓度。这种通过滴定来确定溶液浓度的方法称为标定。所以间接滴定法又称为标定法。采用间接配制法时，应注意并遵循下列有关规定。

① 操作中所用分析天平及其砝码、滴定管、量瓶和移液管等，均应检定合格；其校正值与原标示值之比的绝对值大于 0.05% 时，应在计算中采用校正值予以补偿。

② 采用间接配制法时，溶质与溶剂的取用量均应根据规定量进行称取或量取，并且制成后滴定液的浓度值应在其名义值的 0.95~1.05 范围内。如在标定中发现其浓度值超出其名义值的 0.95~1.05，应加入适量的溶质或溶剂予以调整。当配制量大于 1000ml 时，其溶质与溶剂的取用量均应按比例增加。

③ 标定工作宜在室温（10~30℃）下进行，并应在记录中注明标定时的室内温度。

④ 所用基准物质应采用"基准试剂"，取用时应先用玛瑙乳钵研细，并按规定条件干燥，置于干燥器中放冷至室温后，精密称取（精确至 4 位有效数字）；有引湿性或有毒的基准物质宜采用"减量法"进行称量。如果以另一已标定的滴定液作为标准溶液，通过"比较"进行标定，则该另一已标定的滴定液的取用应为精密量取（精确至 0.01ml），用量除另有规定外应等于或大于 20ml，其浓度亦应按《中国药典》（2020 年版）四部（通则 8006）规定准确标定。

⑤ 根据滴定液的消耗量选用适宜容量的滴定管；滴定管应洁净，玻璃活塞应密合、旋转自如，盛装滴定液前，应先用少量滴定液润洗 3 次，盛装滴定液后，宜用小烧杯覆盖管口。

⑥ 标定中，滴定液宜从滴定管的起始刻度开始；滴定液的消耗量，除另有特殊规定外，应大于 20ml，读数应估读到 0.01ml。

⑦ 标定中的空白试验，系指在不加供试品或以等量溶剂替代供试液的情况下，按同法操作和滴定所得的结果。

⑧ 标定工作应由初标者（一般为配制者）和复标者在相同条件下各做平行试验 3 份；各项原始数据经校正后，根据计算公式分别进行计算；3 份平行试验结果的相对平均偏差，除另有规定外，不得大于 0.1%，初标平均值和复标平均值的相对偏差也不得大于 0.1%；标定结果按初、复标的平均值计算，取 4 位有效数字。

⑨ 临用前按稀释法配制浓度等于或低于 0.02mol/L 的滴定液，除另有规定外，其浓度可按原滴定液（浓度等于或大于 0.1mol/L）的标定浓度与取用量（加校正值），以及最终稀释成的体积（加校正值）计算而得。

2. 贮藏及使用要求

① 滴定液在配制后应按《中国药典》（2020 年版）四部（通则 8006）规定的【贮藏】条件贮存，一般宜采用质量较好的具玻璃塞的玻璃瓶。

② 滴定液贮瓶外的醒目处应贴上标签，填写滴定液名称及标示浓度；并在标签下方加贴如表1-1所示内容的表格，根据记录填写。

表1-1 滴定液的标签

配制或标定日期	室温	温度或校正系数（"F"值）	配制者	标定者	复标者

③ 滴定液经标定所得的浓度或其"F"值，除另有规定外，可在3个月内应用。过期应重新标定。当标定与使用时的室温相差未超过10℃时，除另有规定外，其浓度值可不加温度补正值；但当室温之差超过10℃，应加温度补正值，或按间接配制法中第⑧项重新标定。

④ 当滴定液用于测定原料药的含量时，为避免操作者个体对滴定终点判断的差异而引入的误差，必要时可由使用者重新进行标定；其复标的平均值与原标定值的相对偏差不得大于0.1%，并以使用者复标的结果为准。

⑤ 取用滴定液时，一般应事先轻摇贮存大量滴定液的容器，使黏附于瓶壁的液滴在容器中混合均匀，而后分取略多于需用量的滴定液置于洁净干燥的具塞玻璃瓶中，用以直接转移至滴定管内，或用移液管量取，避免因多次取用而反复开启贮存滴定液的大容器；取出后的滴定液不得倒回原贮存容器中，以避免污染。

⑥ 当滴定液出现浑浊或其他异常情况时，该滴定液应弃去，不得再用。

六、《中国药典》（2020年版）四部（通则8006）有关滴定液的部分内容

1. 重铬酸钾滴定液（0.01667mol/L）

【配制】取基准重铬酸钾，在120℃干燥至恒重后，称取4.903g，置1000ml量瓶中，加水适量使溶解并稀释至刻度，摇匀，即得。

2. 硫代硫酸钠滴定液（0.1mol/L）

【配制】取硫代硫酸钠26g与无水碳酸钠0.20g，加新沸过的冷水适量使溶解并稀释至1000ml，摇匀，放置1个月后滤过。

【标定】取在120℃干燥至恒重的基准重铬酸钾0.15g，精密称定，置碘量瓶中，加水50ml使溶解，加碘化钾2.0g，轻轻振摇使溶解，加稀硫酸40ml，摇匀，密塞；在暗处放置10min后，加水250ml稀释，用本液滴定至近终点时，加淀粉指示液3ml，继续滴定至蓝色消失而显亮绿色，并将滴定的结果用空白试验校正。每1ml硫代硫酸钠滴定液（0.1mol/L）相当于4.903mg的重铬酸钾。根据本液的消耗量与重铬酸钾的取用量，算出本液的浓度，即得。

室温在25℃以上时，应将反应液及稀释用水降温至约20℃。

3. 碘滴定液（0.05mol/L）

【配制】取碘13.0g，加碘化钾36g与水50ml溶解后，加盐酸3滴与水适量使成1000ml，摇匀，用垂熔玻璃滤器滤过。

【标定】精密量取本液25ml，置碘量瓶中，加水100ml与盐酸溶液（9→100）1ml，轻摇混匀，用硫代硫酸钠滴定液（0.1mol/L）滴定至近终点时，加淀粉指示液2ml，继续滴

定至蓝色消失。根据硫代硫酸钠滴定液（0.1mol/L）的消耗量，算出本液的浓度，即得。

4. 硝酸银滴定液（0.1mol/L）

【配制】取硝酸银17.5g，加水适量使溶解成1000ml，摇匀。

【标定】取在110℃干燥至恒重的基准氯化钠约0.2g，精密称定，加水50ml使溶解，再加糊精溶液（1→50）5ml、碳酸钙0.1g与荧光黄指示液8滴，用本液滴定至浑浊液由黄绿色变为微红色，每1ml硝酸银滴定液（0.1mol/L）相当于5.844mg的氯化钠。根据本液的消耗量与氯化钠的取用量，算出本液的浓度，即得。

【贮藏】置具玻璃塞的棕色玻璃瓶中，密闭保存。

5. 乙二胺四乙酸二钠滴定液（0.05mol/L）

【配制】取乙二胺四乙酸二钠19g，加水适量使溶解成1000ml，摇匀。

【标定】取于约800℃干燥至恒重的基准氧化锌0.12g，精密称定，加稀盐酸3ml使溶解，加水25ml，加0.025%的甲基红乙醇溶液1滴，滴加氨试液至溶液显微黄色，加水25ml与氨-氯化铵缓冲液（pH10.0）10ml，再加铬黑T指示剂少量，用本液滴定至溶液由紫色变为纯蓝色，并将滴定的结果用空白试验校正。每1ml乙二胺四乙酸二钠滴定液（0.05mol/L）相当于4.069mg的氧化锌。根据本液的消耗量与氧化锌的取用量，算出本液的浓度，即得。

【贮藏】置具玻璃塞的瓶中，避免与橡皮塞、橡胶管等接触。

技能训练

技能训练二　药品的取样与留样

【文献资料】

《中国药典》（2020年版）一部、二部和四部，《取样操作规程》（企业标准），《药品生产质量管理规范》（GMP），《中国药品检验标准操作规范》（2019年版）。

【仪器与用具】

不锈钢勺、不锈钢探子、玻璃取样吸管、具有封口装置的无毒塑料袋（取样袋）、具塞玻璃瓶等。

【操作步骤】

(1) 药品的取样　取样检验是以所取样品的检验数据，作为判定整批质量的一种检验方式。检测药品第一步是取样，随机、客观地从大量的样品中取出少量样品进行分析检测，应考虑取样的科学性、真实性和代表性。药品生产过程中，原辅料、包装材料、中间体及成品等均需取样，并制定相应的操作规程。

① 取样原则　取样应遵循均匀、合理原则。取样必须依照国家颁布的《中国药品检验标准操作规范》中有关规定进行操作，并填写药品检验卡。取样方式应考虑到所取样品的特性，均匀样品可以在每批的任意部位取样，非均匀样品一般按随机原则抽取。

② 取样范围　药品生产所抽取的样品，应包括进厂原料、中间体及成品。进厂原料包括原材料、辅料及包装材料，原材料包括化工原料、药用原料及工艺用水；中间体指药品生产过程中，未形成产品之前的一切产物；成品包括原料药及成品制剂。

③ 取样方法

a. 对原辅料、包装材料、工艺用水、中间体（半成品）及成品都应分别制订取样办法。

b. 对取样环境的洁净要求，取样人员，取样容器，取样部位和顺序，取样方法，取样量，样品混合方法，取样容器的清洗、保管，必要的留样时间以及对无菌及麻毒、精神药品在取样时的特殊要求等应有明确的规定。

c. 原辅料、内包装材料，可在仓储区原辅料取样间或支架式层流罩内取样。

d. 取样环境的空气洁净度级别应与生产要求一致。

e. 中间体、成品取样可以在生产结束时进行，也可在生产过程的前、中、后期进行。

根据取样计划单进行取样，取样时应注意样品的代表性。如非均一的物料（如悬浮物），在取样前应使其均一；如不可能这样做或不了解物料是否均一，则应注意从物料不同部位取样；如取样不能达到物料的所有部位时，应随机地在可达到的部位取样；物料表面和物料内部可能会存在差异时，不应只从表面抽取样品。对于混合样品，如某批号有 2 个混合样品，则每一个留样样品应由等量的混合样品混合组成。

取样一般由专职取样员进行，也可由车间工人或者中控人员根据相应的岗位标准操作规程取样，然后由取样员进行收集，但取样人员必须经过适当的培训和考核，以避免差错，保证抽样的代表性。一定要做到某一个时间只取一个样品，样品容器在取样前即应贴上事先准备好的取样标签，以免发生差错。混合样品及分样应在符合洁净度要求的取样间进行。对于无菌灌装产品用的原辅料的取样，应在取样间的层流台中进行，取样前后，应用 75% 乙醇消毒层流台。

取样后药品的外包装应张贴取样证，填写取样日期和取样人。取过样的包装要重新密封，防止包装内的材料受到污染或在运输或处理过程中散落并造成污染。应贴上取样标签，以使得在重新打开包装时易被观察到。取好样的包装要放回原货位。

④ 取样工具

a. 取样器：不锈钢勺、不锈钢探子、玻璃取样吸管。

b. 样品盛装容器：具有封口装置的无毒塑料袋（取样袋）、具塞玻璃瓶。

⑤ 取样数量　依据请验单的品名、规格、批号、数量按下列原则计算取样件数及取样量。

a. 进厂原料：按批（或件数）取样。设进厂总件数为 n，则当 $n \leqslant 3$ 时，逐件取样；当 $3 < n \leqslant 300$ 时，从 $\sqrt{n}+1$ 件中随机取样；当 $n > 300$ 时，从 $\sqrt{n/2}+1$ 件中随机取样。对包装材料、工艺用水及有特殊要求的原料等，按具体情况另行规定。

中药取样件数一般为：设总件数为 m，当 $m \leqslant 5$ 时，逐件取样；当 $5 < m < 100$ 时，取样 5 件；当 $100 \leqslant m \leqslant 1000$ 时，按 5% 取样；当 $m > 1000$ 时，超过部分按 1% 取样；贵重药材逐件取样。

b. 中间体：按批（包装单位：桶、锅等）取样。若设总包装单位为 n，则当 $n \leqslant 3$ 时，按包装单位每件均取样；当 $3 < n \leqslant 300$ 时，按 $\sqrt{n}+1$ 取样量随机取样；当 $n > 300$ 时，按 $\sqrt{n/2}+1$ 取样量随机取样。

c. 成品：按批（包装单位：箱、袋、盒、桶等）取样。若设总件数为 n，则当 $n \leqslant 3$ 时，按包装单位每件均取样；当 $3 < n \leqslant 300$ 时，按 $(\sqrt{n}+1)$ 取样量随机取样；当 $n > 300$ 时，按 $\sqrt{n/2}+1$ 取样量随机取样。而对于制剂产品，按具体规定执行。

d. 取样量：按取样件数每件取样，总量为一次全检量的 3 倍（特殊药品，如毒麻药品可根据实际情况另行规定取样数量），检验剩余作为留样样品。

⑥ 取样管理

a.取样办法：取样时应根据所取样品范围及质量标准不同，分别制订取样办法。取样办法包括取样容器、取样数量及取样方法。如生产规模的固体原料药的取样，为使其具有代表性，须采用取样探子；取样方法包括对取样环境的洁净要求，取样人员要求，取样的部位及顺序，样品混合方法及取样容器的清洗、消毒、保管，必要的留样时间和数量，以及对无菌或有毒药品在取样时的特殊要求等方面明确规定；取样记录应对供试品名称、批号、规格、数量、包装、来源、送样日期、必要的取样说明和取样人签字等作详细记录。取样是药品检验中的一个重要步骤。

中药取样法是指选取供检定用药材供试品的方法。取样的代表性直接影响到检定结果的正确性。因此，必须重视取样的各个环节。

取样前，应注意品名、产地、规格等级及包件式样是否一致，检查包装的完整性、清洁程度以及有无水迹、霉变或其他物质污染等情况，并详细记录。凡有异常情况的包件，应单独取样并检验。

将所取的供试品混合拌匀，即为总供试品。对个体较小的药材，应摊成正方形，依对角线画"×"字，使之分为四等分，取用对角两份；再如上操作，反复数次至最后剩余的量足够完成所有必要的试验及留样数为止，此为平均供试品。个体大的药材，可用其他适当方法取平均供试品。平均供试品的量一般不得少于实验所需用的3倍，即1/3供实验室分析用，另1/3供复核用，其余1/3则为留样保存，保存至有效期后1年。

b.样品状态管理：样品应分类存放，账物相符，为防止不同检验状态的产品发生混淆误用，样品应附有状态标记，即在药品生产企业中对产品按检验过程进行的阶段实施状态管理。产品的检验状态分待检、合格、不合格三种状态：

ⅰ.待检（即未检）指产品等待检验，置黄色标牌；

ⅱ.检验合格指产品已结束检验，对照质量标准，符合规定，置绿色标牌；

ⅲ.检验不合格指产品已结束检验，对照质量标准，不符合规定，置红色标牌。

以上三种状态在生产过程中分别用黄、绿、红色标牌，加以必要标记，实施划分存放区域管理。

(2) 药品的留样　凡检验后的样品，必须按批留样。成品留样分为法定留样和考察留样。法定留样是每批出厂产品均要留样，用以处理用户投诉；考察留样是根据企业产品的质量情况，按规定的批数进行留样，用以考察产品在有效期内的质量。

留样系指一个批号稳定且具代表性的，由于法定目的而留取的原辅料、包装材料或成品。样品的留样对产品质量考察具有一定意义，进厂原料、辅料、中间体、成品均在留样范围内，且每批均须留样。留样样品封口严密、完好，成品留样样品要与市售包装一致。

① 留样室环境　留样室应阴凉、干燥、通风，室内有温度计、湿度计与排风设施。除具有特殊要求的样品外，通常在常温状态下保存。留样室管理员应依照药品的贮藏要求每天检查留样室的温、湿度并记录，每天上、下午各记录一次，每月统计一次。

② 留样数量　原料、辅料、中间体为检验的剩余量。成品至少为一次全检量的3倍。新产品投产或有较大工艺变动的产品，其投产后的前3批应列入重点留样范围，其留样量为一次全检量的100倍量。

③ 留样工作程序　凡需留样观察的产品由质量部门填写留样通知单通知车间留足产品，

所留样品要求为原包装品。由分样人或取样员将样品交给留样员，留样员加贴留样标签，并完整填写收样记录，内容包括留样接收时间、品名、规格、批号、来源、样品数量、留样编号、双方签字。

留样产品要专人专柜保管，并按品种、规格、生产时间、批号分别排列整齐。每个留样柜内的品种、批号应有明显标志，并易于识别，以便定期进行稳定性考察和用户投诉时查证。

超过留样期限的产品应每年集中销毁一次。由留样员填写"销毁单"，注明品名、批号、剩余量、销毁原因、销毁方法等，报质量部负责人审核、批准后销毁。销毁按规定的销毁程序进行，有2人以上现场监督销毁，并有销毁记录。

技能训练三　氢氧化钠滴定液（0.1mol/L）的配制与标定

氢氧化钠滴定液是进行容量分析常用的滴定液，采用间接配制法。由于氢氧化钠极易吸收空气中的水分和二氧化碳，因而市售氢氧化钠常含有碳酸钠。由于碳酸钠的存在对指示剂的使用影响较大，应设法除去。由于碳酸钠在氢氧化钠的饱和溶液中不易溶解，因此，通常将氢氧化钠配成饱和溶液（含量约为52%，相对密度约为1.56），装塑料瓶中放置，待碳酸钠沉淀后，量取一定量上清液，稀释至所需配制的浓度，即得。为消除溶解在水中的二氧化碳的影响，用来配制氢氧化钠滴定液的纯化水，应加热煮沸放冷，以除去其中的二氧化碳。

标定碱溶液的基准物质很多，如草酸（$H_2C_2O_4 \cdot 2H_2O$）、苯甲酸（$C_7H_6O_2$）、邻苯二甲酸氢钾（$KHC_8H_4O_4$）等。《中国药典》（2020年版）四部规定采用邻苯二甲酸氢钾标定氢氧化钠滴定液的浓度。

【仪器与用具】

分析天平、托盘天平、碱式滴定管、锥形瓶、聚乙烯塑料瓶、烧杯、量筒、试剂瓶、吸量管、称量瓶、电热恒温干燥箱、干燥器等。

【试药与试液】

基准邻苯二甲酸氢钾、酚酞指示液、氢氧化钠、纯化水等。

【操作步骤】

(1) **查阅标准**　本滴定液应照《中国药典》（2020年版）四部（通则8006）中有关内容所载方法的有关要求进行配制、标定及贮藏。

(2) **氢氧化钠滴定液（0.1mol/L）的配制**　配制氢氧化钠饱和溶液时，可取氢氧化钠500g，分次加入盛有450~500ml水的1000ml容器中，边加边搅拌，使溶解成饱和溶液，冷却至室温，将溶液连同过量的氢氧化钠转移至聚乙烯塑料瓶中，密塞，静置数日后使碳酸钠结晶和过量的氢氧化钠沉于瓶底，而得到上部澄清的氢氧化钠饱和溶液。取澄清的氢氧化钠饱和溶液5.6ml，加新沸过的冷水使成1000ml，摇匀。做好记录，贴上标签，置聚乙烯塑料瓶中，密封保存；塞中有2孔，孔内均插入玻璃管，一支与钠石灰管相连，另一支供吸出本液使用。

(3) **氢氧化钠滴定液（0.1mol/L）的标定**　取基准邻苯二甲酸氢钾约0.6g，研细后置称量瓶中，于105℃干燥至恒重，精密称定，加新沸过的冷水50ml，振摇，使其尽量溶解；加酚酞指示液2滴，用本液滴定；在接近终点时，应使邻苯二甲酸氢钾完全溶解，滴定至溶液显粉红色。每1ml氢氧化钠滴定液（1mol/L）相当于204.2mg的邻苯二甲酸氢钾。根据本液的消耗量与邻苯二甲酸氢钾的取用量，算出本液的浓度，即得。

按照本项目中"《中国药典》（2020年版）四部（通则8006）中有关滴定液的内容"的方法标定本滴定液。做好记录，贴上标签，并按要求存放与使用。

（4）数据记录及结果处理　数据记录及结果处理见表1-2。

表1-2　数据记录及结果处理

项　目	1	2	3
邻苯二甲酸氢钾质量/mg			
氢氧化钠滴定液消耗量/ml			
氢氧化钠滴定液浓度/(mol/L)			
氢氧化钠滴定液平均浓度/(mol/L)			
相对平均偏差			

氢氧化钠滴定液的浓度c（mol/L）按下式计算：

$$c = \frac{m \times 0.1}{V \times 20.42} \tag{1-1}$$

式中　m——基准邻苯二甲酸氢钾的称取量，g；

　　　V——氢氧化钠滴定液的消耗量，ml；

20.42——每1ml氢氧化钠滴定液（0.1mol/L）相当的以毫克表示的邻苯二甲酸氢钾的质量。

【注意事项】

① 氢氧化钠饱和溶液在贮存过程中，液面上因吸收二氧化碳而生成少量的碳酸钠膜状物；在取用澄清的氢氧化钠饱和溶液时，宜用吸量管插入溶液的澄清部分吸取（注意避免吸量管内的溶液倒流而冲混），以免因混入碳酸钠而影响浓度。

② 在制备大量本滴定液时，用新馏出的热纯化水取代新沸过的冷水，亦可避免二氧化碳的混入。

③ 因邻苯二甲酸氢钾在水中溶解缓慢，故基准试剂邻苯二甲酸氢钾在干燥前应尽可能研细，以利于溶解。

④ 本滴定液易吸收空气中的二氧化碳，若贮存于不附有钠石灰管的聚乙烯塑料瓶中，则在贮存后的使用时，应注意其浓度值的改变，必要时应重新标定。

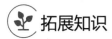拓展知识

一、有效数字和数值的修约及其运算规程

二、指示剂和缓冲溶液

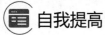 自我提高

必 备 知 识

（一）A 型题（最佳选择题）每题的备选答案中只有一个最佳答案

1. 药检工作中取样时，若药品包装件数为 n 件，且 $n \leq 3$，则其取样应该按（　　）。
   A. 每件都取样　　　　　　　　　　B. 只从 1 件中取样
   C. 从 2 件中取样　　　　　　　　　D. n 的平方根件取样
   E. n 的平方根 +1 件随机取样

2. 药品检验工作程序为（　　）。
   A. 性状、检查、含量测定、检验报告
   B. 鉴别、检查、含量测定、原始记录
   C. 取样、检验（性状、鉴别、检查、含量测定）、记录与报告
   D. 取样、鉴别、检查、含量测定
   E. 性状、鉴别、含量测定、报告

3. 以下数值修约到 4 位有效位数，不正确的是（　　）。
   A. 99.99％　　　　B. 101.0％　　　　C. 99.8％
   D. 100.0％　　　　E. 101.1％

4. 6.5349 修约后保留小数点后三位应为（　　）。
   A. 6.535　　　　　B. 6.530　　　　　C. 6.534
   D. 6.536　　　　　E. 6.531

5. 对药品进行检验时应先进行（　　）。
   A. 鉴别试验　　　　B. 含量测定　　　　C. 杂质检查
   D. 记录　　　　　　E. 取样

6. 药物的检查项下不包括的方面是（　　）。
   A. 均一性　　　　　B. 有效性　　　　　C. 真伪性
   D. 纯度要求　　　　E. 安全性

7. 对阿司匹林进行分析检验，其结果仅含量测定不符合《中国药典》（2020 年版）二部中所规定的要求，该药品为（　　）。
   A. 合格品　　　　　B. 优等品　　　　　C. 次等品
   D. 劣质品　　　　　E. 不合格品

8. 容量分析法的滴定液浓度用（　　）有效数字表示。
   A. 4 位　　　　　　B. 2 位　　　　　　C. 3 位
   D. 5 位　　　　　　E. 1 位

9. 检验原始记录一般不包括的内容为（　　）。
   A. 供试品信息　　　B. 检验人与复核人　　C. 实验现象与原始数据
   D. 实验内容　　　　E. 检验单位公章

10. 药品一次取样量至少可供（　　）倍的化验用量。

A. 2 B. 3 C. 4
D. 5 E. 6

11. 用直接法配制滴定液时，应使用（　　）规格的试剂。
   A. 化学纯　　　　　B. 优级纯　　　　　C. 基准试剂
   D. 分析纯　　　　　E. 实验试剂

12. 标定滴定液时应使用的试剂为（　　）。
   A. 化学纯　　　　　B. 优级纯　　　　　C. 基准试剂
   D. 分析纯　　　　　E. 实验试剂

13. 滴定液的有效期一般为（　　），超过有效期必须重新标定。
   A. 1 个月　　　　　B. 2 个月　　　　　C. 3 个月
   D. 6 个月　　　　　E. 1 年

14. 下列物质可作为基准物质使用的是（　　）。
   A. I_2　　　　　　B. NaOH　　　　　C. HCl
   D. EDTA　　　　　E. $K_2Cr_2O_7$

15. 《中国药典》（2020 年版）四部通则中规定采用（　　）标定氢氧化钠滴定液。
   A. HCl　　　　　　B. 邻苯二甲酸氢钾　　C. $K_2Cr_2O_7$
   D. H_2SO_4　　　　E. CH_3COOH

16. 标定氢氧化钠滴定液时，可使用的指示剂是（　　）。
   A. 酚酞　　　　　　B. 甲基橙　　　　　C. 甲基红
   D. 溴甲酚绿　　　　E. 荧光黄

17. 《中国药典》（2020 年版）四部通则中规定采用（　　）标定硝酸银滴定液。
   A. 糊精　　　　　　B. 氯化钠　　　　　C. 氯化钾
   D. $K_2Cr_2O_7$　　　E. 荧光黄

18. 为避免操作者个体对滴定终点判断的差异而引入的误差，必要时可重新进行标定，其平均值与原标定值的相对偏差不得大于（　　）。
   A. 0.01%　　　　　B. 0.05%　　　　　C. 0.1%
   D. 0.2%　　　　　E. 0.3%

19. 碘滴定液（0.05mol/L）配制及标定过程中不使用的试剂是（　　）。
   A. I_2　　　　　　B. KI　　　　　　C. $Na_2S_2O_3$
   D. NaOH　　　　　E. 淀粉

20. 乙二胺四乙酸二钠滴定液（0.05mol/L）配制及标定过程中不使用的试剂是（　　）。
   A. 氧化锌　　　　　B. 氨试液　　　　　C. 荧光黄
   D. 铬黑 T　　　　　E. 稀盐酸

（二）**B 型题**（配伍选择题）每题只有一个正确答案，每个备选答案可重复选用，也可不选用

[1～10] 对于进厂的原料要求按批（或件数）取样。若设进厂总件数为 n，中药取样总件数为 m，则：

　　A. 逐件取样　　　　　　　　　　　B. 从 $\sqrt{n}+1$ 件中随机取样
　　C. 从 $\sqrt{n/2}+1$ 件中随机取样　　D. 取样 5 件
　　E. 按 5%取样　　　　　　　　　　F. 超过部分按 1%取样
　　G. 单独取样

1. 当 $n \leqslant 3$ 时，（　　）。
2. 当 $3 < n \leqslant 300$ 时，（　　）。
3. 当 $n > 300$ 时，（　　）。
4. 当 $m \leqslant 5$ 时，（　　）。

5. 当 5＜m＜100 时，（　　）。
6. 当 100≤m≤1000 时，（　　）。
7. 当 m＞1000 时，（　　）。
8. 包装出现轻微破损（　　）。
9. 毒性药材（　　）。
10. 贵重药材（　　）。

[11～15] 以下修约方法对应的是：
  A. 99.9   B. 99.86   C. 6.54
  D. 6.56   E. 6.55

11. 6.5549031 修约为三位有效数字（　　）。
12. 6.5559049 修约为三位有效数字（　　）。
13. 6.5450000 修约为三位有效数字（　　）。
14. 6.5550001 修约为三位有效数字（　　）。
15. 99.851430 修约为四位有效数字（　　）。

[16～18] 根据下列选项选择：
  A. 基准试剂   B. 实验试剂   C. 分析纯试剂
  D. 化学纯试剂   E. 高纯、光谱纯试剂

16. 滴定分析中用于标定滴定液的试剂是（　　）。
17. 红外光谱分析中常用的溴化钾属于（　　）。
18. 杂质限度检查用的标准溶液是（　　）。

[19～22] 根据下列选项选择：
  A. 重铬酸钾滴定液   B. 硫代硫酸钠滴定液   C. 氢氧化钠滴定液
  D. 高锰酸钾滴定液   E. 碘滴定液

19. 配制时需要注意抑菌的滴定液是（　　）。
20. 需要贮存在聚乙烯塑料瓶中的是（　　）。
21. 可直接配成标准溶液的是（　　）。
22. 测定维生素 C 注射液的含量用（　　）。

[23～25] 根据下列选项选择：
  A. 酸碱指示剂   B. 氧化还原指示剂   C. 金属指示剂
  D. 吸附指示剂   E. 自身指示剂

23. 铬黑 T 属于（　　）。
24. 荧光黄属于（　　）。
25. 高锰酸钾属于（　　）。

（三）X 型题（多项选择题）每题的备选答案中有 2 个或 2 个以上正确答案

1. 检验原始记录应有以下哪些内容？（　　）。
  A. 供试品名称   B. 外观性状   C. 送检人签名
  D. 复核人签名   E. 含量测定

2. 判断一种药物的质量是否符合要求，必须全面考虑下列哪几项的检验结果？（　　）
  A. 取样   B. 检查   C. 鉴别
  D. 含量测定   E. 性状

3. 进行药品检验时，要从大量样品中取出少量样品，应考虑取样的（　　）
  A. 多样性   B. 真实性   C. 代表性
  D. 科学性   E. 随机性

4. "药品检验报告书"必须有（　　）。

A. 送检人签名和送检日期 B. 检验者和负责人签名
C. 检验单位公章 D. 应有详细的数据记录
E. 检验者、复核者签名

5. 检验报告书的人员信息应包括（   ）。
   A. 负责人 B. 检验人 C. 复核人
   D. 送检人 E. 取样人

6. 药品检验工作的基本程序包括（   ）。
   A. 取样 B. 检验 C. 记录与报告
   D. 性状与鉴别 E. 检查和含量测定

7. 正确书写检验原始内容的要求有（   ）。
   A. 字迹清晰 B. 色调一致 C. 书写工整
   D. 单位公章 E. 检验人签名

8. "精密称定"系指称取重量应准确到所取重量的0.1%，根据称量的要求应选用（   ）。
   A. 分析天平 B. 半微量分析天平
   C. 精确至千分之一的天平 D. 精确至百分之一的天平
   E. 电子天平

9. "精密量取"应选用符合国家标准的移液管，必要时应加校正值，根据量取的要求宜使用（   ）。
   A. 移液管 B. 滴定管 C. 量筒
   D. 容量瓶 E. 量杯

10. 药品检测报告书内容一般包括（   ）。
    A. 供试品情况 B. 单位公章 C. 检验内容
    D. 结论 E. 人员信息

11. 制备杂质限度检查用的标准溶液，采用（   ）试剂。
    A. 化学纯 B. 优级纯 C. 基准试剂
    D. 分析纯 E. 实验试剂

12. 制备试液与缓冲液等，可采用（   ）试剂。
    A. 化学纯 B. 优级纯 C. 基准试剂
    D. 分析纯 E. 实验试剂

13. 为保证试剂不受污染，下列做法正确的是（   ）。
    A. 应当用清洁的牛角勺从试剂瓶中取出试剂 B. 取出的试剂不可倒回原瓶
    C. 取完试剂后要立即盖紧塞子 D. 不要用吸管伸入原试剂瓶中吸取液体
    E. 瓶子应该都用蜡封口

14. 标定过程使用滴定管时应注意（   ）。
    A. 滴定管应洁净 B. 玻璃活塞应密合、旋转自如，且不漏液
    C. 盛装滴定液前，应先用少量滴定液润洗3次 D. 滴定液如见光不稳定，应使用棕色滴定管
    E. 读数应估读到0.01ml

15. 滴定液复标合格后，应贴上标签，标签内容包括的是（   ）。
    A. 配制或标定日期 B. 室温 C. 配制者
    D. 复标者 E. 校正因子（"F"值）

16. 溶液配制前需要做的工作是（   ）。
    A. 查阅药典：配制、标定、复标均要按《中国药典》（2020年版）四部通则规定的方法操作，做好准备工作
    B. 检查所需试剂的瓶签是否完好 C. 保证所需试剂在使用期内并符合级别要求
    D. 操作中使用的玻璃仪器应洁净完好 E. 玻璃量器应有计量合格证

17. 配制滴定液时要求实验室（　　）。
   A. 室内应干燥、通风良好　　　　　　B. 避免阳光直射
   C. 需有空调设施　　　　　　　　　　D. 标定和复标时应控制温度在 20℃±5℃
   E. 相对湿度为 45%～65%
18. 氢氧化钠滴定液（0.1mol/L）的配制过程需要注意（　　）。
   A. 精密称取氢氧化钠的质量　　　　　B. 先配制氢氧化钠饱和溶液
   C. 静置数日后取上清液　　　　　　　D. 配制时使用新沸过的冷水
   E. 贮存于塞子完好的玻璃瓶中
19. 硝酸银滴定液（0.1mol/L）的配制及标定使用（　　）。
   A. 锥形瓶　　　　B. 碱式滴定管　　　　C. 氯化钠
   D. 荧光黄　　　　E. 碳酸钙
20. 标定硝酸银滴定液（0.1mol/L）时，下列描述中正确的是（　　）。
   A. 加入糊精溶液是为了保护胶体
   B. 标定需在 pH3～5 条件下进行，利于荧光黄阴离子的形成
   C. 滴定过程中应避免强光直射
   D. 装硝酸银应使用酸式滴定管
   E. 如硝酸银中产生黑色沉淀，必须弃去

（四）简答题
1. 药品质量检测根据工作目的分哪几类？
2. 药品质量分析检测程序包括哪些内容？
3. 一般情况下，取样数量是如何确定的？
4. 原料药与工艺用水如何进行取样操作？
5. 比较分析下列项目的具体要求：

项目	取样方法	取样环境	取样数量	取样管理
原料药				
中药				
中间体				

6. 常用的化学试剂分为哪几个等级？分别说明用途。
7. 何谓标准溶液？如何配制标准溶液？
8. 基准物质应该具备哪些条件？
9. 标定滴定液时如果浓度值超出其名义值的 0.95～1.05 时，如何处理？
10. 硝酸银滴定液瓶底为什么会产生黑色沉淀？滴定液贮藏应注意哪些问题？

综　合　知　识

1. 根据加减法与乘除法的修约原则计算：
   (1) $23.88+1.0120687+1.762=?$
   (2) $55.136×8.65244×2.87=?$
2. 起草一份某制药企业关于药品质量管理方面的留样观察标准管理规程。
要点：针对企业产品质量稳定性留样观察管理的工作程序及具体要求，内容翔实、可操作性强。

项目二　药品质量检测的基本技能

知识目标

1. 熟悉常用玻璃仪器的名称、规格和使用方法。
2. 掌握药品称量法中直接称量法和减量称量法。
3. 掌握一般溶液的配制方法。
4. 掌握滴定管、移液管、量瓶的校正与使用方法。

能力目标

具备药品质量检测的基本技能（药品的称量方法、溶液配制和量取技术）。

必备知识

一、玻璃仪器的洗涤、干燥与保管

1. 洗涤剂种类及其适用范围

（1）**洗涤剂种类**　最常用的洗涤剂有肥皂、洗衣粉、去污粉、洗洁精、洗液及有机溶剂等。

（2）**洗涤剂适用范围**

① 肥皂、洗衣粉、去污粉　一般用于可以用刷子直接刷洗的仪器，如试管、烧杯、锥形瓶、试剂瓶等。

② 洗液　一般用于不便用刷子刷洗的仪器，如移液管、滴定管、量瓶、比色管、玻璃垂熔漏斗、凯氏烧瓶等有特殊要求与形状的仪器；也常用于难以用肥皂、去污粉洗净或黏有顽固污物的仪器。

③ 有机溶剂　三氯甲烷、乙醚、丙酮、乙醇、甲苯、汽油等一般用于清洗油脂性污物较多的仪器。

（3）**常用洗液的配制及使用**　使用洗液的时候，应先把仪器内的水沥干，然后向仪器内加入少量洗液，倾斜并缓慢转动仪器，使仪器内壁完全被洗液湿润，反复转动几次后将洗液倒回原瓶，可重复使用。禁止将洗液倒入下水道，失去去污能力的废液应倒在废液缸中统一处理。

常用洗液的配制、用途及注意事项见表 2-1。

表 2-1　常用洗液的配制、用途与注意事项

洗液名称	配制方法	用途	注意事项
铬酸洗液	将 20g 重铬酸钾溶于 20ml 水中，再缓慢加入 400ml 硫酸	主要用于清洗被有机物质和油污污染的玻璃器皿	① 贮存洗液的瓶子要盖紧，以免硫酸吸水；② 具有强腐蚀性，防止烧伤皮肤、损坏衣物；③ 如果洗涤液颜色变绿，表示洗液失效，必须重新配制
氢氧化钠洗液	将 100g 氢氧化钠溶于 50ml 水中，放冷后加 95% 乙醇至 1000ml	在铬酸洗液无效时，用于清洗各种油污	① 碱对玻璃有腐蚀，玻璃磨口长期浸泡易被损坏；② 须存放于胶塞瓶中，防止挥发、防火，久贮易失效
高锰酸钾洗液	将 4g 的高锰酸钾溶于少量水中，再缓慢加入 100ml 的 10% 氢氧化钠溶液	清洗玻璃器皿内的油污或有机物质	洗后会有二氧化锰附着于内壁，可用浓盐酸溶液或盐酸加过氧化氢溶液除去

2. 玻璃仪器的洗涤

玻璃仪器在使用之后必须洗净，洗净量器的内壁应能被水均匀润湿而无小水珠。洗涤的方法一般是用自来水冲洗，必要时可用毛刷刷洗，然后再用纯化水荡洗 3 次；对沾有油污等较脏的仪器，可用毛刷蘸些肥皂液或洗衣粉水刷洗，然后用自来水冲洗干净，最后用纯化水冲洗 3 次；若还不能洗净，则可根据污垢的性质选配适当的洗涤液进行洗涤；量器不能用去污粉刷洗，以免划伤内壁，影响体积的准确测量；对难洗的仪器，如滴定管、移液管、量瓶及玻璃垂熔漏斗等，先用自来水冲洗、沥干，再用合适的洗液浸泡后，洗涤方法同一般方法。

3. 玻璃仪器的干燥及保管

（1）**玻璃仪器的干燥**

① 晾干法　不急用的仪器可以倒置于实验柜内或仪器架上晾干，或用电吹风机把仪器吹干。

② 烘干法　实验急用的仪器，可放在 105～120℃ 电烘箱内烘干；烧杯、蒸发皿等可放在石棉网上小火烘干；试管可直接用小火烤干，操作时，将试管外壁揩干后用试管夹夹紧，试管口向下倾斜，在小火中来回移动翻转，烤到不见水珠时，再使管口朝上，加热赶尽水汽。

③ 有机溶剂快速干燥法　带有刻度的计量仪器不能用加热的方法来干燥，可用易挥发的有机溶剂（如乙醇）荡洗后晾干。

（2）**玻璃仪器的保管**　各种器材应根据具体要求分类保管。比色皿应在专用盒内保存；移液管要用干净的滤纸包好两头；各种器材的活动部分，应拆卸分别保管，实在不便的应加隔垫（如纸条）或采取其他适当的措施；量瓶或比色管等最好在清洗前就用小线绳或塑料细套管把塞和管口拴好。

二、药品的称量方法

1. 直接称量法

直接称量法适用于在空气中稳定的样品，如基准物质。

2. 减量称量法

减量称量法适合于称取易吸水或 CO_2、在空气中不稳定的多份试样。能够连续称取若

干份样品，不用测定天平零点，节省时间。

三、溶液的配制技术

根据溶液的用途不同，分为一般溶液和标准溶液。本项目主要介绍一般溶液的配制方法，标准溶液的配制见项目四。

一般溶液是指非标准溶液，分析工作中常用于溶解样品、调节 pH、分离或掩蔽离子、显色等。配制一般溶液精度要求不高，一般只需精确到 1～2 位有效数字，试剂的质量可由托盘天平称量，体积用量筒量取即可。配制操作程序一般是以下步骤。

(1) 称量和量取 固体试剂用托盘天平或分析天平称取；液体试剂用量筒或移液管量取。

(2) 溶解和稀释 凡是易溶于水且不水解的固体均可用适量的水在烧杯中溶解（必要时可加热）。不易溶于水的固体试剂（如 $FeCl_3$、$SnCl_2$、Na_2S 等）必须先用少量浓酸或浓碱使之溶解，然后加水稀释至所需刻度。

(3) 贮藏与使用 配制好的溶液应转移至洗净的试剂瓶中，贴上标签保存备用。不能长期贮存在量筒、烧杯、量瓶等容器中。

> [示例 5-1] 碱性酒石酸铜试液的配制
> 取硫酸铜结晶 6.93g，加水溶解至 100ml；取酒石酸甲钠结晶 34.6g 与氢氧化钠 10g，加水溶解至 100ml。用时将两液等量混合，即得。

> [示例 5-2] 碱性 β-萘酚试液的配制
> 称取 β-萘酚 0.25g，加氢氧化钠溶液（1→10）10ml 使溶解，即得。本液应临用新制。

四、溶液的量取技术

在滴定分析中，常用的有三种能准确测量溶液体积的仪器，即滴定管、移液管和量瓶。这三种仪器的正确使用是滴定分析中最重要的基本操作，准确、熟练地使用滴定管、移液管和量瓶可以减少溶液体积的测量误差，为获得准确的分析结果创造了先决条件。下面分别介绍这些仪器的使用方法。

1. 滴定管

(1) 滴定管的种类 滴定管是准确测量放出液体体积的仪器，为量出式计量玻璃仪器。

按其容积不同分为常量、半微量及微量滴定管。常量滴定管的容量限度为 50ml 和 25ml，最小刻度为 0.1ml，而读数可以估计到 0.01ml；10ml 滴定管用于半微量分析；1～5ml 微量滴定管用于微量分析。

按构造上的不同，又可分为酸式滴定管、碱式滴定管和自动滴定管。

① 酸式滴定管 在滴定管的下端有一玻璃活塞的称为酸式滴定管，如图 2-1(a) 所示。酸式滴定管可装酸性或具有氧化性的溶液，不适宜装碱性溶液，因为玻璃活塞易被碱性溶液腐蚀。玻璃活塞用以控制滴定过程中溶液的滴速。

② 碱式滴定管 带有尖嘴玻璃管和胶管连接的称为碱式滴定管，如图 2-1(b) 所示。碱

式滴定管可装碱性或具有还原性的溶液。与胶管起作用的溶液（如 $KMnO_4$、I_2、$AgNO_3$ 等溶液）不能用碱式滴定管。胶管内装有一个玻璃珠，用以堵住溶液。需要避光的溶液，可采用棕色滴定管。

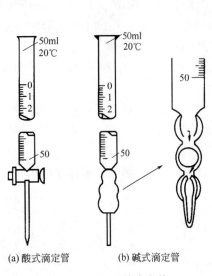

图 2-1　酸碱滴定管

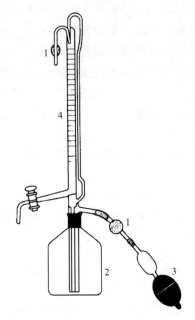

图 2-2　自动滴定管
1—干燥剂；2—贮液瓶；3—双联打气球；4—滴定管

③ 自动滴定管　自动滴定管是上述滴定管的改进，它的不同点就是灌装溶液半自动化，常用的有 10ml、25ml、50ml。其结构见图 2-2，两通气口装有硅胶干燥剂 1，滴定液装于贮液瓶 2 中，通过双联打气球 3，打气入瓶 2，将滴定液压入滴定管 4 内，当液面超过 "0.00" 处，液体自动吸回，即能自动调节零点。自动滴定管常用于非水溶液滴定（装高氯酸滴定液）或用于水分测定（盛装费休试液）等。

自动滴定管连有贮液瓶，能节省滴定液，而且可避免溶液的挥发、污染等影响。在贮存期间，滴定液可完全密闭，避免滴定液的挥发或吸收水分而影响溶液的浓度。

(2) 滴定管的使用方法　滴定管的使用步骤分为洗涤、试漏、装液、排气泡、滴定和读数六个步骤，具体如下。

① 洗涤　详见玻璃仪器的洗涤方法。

② 试漏　酸式滴定管试漏的方法是将活塞关闭，在滴定管内装水至一定刻线，将滴定管夹在滴定台上，放置 2min，看是否有水渗出；将活塞转动 180°，再放置 2min，看是否有水渗出。若前后两次均无水渗出，活塞转动也灵活，即可使用；否则应将活塞取出，涂抹凡士林后再使用。涂抹方法是将玻璃活塞取下，用滤纸将玻璃塞和塞套中的水擦干。用手指蘸少许凡士林在活塞的两头沿圆周各涂上薄薄的一层，凡士林要适当，不能涂得太多，以免堵塞滴定管。将涂好的活塞插入活塞套中，压紧后向同一方向旋转活塞，直到凡士林均匀透明为止。转动活塞是否正常，再检查是否漏水。若仍然漏水，说明凡士林涂得不够，需重复上述操作。如果达到上述要求，在活塞的小头套上橡皮圈，即可使用。

碱式滴定管试漏时，在滴定管内装水至一定刻线，检查方法同酸式滴定管。需注意的是应选择大小合适的玻璃珠和胶管,检查液滴是否能够灵活控制。如不合要求,则应重新装配。碱式滴定管不涂油,只需将胶管、尖嘴、玻璃珠和滴定管主体部分连接好即可。

③ 装液 为了避免装管后的滴定液被稀释,应用待装的滴定液 5~10ml 润洗滴定管 2~3 次。操作时,两手平端滴定管,慢慢转动,使滴定液流遍全管,并使溶液从滴定管下端放出,以除去管内残留水分。在装入滴定液时,应直接倒入,不得借用任何别的器皿,以免滴定液浓度改变或造成污染。

④ 排气泡 装好滴定液后,注意检查滴定管尖嘴内有无气泡,若有气泡,在滴定过程中,气泡将逸出,影响溶液体积的准确测量。对于酸式滴定管可迅速转动活塞,同时可倾斜一定角度,利用溶液自身重力,使溶液很快冲出,将气泡带走;对于碱式滴定管可把橡胶管向上弯曲,并在稍高于玻璃珠处用两手指挤压玻璃珠,使溶液从尖嘴处喷出,即可排出气泡(见图 2-3)。排出气泡后,调整液面至 0.00ml 刻度处,备用。如液面在 0.00ml 以下处,记下初读数。

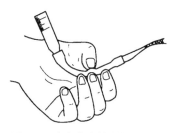

图 2-3 碱式滴定管排气泡操作

⑤ 滴定 滴定操作通常使用锥形瓶进行,必要时也可以在烧杯中进行。滴定操作是左手进行滴定,右手摇瓶。使用酸式滴定管的操作如图 2-4 所示,用左手控制滴定管的活塞,拇指在前,食指和中指在后,手指微曲,轻轻向内扣住活塞,手心空握,以防活塞被手顶出,造成漏液。右手握持锥形瓶,边滴边摇动,使瓶内溶液混合均匀,使反应及时进行完全。摇瓶时应作同一方向的圆周运动,而不能前后振动,以防溅出溶液。滴定时,应使滴定管尖嘴部分插入锥形瓶口下 1~2cm 处。开始时,滴定速度可稍快,一般每秒 3~4 滴,切忌溶液成流水状放出,左手亦不可离开活塞,"放任自流";临近终点时,滴定速度要减慢,应一滴或半滴地加入,滴一滴,摇几下并以洗瓶吹入少量纯化水洗锥形瓶内壁,若有半滴溶液悬于管口,将锥形瓶内壁与管口相接触,使液滴流出,以水冲下。

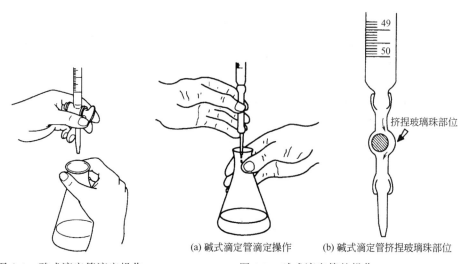

图 2-4 酸式滴定管滴定操作　　图 2-5 碱式滴定管的操作

(a) 碱式滴定管滴定操作　(b) 碱式滴定管挤捏玻璃珠部位

使用碱式滴定管的操作如图 2-5(a) 所示,左手拇指在前,食指在后,捏住橡胶管中的玻璃珠所在部位稍上处,捏挤橡胶管,使橡胶管和玻璃珠之间形成一条缝隙,溶液即可流出,如图 2-5(b) 所示。可用小拇指和无名指夹住尖嘴部位,防止尖嘴部位摆动。但注意不能捏挤玻璃珠下方的橡胶管,否则空气进入形成气泡。

⑥ **读数** 在注入或放出溶液后,必须静置1~2min,附在内壁上的溶液流下来以后才能读数。接近化学计量点时,静置0.5~1min即可读数。读数时,滴定管应垂直地夹在滴定管架上,或从滴定架上拿下滴定管,用拇指和食指捏住液面上部的管身,让滴定管借重力自然下垂。

对于无色或浅色溶液,读数时眼睛要与溶液弯月面下缘水平,读取切点的刻度,如图2-6(a)所示;对于有色溶液,如$KMnO_4$、I_2溶液,弯月面不够清晰,可读液面两侧的最高点,视线应与该点成水平,如图2-6(b)所示。注意,初读数与终读数采用同一标准。

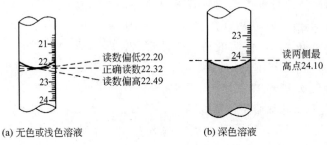

图 2-6 滴定管读数

必须读到小数点后第二位,即要求估读到0.01ml。当液面在两最小刻度中间,读数为0.05ml,若液面在两最小刻度的1/3处,读数为0.03ml或0.07ml,若液面在两最小刻度的1/5处,读数为0.02ml或0.08ml。

注意:读取初读数前,应将管尖悬挂着的溶液除去。在读取终读数前,应注意检查出口管尖是否悬挂溶液,如有,则此次读数不能取用。

⑦ **滴定结束** 滴定结束,滴定管内溶液应弃去,不要倒回原瓶中,以免沾污操作溶液。滴定管用水洗净,倒置在滴定管架上,沥干、备用。

(3) 滴定管的容量允差 滴定管按精度的高低分为A级和B级,A级为较高级,B级为较低级。根据国家标准的规定,滴定管的检定要求见表2-2。

表 2-2 滴定管的检定要求

规格/ml		1	2	5	10	25	50	100
最小分度值/ml		0.01	0.02	0.05	0.1			0.2
容量允差/±ml	A级	0.010		0.025	0.04	0.05	0.10	
	B级	0.020		0.050	0.08	0.10	0.20	
流出时间/s	A级	20~35		30~45	45~75	60~90	70~100	
	B级	15~35		20~45	35~70	50~90	60~100	
等待时间/s		30						
分度线宽度/mm		≤0.3						

2. 移液管和吸量管

移液管和吸量管都是准确移取一定量溶液的量器,均可精确到0.01ml。

(1) 规格 移液管是一根细长而中间膨大的玻璃管,如图2-7(a)所示,常用的移液管有5ml、10ml、25ml等多种规格。吸量管又称分度吸管,是具有刻度的玻璃管,两头直径较小,中间管身直径相同,如图2-7(b)所示,常用的有1ml、5ml、10ml等多种规格。

(2) 移液管和吸量管的使用方法

① 洗涤　详见玻璃仪器的洗涤方法。

② 润洗　洗涤后,移取溶液前,用滤纸片将管尖内外的水吸干,然后用所要移取的溶液润洗2~3次,以保证移取的溶液浓度不变,管内用过的溶液从下管口放出弃掉。

③ 移取溶液　移取时,一般用右手的大拇指和中指拿住移液管上方,插入溶液中,插入深度一般为1~2cm。左手拿洗耳球,将球内空气压出,然后把球的尖端接在移液管口,慢慢松开左手指,如图2-8所示。液面升高到刻度以上后移去洗耳球,立即用右手的食指按住管口。

④ 调整液面放出溶液　将试剂瓶和移液管一起端起,保持吸管刻线与视线水平,将移液管提离液面,并将管下端沿容器内壁轻转两圈,以去除管外壁上溶液。将容器倾斜45°左右,竖直移液管,使管尖与容器内壁贴紧,右手食指微微松动,使液面缓慢下降,直到视线、弯月面下缘与刻度标线相切时,立即用食指堵紧管口。左手改拿接液锥形瓶,并倾斜成45°左右,将移液管放入锥形瓶,管竖直并使管尖紧贴锥形瓶内壁,放松右手食指,使溶液自然地沿壁流下,如图2-9所示。待溶液全部流出后,等待15s左右,移出移液管(除特别注明"吹"字的移液管需吹一次以外,移液管尖部位留存的溶液不能吹入锥形瓶中)。

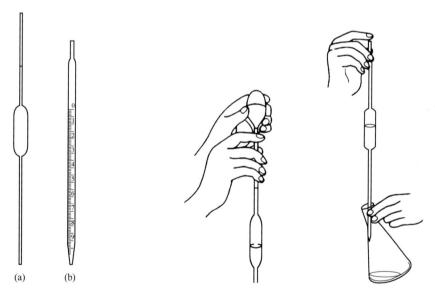

图2-7　移液管(a)和吸量管(b)　　图2-8　用洗耳球吸液操作　　图2-9　移液管放液操作

用吸量管吸取溶液时,大体与上述操作相同。在同一实验中,应尽量使用同一根吸量管的同一段,尽可能使用上面部分,而不用末端收缩部分。例如,用5ml的吸量管移取3ml溶液,通常让溶液自0流至3ml,应避免从2ml分刻度流到末端。

移液管或吸量管使用后,应立即用自来水、纯化水依次冲洗干净,放在移液管架上。

(3) 移液管和吸量管的容量允差　根据国家标准的规定,移液管和吸量管的检定要求见表2-3、表2-4。

表 2-3　移液管的检定要求

规格/ml		1	2	3	5	10	20	25	50	100
容量允差/±ml	A级	0.007	0.010	0.015		0.020	0.030		0.05	0.08
	B级	0.015	0.020	0.030		0.040	0.060		0.10	0.16
流出时间/s	A级	7~12		15~25		20~30		25~35	30~40	35~45
	B级	5~12		10~25		15~30		20~35	25~40	30~45
分度线宽度/mm		≤0.4								

表 2-4　吸量管的检定要求

标称容量/ml	分度值/ml	容量允差/±ml				流出时间/s				分度线宽度/mm
		流出式		吹出式		流出式		吹出式		
		A	B	A	B	A	B	A	B	
0.1	0.001 0.005	—	—	0.002	0.004	3~7		2~5		A级:≤0.3 B级:≤0.4
0.2	0.002 0.01	—	—	0.003	0.006					
1	0.01	0.008	0.015	0.008	0.015	4~10		3~6		
2	0.02	0.008	0.025	0.012	0.025	4~12				
5	0.05	0.025	0.050	0.025	0.05	6~14		5~10		
10	0.1	0.05	0.10	0.05	0.10	7~17				
25	0.2	0.10	0.20	—		11~21		—		
50	0.2	0.10	0.20	—		15~25				

3. 量瓶

量瓶是常用的容纳液体的容量器皿，主要用来配制标准溶液或稀释一定量溶液到一定的体积。

(1) 规格　通常有 10ml、25ml、50ml、100ml、200ml、250ml、500ml、1000ml 等规格。

(2) 量瓶的使用方法

① 检漏　加水至标线，盖好瓶塞后，将瓶倒立 2min，如不漏水；将瓶直立，转动瓶塞 180°后，倒立 2min，如不漏水，方可使用。用线绳将塞子系在瓶颈上，因磨口塞与瓶是配套的，搞错后会引起漏水。

② 洗涤　详见玻璃仪器的洗涤方法。

③ 转移　若用固体物质配制溶液，先准确称取固体物质置于小烧杯中溶解，再将溶液定量转移至预先洗净的量瓶中。转移的方法如图 2-10 所示。一只手拿着玻璃棒，使其下端靠在瓶颈内壁磨口下端；另一只手拿着烧杯，让烧杯嘴贴紧玻璃棒，使溶液沿玻璃棒及瓶颈内壁流下，溶液全部流完后，将烧杯沿玻璃棒轻轻上提，同时将烧杯直立，使附着在玻璃棒与烧杯嘴之间的溶液流回烧杯中；再用洗瓶以少量纯化水洗涤烧杯 3~4 次，洗涤液一并转入（注意不可超过刻线）。

浓溶液稀释：用移液管吸取一定体积的浓溶液，放入量瓶中，再按下述方法稀释并定容。

④ 定容 用纯化水稀释至容积 3/4 处，旋转量瓶，使溶液混合均匀，但此时切勿倒转量瓶。继续加水至距离标线约 1cm 时，等 1～2min，使附在瓶颈内壁的溶液流下后，再改用胶头滴管加水（注意勿使滴管触及量瓶内壁），逐滴加水至弯月面恰好与标线相切。

⑤ 摇匀 盖上瓶塞，以手指压住瓶盖，另一只手指尖托住瓶底缘，将瓶倒转并摇动，再倒转过来，如此反复 10 次左右，使溶液充分混合均匀，如图 2-11 所示。

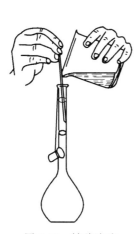

图 2-10 转移溶液

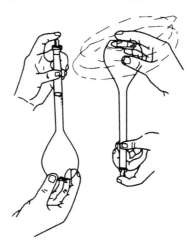

图 2-11 摇匀溶液

注意：在利用量瓶配制溶液时，热溶液须冷至室温后，再转移至量瓶中；不要用量瓶长期存放溶液，应转移到试剂瓶中保存，试剂瓶应先用配好的溶液荡洗 2～3 次；量瓶长期不用时，应该洗净，把塞子用纸垫上，以防时间久后，塞子打不开。

(3) **量瓶的容量允差** 根据国家标准的规定，量瓶的检定要求见表 2-5。

表 2-5 量瓶的检定要求

体积/ml		250	200	100	50	25	10	5
允许误差 /±ml	A 级	0.15	0.10	0.05	0.03	0.020		
	B 级	0.30	0.20	0.10	0.06	0.040		
分度线宽度/mm		0.4						

五、容量仪器的校正

容量仪器的实际容积并不总是与它所标出的大小完全符合，因此在工作开始时，尤其对于准确度要求较高的分析工作，必须加以校正，校正周期根据实际使用情况确定，一般为一年。

容量仪器校正的方法：称量一定容积的水，根据该温度时水的密度，将水的质量换算为容积，玻璃量器的标准温度为 20℃。在校准量器上，所标出的标线和数字称为 20℃ 时的标称容量，但实际使用时却不一定在 20℃，因此要考虑水的密度受温度的影响，在空气中称量时受空气浮力的影响以及玻璃的体积膨胀系数随温度变化的影响。根据上述三种因素的影响，将此三项校正值合并而得一个总校正值，列于表 2-6 中。表中的数字表示在不同温度下，用水充满 20℃ 时容积为 1000ml 的玻璃仪器在空气中称取的水的质量。校正后的容积是指 20℃ 时该容器的真实容积。

表 2-6　充满 1000ml（20℃）玻璃容器中的纯水质量

温度/℃	质量/g	温度/℃	质量/g	温度/℃	质量/g
10	998.39	17	997.66	24	996.38
11	998.32	18	997.51	25	996.17
12	998.23	19	997.34	26	995.93
13	998.14	20	997.18	27	995.69
14	998.04	21	997.00	28	995.44
15	997.93	22	996.80	29	995.18
16	997.80	23	996.60	30	994.91

1. 滴定管的校正

将室温下的纯化水装入洗净并准备校正的滴定管中，至"0"刻度，记录水温，由滴定管中放出 10ml 水（不必恰等于 10ml，但相差也不应大于 0.1ml），置于预先称重（准确到 0.01g）的 50ml 具有玻璃塞的锥形瓶中（水不能沾湿磨砂口处），盖上瓶塞，称重（准确到 0.01g）。两次的质量之差即为放出水的质量，记录读数。

用同样的方法称量滴定管中 10～20ml、20～30ml 刻度间的水重，直至 50ml 为止，读数并记录。根据表 2-6，用实验温度时的 1ml 水的质量来除每次得到的水的质量，即可得到滴定管的真实容积。

[示例 2-3]　室温 21℃，由滴定管放出 10.03ml 水，质量 10.04g。查表可知 21℃时，1ml 水的质量为 0.99700g。计算出实际容积为（10.04/0.99700）ml＝10.07ml，校正值为（10.07－10.03）ml＝+0.04ml。

现将在温度为 25℃时校正滴定管的一组实验数据列于表 2-7 中。

表 2-7　50ml 滴定管的校正（室温 25℃，1ml 水的质量为 0.9962g）

滴定管读数	读数的容积/ml	瓶与水的质量/g	水的质量/g	实际容积/ml	校正值/ml	总校正值/ml
0.03		29.20（空瓶）				
10.13	10.10	39.28	10.08	10.12	+0.02	+0.02
20.10	9.97	49.19	9.91	9.95	－0.02	0.00
30.17	10.07	59.27	10.08	10.12	+0.05	+0.05
40.20	10.03	69.24	9.97	10.01	－0.02	+0.03
49.99	9.79	79.07	9.83	9.86	+0.07	+0.10

2. 移液管和吸量管的校正

移液管和吸量管的校正方法与上述滴定管的校正方法相同。

3. 容量瓶的校正

（1）**绝对校正法**　将洗净、干燥、带塞的量瓶准确称重。注入纯化水至标线，记录水温，用滤纸条吸干瓶颈内壁水滴，盖上瓶塞称量。两次称量之差即为量瓶容纳的水的质量。根据上述方法算出该量瓶的真实容积和校正值。

(2) **相对校正法** 在很多情况下，量瓶与移液管是配合使用的，因此，确定量瓶与移液管的容积比是否正确是很重要的。一般只需要做量瓶与移液管的相对校正即可。校正的方法为用洁净的移液管吸取纯化水注入预先洗净并干燥的量瓶中。假如量瓶容积为 100ml，移液管为 10ml，则共吸取 10 次，观察量瓶中水的弯月面是否与标线相切，若不相切，表示有误差，一般应将量瓶空干后再重复校正一次，如果仍不相切，可在量瓶颈上作一新标记，当配合该支移液管使用时，可以新标记为准。

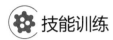

技能训练四　容量仪器的校正

在滴定分析中，常用三种能准确计量溶液体积的玻璃仪器，即滴定管、移液管（或吸量管、刻度吸管）和量瓶。容量仪器的容积不一定与所标出的数值完全符合，因此在准确度要求很高的分析中，在初次使用之前必须对这三种玻璃量器进行校正。

【仪器与用具】

分析天平、量瓶、移液管（或吸量管、刻度吸管）、滴定管、温度计、滤纸、锥形瓶等。

【试药与试液】

石蜡、氢氟酸、纯化水等。

【操作步骤】

(1) **查阅标准**　《中国药品检验标准操作规范》（2019 年版）；容量仪器的校正方法参照本项目必备知识中规定的方法与要求进行校正。

(2) **容量仪器的校正**

① 滴定管的校正　将欲校准的滴定管（25ml）洗净，加入与室温达平衡的纯化水（可事先用烧杯盛纯化水，放在天平室内，杯中插有温度计用于测量水温）至零刻度线附近以下，记录水温及滴定管中液面的起始读数。

取 50ml 具玻璃塞的锥形瓶，洗净，外部擦干，在分析天平上称出其质量。再以正确操作由滴定管中放出 5ml 水于上述锥形瓶中，勿将水滴在磨口上，盖紧，称重。两次质量之差即为放出水的质量。用同样方法测得滴定管 5～10ml、10～15ml 刻度间放出的水的质量，直至 25ml 为止，读数并记录。由表 2-6 查得校准温度下，1ml 水的质量，算出滴定管所测各段的实际容积。按照表 2-7，列出滴定管校正表；查表 2-2，判定其是否符合相应的标准等级。

② 吸量管的校正　吸量管的校正方法与滴定管相同，校正一定标称容量的吸量管，并列出校正表，查表 2-4，判定其是否符合相应的标准等级。

③ 量瓶的校正　将洗净的 50ml 量瓶拔掉瓶塞，倒挂在瓶架上，使之自然晾干，待干燥后称其质量，然后加水至标线，将其置于分析天平上，称重，计算实际容积。查表 2-5，判定其是否符合相应的标准等级。

④ 移液管和量瓶的相对校正　洗净一支 25ml 移液管，再取已洗净且干燥的 250ml 量瓶一个，用移液管准确移取纯化水 10 次，注入量瓶中，观察量瓶中水的弯月面下缘是否与标线相切，如不相切，重复上述实验，若仍不相切，应另做标线。可利用石蜡和氢氟酸做新的标线。经相互校准后的移液管和量瓶必须配套使用。

(3) **数据记录及计算**　填写校正原始记录、计算校正误差值并判定。

【注意事项】
① 校正容量仪器所用的纯化水应预先放在天平室，使其与天平室的温度达到平衡。
② 待校正的量瓶、移液管、滴定管应预先洗净并干燥，并确保内壁洁净、不挂水滴。
③ 从滴定管放水至接收瓶时，水滴不能滴在接收瓶的外壁，否则校正的体积不准确。

拓展知识

一、仪器分析的操作规则

二、常用分析仪器简介

自我提高

必 备 知 识

（一）**A 型题**（最佳选择题）每题的备选答案中只有一个最佳答案

1. 用 25ml 移液管移取溶液，体积应记录为（ ）。
   A. 25ml　　　　B. 25.0ml　　　　C. 25.00ml
   D. 25.000ml　　E. 25.0000ml

2. 滴定管读数时，应读到小数点后（ ）。
   A. 一位　　　　B. 两位　　　　　C. 三位
   D. 四位　　　　E. 五位

3. 减量称量法称取试样，适合于称取（ ）。
   A. 剧毒的物质　　　　　　　　B. 易挥发的物质
   C. 不易吸湿的样品　　　　　　D. 易吸湿、易氧化、易与空气中 CO_2 反应的物质
   E. 稳定性强的物质

4. "精密称定"系指称取重量应准确到所取重量的（ ）。
   A. 十分之一　　B. 百分之一　　　C. 千分之一
   D. 万分之一　　E. 十万分之一

5. 可以进行加热烘干的仪器是（ ）。
   A. 量筒　　　　B. 移液管　　　　C. 量瓶
   D. 锥形瓶　　　E. 滴定管

（二）**B 型题**（配伍选择题）每题只有一个正确答案，每个备选答案可重复选用，也可不选用

[1~2] 根据下列选项选择：
   A. 肥皂　　　　B. 洗衣粉　　　　C. 去污粉
   D. 铬酸洗液　　E. 有机溶剂

1. 洗移液管、滴定管、量瓶时使用的洗涤剂是（　　）。
2. 洗油脂性污物较多的仪器时使用的洗涤剂是（　　）。

[3~5] 根据下列选项选择：

  A. 去污粉　　　　B. 铬酸洗液　　　　C. 高锰酸钾洗液
  D. 乙醇　　　　　E. 氢氧化钠洗液

3. 对玻璃有腐蚀，玻璃磨口长期浸泡会被损坏的洗涤剂是（　　）。
4. 洗涤液失效时颜色会变绿的是（　　）。
5. 比色皿不可用的洗涤液是（　　）。

[6~7] 根据下列选项选择：

  A. 有机溶剂干燥法　　B. 烘干法　　　　C. 干燥剂干燥
  D. 吹干　　　　　　　E. 晾干法

6. 量瓶的快速干燥方法是（　　）。
7. 比色皿的干燥方法是（　　）。

[8~10] 根据下列选项选择：

  A. 放置天平的表面不稳定　　　　　　B. 振动和风的影响
  C. 室温及天平温度变化太大　　　　　D. 称量前未清零　　　E. 无工作电压

8. 天平显示不稳定最可能是因为（　　）。
9. 最可能导致天平频繁进入自动量程校正的原因是（　　）。
10. 称量结果明显错误最可能是因为（　　）。

(三) X型题（多项选择题）每题的备选答案中有2个或2个以上答案

1. 不可直接加热，需要用待测溶液润洗的是（　　）。
  A. 锥形瓶　　　　B. 滴定管　　　　C. 量瓶
  D. 移液管和吸量管　　E. 量筒
2. 使用电子天平时，发现示数不稳定，分析原因可能是（　　）。
  A. 振动和风的影响　　　　　　B. 被测物质有吸湿性或挥发性
  C. 防风罩未完全关闭　　　　　D. 被测物质带静电
  E. 秤盘与天平壳体之间有杂物
3. 天平的维护与保养应注意（　　）。
  A. 应按计量部门规定定期检定　　B. 经常保持天平内部清洁
  C. 天平内应放干燥剂　　　　　　D. 称量不得超过最大载荷
  E. 电子天平应定期通电
4. 滴定分析时需要校正的容量仪器有（　　）。
  A. 酸碱滴定管　　B. 量筒　　　　C. 移液管
  D. 锥形瓶　　　　E. 量瓶
5. 一般溶液的配制主要是指（　　）。
  A. 指示剂　　　　B. 缓冲溶液　　　C. 显色剂
  D. 掩蔽剂　　　　E. 滴定剂

(四) 简答题

1. 滴定分析法中需要校正的仪器有哪些？如何校正？
2. 酸式滴定管涂凡士林应该如何操作？
3. 滴定管尖端堵塞时，该如何排除？
4. 使用滴定管时如何正确读数？

综 合 知 识

1. 如何配制 1000ml 质量浓度为 50g/L 的葡萄糖溶液?
2. 如何用市售体积分数为 95% 的酒精来配制 500ml 体积分数为 75% 的消毒酒精?
3. 若 10℃ 时读得滴定管容积为 10.05ml 的水质量为 10.07g,则 20℃ 时实际容积为多少?

项目三 药品的性状与鉴别技术

知识目标

1. 熟悉药品性状和鉴别试验的目的及特点。
2. 熟悉《中国药典》（2020年版）四部通则中一般鉴别试验的方法。
3. 掌握药品性状的意义和常见物理常数的测定方法及相关要求。
4. 了解药品的专属鉴别反应和药品常见有机官能团及其鉴别反应。

能力目标

1. 会按照药品质量标准的内容及有关规定检测药品的性状。
2. 会利用仪器分析技术测定药品中常见的物理常数。
3. 会应用常见的一般鉴别试验方法确证药品的真伪。

必备知识

一、药品的性状检测

性状是药品质量的重要特征之一，它能够反映药物特有的物理性质，是对药物进行鉴别的第一步，也是不可忽略极其重要的一步；只有性状符合规定的药品，方可进行鉴别、检查和含量测定。

1. 外观

对于原料药，性状项下一般包括外观、溶解度和物理常数；其中外观指药物的聚集状态、晶型、色泽、臭、味、一般稳定性、酸碱度等性质的感官规定。药典对本项目没有严格的检测方法和判断标准，仅用文字对正常的外观性状作一般性的描述。如《中国药典》（2020年版）二部对原料药木糖醇的描述为"本品为白色结晶或结晶性粉末，无臭；有引湿性"。

对于药物制剂，性状项下一般记述药物的剂型、内容物状态、颜色及药物的稳定性。如《中国药典》（2020年版）二部对罗红霉素颗粒的描述为：本品为混悬颗粒或包衣颗粒；如为包衣颗粒，除去包衣后显白色或类白色。

性状项下的状态、晶型及色泽作为药物质量检验的必检内容之一，体现在检验报告书中。状态是指药物具体呈固体、半固体、液体或者气体，也可指剂型；晶型是指固体药物呈现结晶型还是无定形，结晶型药物呈现不同的晶态，例如针状结晶、鳞片结晶、结晶型粉末等；色泽是指药物呈现的颜色，大多数药物都是白色或无色的，只有少数药物呈现颜色，例如维生素 B_{12} 显深红色。有色药物本身的颜色可用于鉴别其真伪和优劣；无色药物变质呈色，也用于鉴别其优劣。

性状项下的臭、味是药物固有的气味，而不是因为含有残留溶剂或混入其他带有气味的物质引入异臭或异味；一般稳定性是指是否具有引湿、风化、遇光变质等与贮藏条件有关的性质；酸碱度是指药物的水溶液显酸性或碱性反应。遇对药品的晶型、细度或溶液的颜色需作严格控制时，应在检查项下另作具体规定。凡药品有引湿、风化、遇光变质等与贮藏条件有关的性质，应要记述，并与"贮藏"项下名词术语相一致。

2. 溶解度

溶解度是药物的一种物理性质，在一定程度上反映了药品的纯度，供精制或制备溶液时参考。在药典中，药物溶解性通常在原料药的质量标准中介绍，在制剂中不做介绍。《中国药典》（2020 年版）二部采用"极易溶解、易溶、溶解、略溶、微溶、极微溶解、几乎不溶或不溶"来描述药物在不同溶剂中的溶解性能，详细内容参见凡例。示例见表 3-1。

[示例 3-1] 甲硝唑的溶解度实验

表 3-1 甲硝唑溶解度实验记录

溶剂	供试品取样量	溶剂用量	溶解情况	结论
乙醇	1g	99ml	溶解[√] 不溶解[ ]	略溶
		100ml	溶解[ ] 不溶解[√]	
水	10mg	1ml	溶解[√] 不溶解[ ]	微溶
		10ml	溶解[√] 不溶解[ ]	
乙醚	100mg	1ml	溶解[ ] 不溶解[√]	极微溶解
		10ml	溶解[ ] 不溶解[√]	

实验结果：符合规定。

《中国药典》（2020 年版）二部规定：本品在乙醇中略溶，在水中微溶，在乙醚中极微溶解。

3. 物理常数

物理常数是一种具有确定不变数值的物理量，它是药品物理性质的特征常数，在一定条件下为固定值（或固定范围）。物理常数因药物分子结构以及聚集状态不同而不同，它也是鉴定药品质量的重要指标。测定物理常数作为检测药品一种常用的方法，既可以辨别其真伪，又可以检测其纯度，也可用于测定某些药物的含量。物理常数是反映药品真伪优劣的一个方面,检测时应结合其他各项指标来综合判断药品的质量。物理常数测定时要严格按照《中国药典》(2020年版)凡例或四部通则中有关规定的方法和要求进行实验。《中国药典》(2020年版)四部通则收载的物理常数有:相对密度、馏程、熔点、凝点、比旋度、折射率、黏度、酸值、碘值、皂化值、羟值、吸收系数等。

在已知波长、溶剂和温度等条件下,吸光物质在单位浓度、单位液层厚度时的吸光度称为吸收系数。它有两种表示方式:摩尔吸收系数和百分吸收系数,其中后者比较常用。百分吸收系数用 $E_{1cm}^{1\%}$ 表示,系指在一定波长下,溶液浓度为1%(g/ml),厚度为1cm时的吸光度。吸收系数被列入正文各品种质量标准的性状项下的重要物理常数中,不仅用于考察原料药的质量,也可作为制剂含量测定中选用 $E_{1cm}^{1\%}$ 值计算的分光光度法。

本项目重点介绍以下三种物理常数——相对密度、熔点和旋光度的测定方法及相关要求。

Ⅰ.相对密度测定法

(1) 概述　相对密度系指在相同的温度、压力条件下,某物质的密度与参考物质(水)的密度之比。通常用 d 来表示,除另有规定外,均指20℃时的比值。组成一定的药品具有一定的相对密度,当其组分或纯度变更,相对密度亦随之改变,因此测定相对密度可以鉴别或检查药品的纯度。

《中国药典》(2020年版)四部通则中的相对密度测定法有三种,即比重瓶法、韦氏比重秤和振荡型密度计法。液体药物的相对密度,一般用比重瓶法测定。易挥发液体的相对密度,可用韦氏比重秤法测定。液体药品的相对密度也可采用振荡型密度计法测定。本节仅介绍前两种常用方法。

(2) 仪器与用具

① 比重瓶　常用规格有容量为5ml、10ml、25ml或50ml的比重瓶或附温度计的比重瓶(见图3-1)。测定使用的比重瓶必须洁净、干燥。

② 韦氏比重秤　主要由玻璃锤、横梁、支架、游码与玻璃圆筒等五部分构成(见图3-2)。根据玻璃锤体积大小不同,分为20℃时相对密度为1和4℃时相对密度为1的韦氏比重秤。

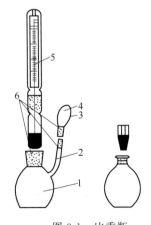

图3-1　比重瓶
1—比重瓶主体;2—侧管;3—测孔;
4—罩;5—温度计;6—玻璃磨口

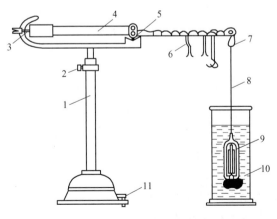

图3-2　韦氏比重秤
1—支架;2—调节器;3—指针;4—横梁;5—刀口;6—游码;
7—小钩;8—细铂丝;9—玻璃锤;10—玻璃圆筒;11—调整螺丝

韦氏比重秤操作

③ 恒温水浴。

（3）试药和试液　新沸过的冷水。

（4）操作方法

① 比重瓶法

a. 比重瓶重量的称定：将比重瓶洗净并干燥，称定其重量，准确至毫克（mg）。

b. 供试品重量的测定：取上述已称定重量的比重瓶，装满供试品（温度应低于20℃或各品种项下规定的温度）后，插入中心有毛细孔的瓶塞，用滤纸将从塞孔溢出的液体擦干，置20℃（或各品种项下规定的温度）的恒温水浴中，放置若干分钟，随着供试液温度的上升，过多的液体不断从塞孔溢出，随时用滤纸将瓶塞顶端擦干，待液体不再由塞孔溢出（此现象意味着温度已平衡），迅速将比重瓶自水浴中取出，再用滤纸擦干瓶壁外的水，迅速称定重量准确至毫克（mg）。减去比重瓶的重量，即得供试品重量。

c. 水重量的测定：按上述求得供试品重量后，将比重瓶中的供试品倾去，洗净比重瓶，装满新沸过的冷水，再照供试品重量的测定法测定同一温度时水的重量。

d. 采用带温度计的比重瓶时，应在装满供试品（温度低于20℃或各品种项下规定的温度）后插入温度计（瓶中应无气泡），置20℃（或各品种项下规定的温度）的恒温水浴中放置若干分钟，使内容物的温度达到20℃（或各品种项下规定的温度），用滤纸擦去溢出侧管的液体，待液体不再由侧管溢出，立即盖上罩。将比重瓶自水浴中取出，用滤纸擦干瓶壁外的水，迅速称定重量准确至毫克（mg），减去比重瓶的重量，即得供试品重量。

② 韦氏比重秤法

a. 测定原理：根据阿基米德定律，一定体积的物体（如比重秤的玻璃锤），在不同液体中所受的浮力与该液体的相对密度成正比。

b. 仪器的安装与调试：将20℃时相对密度为1的韦氏比重秤，安放在操作台上，放松调节器螺丝，将托架升至适当高度后拧紧螺丝，横梁置于托架玛瑙刀座上，将等重游码挂在横梁右端的小钩上，调整水平调整螺丝，使指针与支架左上方另一指针对准即为平衡，将等重游码取下，换上玻璃锤，此时必须保持平衡（允许有±0.005g的误差），否则应予校正。

c. 用纯化水校准：取洁净的玻璃圆筒将新沸过的冷水装至八分满，置20℃（或规定的温度）的水浴中，搅动玻璃圆筒内的水，调节温度至20℃（或各品种项下规定的温度），将悬于秤端的玻璃锤浸入圆筒内的水中，秤臂右端悬挂游码于1.0000处，调节秤臂左端用螺丝使之平衡。

d. 供试品的测定：将玻璃圆筒内的水倾去，拭干，装入供试液至相同的高度，并用上述相同的方法调节温度后，再把拭干的玻璃锤沉入供试液中，调节秤臂上游码的数量与位置使之平衡，读取数值至小数点后4位，即得供试品的相对密度。

如使用4℃时相对密度为1的比重秤测定20℃时供试品的相对密度，则用水校准时的游码应悬挂于0.9982处，并应将供试品在20℃测得的数值除以0.9982。如测定温度为其他温度时，则用水校准时的游码应悬挂于该温度水的相对密度处，并应将在该温度测得的数值除以该温度水的相对密度。

（5）注意事项

① 比重瓶法

a. 装过供试液的比重瓶必须冲洗干净，如供试品为油剂，测定后应尽量倾去，连同瓶塞可先用石油醚和三氯甲烷冲洗数次，待油完全洗去，再以乙醇、水冲洗干净，之后依法测定水重。

b.供试品及水装瓶时，应小心沿壁倒入比重瓶内，避免产生气泡，如有气泡，应稍放置待气泡消失后再调温称重。供试品如为糖浆剂、甘油等黏稠液体，装瓶时更应缓慢沿壁倒入，避免因黏稠度大产生的气泡很难逸去而影响测定结果。

c.将比重瓶从水浴中取出时，应用手指拿住瓶颈，以免液体因手温影响体积膨胀外溢。

d.测定有腐蚀性的供试品时，应避免腐蚀天平盘，可使用表面皿放置于天平盘上，再放比重瓶称量。

② 韦氏比重秤法

a.韦氏比重秤应安装在固定平放的操作台上，避免受热、冷、气流及振动的影响。

b.玻璃圆筒应洁净，在装水及供试液时的高度应一致，使玻璃锤沉入液面的深度大致相同。

c.操作过程中，玻璃锤一定要全部浸入液面下。

(6) 记录与计算

① 比重瓶法的记录与计算　应记录测定用比重瓶类型、天平型号、测定温度、室温、各项称量数据等。计算公式为：

$$供试品的相对密度 = 供试品重量/水重量$$

② 韦氏比重秤的记录　应记录测定温度、韦氏比重秤的型号、读取数值等。

> [示例3-2] 苯甲醇相对密度的测定
> 仪器及型号：天平（Mettler AE-200，附温度计比重瓶）。
> 环境温度：测定温度（t）20℃，室温19℃。
> 数据记录：比重瓶重＋供试品重　　41.998g
> 　　　　　比重瓶重　　　　　　　31.597g　　　供试品重　10.401g
> 　　　　　比重瓶＋水重　　　　　41.529g
> 　　　　　比重瓶重　　　　　　　31.597g　　　水重　9.932g
> 结果计算：苯甲醇的相对密度＝10.401/9.932＝1.047。
> 结果判断：符合规定（规定应为1.043～1.049）。

Ⅱ.熔点测定法

(1) **概述**　熔点系指一种物质按照规定的方法测定由固相熔化成液相时的温度，或者熔融同时分解的温度。它是物质的一项物理常数。依法测定熔点，可以鉴别或检查药品的纯度。

用于测定熔点的药品，应遇热晶型不转化，初熔和终熔易于分辨。初熔系指供试品在毛细管内开始局部液化出现明显液滴时的温度；终熔系指供试品全部液化时的温度；熔融同时分解是指某一种药物在一定温度下产生气泡、变色和浑浊等现象。根据被测物质的不同性质，在《中国药典》（2020年版）四部通则中"熔点测定法"项下列有三种不同的测定方法，分别用于测定易粉碎的固体药品、不易粉碎的固体药品和凡士林或其他类似物质，并在各品种项下明确规定应选用的方法；遇有在品种项下未注明方法时，均系指采用第一法。在第一法中，又因熔融时是否同时伴有分解现象，而规定有不同的升温速度和观测方法。测定方法、受热条件和判断标准的不同，常导致测得的结果有明显的差异，因此在测定时，必须根据药典各品种项下的规定选用方法，并严格遵照该方法中规定的操作条件和判定标准进行测定，才能获得准确的结果。

(2) 仪器与用具

① 加热用容器　硬质高形玻璃烧杯（供盛装传温液用）。

② 搅拌器　电磁搅拌器，用于搅拌加热的传温液，使之温度均匀。

③ 温度计　具有0.5℃刻度的分浸型温度计，其分浸线的高度宜在50～80mm之间（分浸线低于50mm的，因汞球距离液面太近，易受外界气温的影响；分浸线高于80mm的，则毛细管容易漂浮；均不宜使用），温度计的汞球宜短，汞球的直径宜与温度计柱身的粗细接近（便于毛细管装有供试品的部位能紧贴在温度计汞球上）。温度计除应符合国家市场监督管理总局的规定外，还应经常采用药品检验用"熔点标准品"进行校正。

④ 毛细管　系用洁净的中性硬质玻璃管拉制而成，内径为0.9～1.1mm，壁厚为0.10～0.15mm，分割成长9cm以上，一端熔封（用于第一法）或管端不熔封（用于第二法）；当所用温度计浸入传温液在6cm以上时，管长应适当增加，使露出液面3cm以上。也可将两端熔封，临用时再锯开其一端（用于第一法）或两端（用于第二法），以保证毛细管内洁净干燥。

(3) 传温液与熔点标准品

① 传温液

a. 水：用于测定熔点在80℃以下者。用前应先加热至沸使之脱气，并放冷。

b. 硅油：熔点介于80～200℃之间者，用黏度不小于50mm^2/s的硅油；熔点高于200℃者，用黏度不小于100mm^2/s的硅油。

② 熔点标准品　由中国食品药品检定研究院分发，专供测定熔点时校正温度计用。用前应在研钵中研细，并按所附说明书中规定的条件干燥（见表3-2）后，置五氧化二磷干燥器中避光保存。

表3-2　熔点测定用标准品的干燥方法

标准品	熔点/℃	干燥处理方法	标准品	熔点/℃	干燥处理方法
偶氮苯	69	五氧化二磷干燥器干燥	磺胺二甲嘧啶	200	105℃干燥
香草醛	83	五氧化二磷干燥器干燥	双氰胺	210.5	105℃干燥
乙酰苯胺	116	五氧化二磷干燥器干燥	糖精	229	105℃干燥
非那西丁	136	105℃干燥	咖啡因	237	105℃干燥
磺胺	166	105℃干燥	酚酞	263	105℃干燥

注：上述熔点指全熔时的温度。

(4) 第一法　测定易粉碎的固体药品

① 供试品的预处理：取供试品，置研钵中研细，移置扁形称量瓶中，按各品种项下"干燥失重"的条件进行干燥。如该药品不检查干燥失重、熔点低限在135℃以上、受热不分解，可采用105℃干燥；熔点在135℃以下或受热分解的品种，可在五氧化二磷干燥器中干燥过夜。

② 将毛细管开口的一端插入上述预处理后的供试品中，再反转毛细管，并将熔封一端轻叩桌面，使供试品落入管底，再借助长短适宜（约60cm）的洁净玻璃管，垂直放在表面

皿或其他适宜的硬质物体上,将上述装有供试品的毛细管放入玻璃管上口使其自由落下,反复数次,使供试品紧密集结于毛细管底部。装入供试品的高度应为3mm。

③ 将温度计垂直悬挂于加热用容器中,使温度计汞球的底端处于加热面(加热器)的上方2.5cm以上;加入适量的传温液,使传温液的液面约在温度计的分浸线处。加热传温液并不断搅拌,待温度上升至较规定的熔点低限尚低10℃时,调节升温速度使每分钟上升1.0~1.5℃(对于熔融时同时分解的供试品,则其升温速度为每分钟上升2.5~3.0℃),待到达预计全熔的温度后降温;如此反复2~3次以掌握升温速度,并便于调整温度计的高度使其在全熔时的分浸线恰处于液面处。

④ 当传温液的温度上升至待测品种规定的熔点低限尚低10℃时,将装有供试品的毛细管浸入传温液使贴附(或用毛细管夹或橡皮圈固定)在温度计上,要求毛细管的内容物部分恰在汞球的中部;根据掌握升温速度,继续加热并搅拌,注意观察毛细管内供试品的变化情况;记录供试品在毛细管内开始局部液化并出现明显液滴时的温度作为初熔温度,全部液化时的温度作为全熔温度。

凡在正文品种的熔点项下注明有"熔融时同时分解"的品种,除升温速度应调节为每分钟上升2.5~3.0℃外,并应以供试品开始局部液化出现明显液滴或开始产生气泡时的温度作为初熔温度,以供试品的固相消失、全部液化时的温度作为全熔温度。遇有固相消失不明显时,应以供试品分解物开始膨胀上升时的温度作为全熔温度;无法分辨初熔和全熔时,可记录其产生突变(例如颜色突然变深、供试品突然迅速膨胀上升)时的温度作为熔点。此时可只有一个温度数据。

⑤ 传温液的升温速度、毛细管的内径和壁厚及其洁净与否,以及供试品装入毛细管内的高度及其紧密程度,均将影响测定结果,因此必须严格按照规定进行操作。

⑥ 初熔之前,毛细管内的供试物可能出现"发毛""收缩""软化""出汗"等现象,在未出现局部液化的明显液滴和持续熔融过程时,均不作初熔判断。但如上述现象严重、过程较长或因之影响初熔点的观察时,应视为供试品纯度不高的标志而予以记录;并设法与正常的该品种作对照测定,以便于最终判断。

"发毛"系指毛细管内的柱状供试物因受热而在其表面呈现毛糙。

"收缩"系指柱状供试物向其中心聚集紧缩,或贴某一边壁上。

"软化"系指柱状供试物在收缩后变软,而形成软质柱状物,并向下弯塌。

"出汗"系指柱状供试物收缩后在毛细管内壁出现细微液滴,但尚未出现局部液化的明显液滴和持续的熔融过程。

⑦ 全熔时毛细管内的液体应完全澄清。个别药品在熔融成液体后会有小气泡停留在液体中,此时容易与未熔融的固体相混淆,应仔细辨别。

(5) **第二法** 测定不易粉碎的固体药品(如脂肪、脂肪酸、石蜡、羊毛脂等)

① 供试品的预处理:取供试品,注意用尽可能低的温度使之熔融,另取两端开口的毛细管,垂直插入上述熔融的供试品中,使供试品被吸入毛细管内的高度达10mm±1mm,取出后,擦去毛细管外壁的残留物,在10℃以下的冷处放置24h,或置冰上放冷不少于2h,使之完全凝固。

② 将上述装有供试品的毛细管用橡皮圈固定在温度计上,使毛细管的内容物部分恰在汞球的中部。将毛细管连同温度计垂直浸入传温液(只能用水,液面距离加热面应在6cm以上)中,并使供试品的上端恰在传温液液面下10mm±1mm处(如温度计的分浸线不可

能恰在液面处，可不考虑）。

③ 缓缓加热并不断搅拌传温液，待温度上升至较规定的熔点低限尚低 5.0℃±0.5℃时，调节加温速率使每分钟升温 0.3～0.5℃，注意观察毛细管内供试品的变化，检读供试品在毛细管内开始上升时的温度，即得。

(6) **第三法** 测定凡士林或其他类似物质

① 供试品的预处理 取供试品适量，缓缓搅拌并加热至温度达 90～92℃，放入一平底耐热容器中使供试品的厚度为 12mm±1mm，放冷至较规定的熔点上限高 8～10℃。

② 用温度计黏附供试品 事先取温度计插入试管所附的软木塞，并放冷至 5℃，擦干。待完成上述的操作时，立即将放冷至 5℃的温度计汞球部垂直插入经预处理的供试品中，直至碰到容器底部（即浸没 12mm±1mm），随即取出温度计并保持垂直悬置，待黏附在温度计汞球部的供试品表面浑浊，将温度计浸入 16℃ 以下的水中 5min，取出，将温度计插入一外径约 25mm、长 150mm 的试管中，塞紧固定软木塞于管口，使温度计悬于其中，并使温度计汞球部的底端距试管底部约 15mm。

③ 近似熔点的测定 将上述插入有温度计与供试品的试管垂直固定于水浴中，并使试管底与烧杯底的距离为 10～20mm；然后在水浴内注入约 16℃ 的水，至水浴液面与温度计的分浸线相平；加热水浴并缓缓搅拌，使水浴温度以每分钟 2℃ 的速率升至 38℃，再继续以每分钟 1℃ 的速率升温至供试品的第一滴脱离温度计为止；立即检读温度计上显示的温度（估读至 0.1℃），即为该供试品的近似熔点。

④ 测定结果 取供试品，按 ①～③ 反复测定数次，如连续 3 次测得近似熔点的极差（最大值与最小值之差）未超过 1.0℃ 时，即取 3 次的平均值（加上温度计的校正值）作为该供试品的熔点；如连续 3 次测得近似熔点的极差超过 1.0℃ 时，可再测定 2 次，并取 5 次的平均值（加上温度计的校正值）作为该供试品的熔点。

(7) **结果判定**

① 对第一法中的初熔、全熔或分解突变时的温度，以及第二法中熔点的温度，都要估读到 0.1℃，并记录突变时或不正常的现象。每一检品应至少重复测定 3 次，3 次读数的极差不大于 0.5℃ 且不在合格与不合格边缘时，可取 3 次的平均值加上温度计的校正值后作为熔点测定的结果。如 3 次读数的极差为 0.5℃ 以上时，或在合格与不合格边缘时，可再重复测定 2 次，并取 5 次的平均值加上温度计的校正值后作为熔点测定的结果。

② 测定结果的数据应按修约间隔为 0.5℃ 进行修约，即 0.1～0.2℃ 舍去，0.3～0.7℃ 修约为 0.5℃，0.8～0.9℃ 进为 1℃；并以修约后的数据报告。但当标准规定的熔点范围，其有效数字的定位为个位数时，则其测定结果的数据应按照修约间隔为 1℃ 进行修约，即一次修约到标准规定的个位数。

③ 经修约后的初熔、全熔或分解突变时的温度均在各品种"熔点"项下规定的范围以内时，判为"符合规定"。但如有下列情况之一者，即判为"不符合规定"：初熔温度低于规定范围的低限；全熔温度超过规定范围的高限；分解点或熔点温度处于规定范围之外；初熔前出现严重的"发毛""收缩""软化""出汗"现象，且其过程较长，并与正常的该药品作对照比较后有明显的差异者。

(8) **附注**

① 温度计的校正 温度计除应符合国家市场监督管理总局的规定外，还因其规定的允差较大，且在较长期的使用后，其标值因经受多次反复受热、冷却而产生误差，因此应经常

采用中国食品药品检定研究院分发的熔点标准品进行校正。通常可在测定供试品时同时进行。

a. 根据表 3-2 中选择及干燥熔点标准品。必要时也可在临用前再干燥。

b. 按第一法②将熔点标准品装入毛细管中。所用毛细管的内径应尽量接近 1.0mm，内容物的高度应比较准确，为 3mm。

c. 按照第一法③与④，用待校正的温度计，以每分钟 1.5℃ 的升温速率，检读熔点标准品到达全熔（固相刚刚全部消失）时的温度，重复测定 2 次，并要求 2 次之差不得大于 0.3℃。以其平均值与该标准品标示的温度相比较，得到该待校温度计该点（或其附近）时应加上或减去的校正值（200℃ 以下的校正值不得大于 0.5℃，200℃ 以上的校正值不得大于 0.8℃）。

d. 通常采用与被测供试品熔点相近的上下两个熔点标准品进行测定，得出此两点的校正值，并按照供试品熔点在两点之间的位置，计算出该点的校正值。

e. 温度计的校正值应大体上呈现有规律的变化，如果发现多个部位的校正值忽高忽低，不呈现有规律性的变化时，则该支温度计应当停用。

② 个别品种的特殊要求

a.《中国药典》（2020 年版）四部通则中规定一般供试品均应在干燥后测定熔点，但对个别品种规定不经干燥，而采用含结晶水的供试品直接测定熔点，应予注意。如环磷酰胺、重酒石酸去甲肾上腺素和氯化琥珀胆碱均含 1 分子结晶水，规定在测定前不要进行干燥。

b. 硫酸阿托品含 1 分子结晶水，规定在 120℃ 干燥 3h 后立即依法测定；操作中应严格控制温度与时间，且因干燥后的无水物极易吸潮，在干燥后要立即装入毛细管并熔封，测定前再锯开上端。

c. 某些药品受热后除失去结晶水外，还会有晶型改变、分子重排等现象产生，如鬼臼毒素在其熔点前 10℃ 放入，会立即熔融；而长时间缓缓升温到初熔点 180℃ 时，可以测出其熔点。

[示例 3-3] 甘露醇熔点的测定

仪器及型号：药物熔点仪（YRT-3 型）。

升温速率：1.0℃/min。

数据记录：初熔温度　第一次　166.9℃　　　终熔温度　第一次　170.2℃
　　　　　　　　　　第二次　166.5℃　　　　　　　　　第二次　170.0℃
　　　　　　　　　　第三次　166.6℃　　　　　　　　　第三次　170.2℃

结果计算：熔点平均值为 166.6～170.2℃，报告值为 166.5～170.0℃。

结果判断：符合规定（规定应为 166～170℃）。

Ⅲ. 旋光度测定法

(1) 概述　平面偏振光通过含有某些光学活性的化合物液体或溶液时，能引起旋光现象，使偏振光的平面向左或向右旋转，旋转的度数称为旋光度。使偏振光向右旋转者（顺时针方向）为右旋，以"＋"符号表示；使偏振光向左旋转者（逆时针方向）为左旋，以"－"符号表示。影响物质旋光度的因素很多，除化合物的特性外，还与测定波长、使用的溶剂偏振光通过的供试液浓度与液层的厚度以及测定时的温度有关。

当偏振光透过长 1dm、每 1ml 中含有旋光性物质 1g 的溶液，在一定波长与温度下测定的旋光度称为该物质的比旋度，以 $[\alpha]_\lambda^t$ 表示。通常测定温度为 20℃，使用钠光谱的 D 线（589.3nm），表示为 $[\alpha]_D^t$。比旋度为物质的物理常数，可用以区别或检查某些物质的光学活性和纯度。旋光度在一定条件下与浓度呈线性关系，故还可以用来测定含量。除另有规定外，测定管长度为 1dm（如使用其他规格的管长，应换算）、测定温度为 20℃。测定供试品的旋光度后，计算得供试品的比旋度。

(2) 仪器

① 旋光仪 又称旋光计，是药品检验工作中较早使用的仪器。早期的圆盘式旋光仪由钠光灯光源、起偏镜、测定管、半影板调零装置和支架等组成。起偏镜是一组可以产生平面偏振光的晶体，称为尼科尔棱镜，用一种天然晶体如方解石按一定方法切割再用树胶黏合而制成。现今则多采用在塑料膜上涂上某些具有光学活性的物质，使其产生偏振光。早期旋光仪用人眼观测误差较大，读数精度为 0.05°。20 世纪 80 年代数显自动指示旋光仪和投影自动指示旋光仪相继问世。仪器的读数精度也提高到了 0.01°和 0.001°。《中国药典》（2020 年版）四部规定使用读数精度达到 0.01°的旋光仪。

② 仪器的性能测试 根据中华人民共和国《旋光仪及旋光糖量计检定规程》JJG 536—2015，目视旋光仪的准确度等级有两种：0.02°与 0.05°；自动旋光仪准确度的等级有三种：0.01°、0.02°与 0.05°。检定项目有准确度、重复性和稳定性，还有对测定管盖玻片内应力与长度误差等的检查。《中国药典》（2020 年版）四部通则中规定准确度可用标准石英旋光管（+5°与−1°两支）进行校准，方法可参照 JJG 536—2015，在规定温度下，重复测定 6 次，两支标准石英旋光管的平均测定结果均不得超出示值±0.01°。测定管旋转不同角度与方向测定，结果均不得超出示值±0.04°。

③ 测定方法 《中国药典》（2020 年版）四部通则中旋光度测定法主要用于某些药品性状项下比旋度的测定，还用于一些制剂的含量测定。

a.比旋度的测定：按各品种项下的规定进行操作。除另有规定外，供试液的测定温度应为 20℃±0.5℃，使用波长 589.3nm 的钠 D 线（汞的 404.7nm 和 546.1nm 也有使用）。纯液体样品测定时以干燥的空白测定管校正仪器零点，溶液样品则用空白溶剂校正仪器零点。供试液与空白溶剂用同一测定管，每次测定应保持测定管方向、位置不变。旋光度读数应重复 3 次，取其平均值，按规定公式计算结果。以干燥品（药品标准中检查干燥失重）或无水物（药品标准中检查水分）计算。

b.含量的测定：按各品种项下的规定进行操作，配制样品浓度尽量与要求的一致，其他同上。

④ 注意事项

a.通电开机之前应取出仪器样品室内的物品，各示数开关应置于规定位置。先用交流供电使钠光灯预热启辉，启辉后待光源稳定大约 20min 再进行测定，读数时应转换至直流供电。不读数时间如果较长，可置于交流供电，以延长钠光灯的寿命。连续使用时，仪器不宜经常开关。

b.温度对物质的旋光度有一定影响，测定时应注意环境温度，必要时，应对供试液进行恒温处理后再进行测定（如使用带恒温循环水夹层的测定管）；除另有规定外，测定温度为 20℃。

c.测定时，供试的液体或固体物质的溶液应不显浑浊或含有混悬的小粒；若有不溶性的杂质应预先滤过，并弃去初滤液。加入测定管时，应先用供试液冲洗数次；如有气泡，应使其浮于测定管凸颈处；旋紧测试管螺帽时，用力不要过大；两端的玻璃窗应用滤纸与镜头纸擦拭干净。

d. 测定管不可以置干燥箱中加热干燥，因为玻璃管与两端的金属螺帽的线膨胀系数不同，加热易造成损坏，用后可晾干或用乙醇等有机溶剂处理后晾干。注意使用酸碱溶剂或有机溶剂后，必须立刻洗涤晾干，以免造成金属腐蚀或使螺帽内的橡胶垫圈老化、变黏。仪器不用时，样品室内可放置硅胶以保持干燥。

e. 每次测定前应以溶剂作为空白校正，测定后再校正一次以确定在测定时零点有无变动；如第二次校正时，发现零点有变动，则应重新测定旋光度。

⑤ 计算与结果判定

a. 比旋度 $[\alpha]_D^t$ 计算公式：

液体供试品 $$[\alpha]_D^t = \frac{\alpha}{ld} \quad (3-1)$$

固体供试品 $$[\alpha]_D^t = \frac{100\alpha}{lC} \quad (3-2)$$

式中　t——测定时溶液的温度；

　　　D——钠光谱的 D 线；

　　　α——测得的旋光度；

　　　l——测试管长度，dm；

　　　d——液体的相对密度；

　　　C——每 100ml 溶液中含有被测物质的质量，g（按干燥品或无水物计算）。

b. 结果判定：根据上述计算公式得出供试品的比旋度，判断样品是否合格。

[示例 3-4]　无水葡萄糖旋光度的测定

仪器及型号：自动指示旋光仪（WZZ-2B 型）及 1dm 旋光管。

环境温度：测定温度（t）20℃，室温（t）20℃。

数据记录：供试品质量 10.0098g；供试品的干燥失重 0.2%。

供试液配制：加适量的水溶解，滴加氨试液 0.2ml，精密稀释至 100ml，摇匀，放置 10min 后测定。

仪器读数：$\alpha_1 = 5.250°$，$\alpha_2 = 5.250°$，$\alpha_3 = 5.250°$，$\bar{\alpha} = 5.250°$。

结果计算：比旋度 $[\alpha]_D^t = +52.6°$。

结果判断：符合规定。

二、药品的鉴别试验

在原料药的性状符合要求后，进行药品的鉴别试验。鉴别试验的方法要求专属性强、重现性好、灵敏度高、操作简便快速等。药品鉴别试验是药品质量检测的首项任务，它以药物的化学结构及其物理化学性质为依据，通过某些化学反应从而对药物的真伪作出判断。无机药物是根据其组成的阴离子和阳离子的特殊反应；有机药物则采用典型的官能团反应。一般来说，某一项鉴别试验只能证实是某一类药物或者说只能表示药品的某一特征，而不能证实是哪一种药物，不能作为药品真伪判断的唯一依据。因此药品的真伪鉴别必须通过一组试验才能完成。《中国药典》（2020年版）四部和世界各国药典所收载的药品项下的鉴别试验方法，均为用来证实贮藏在有标签容器中的药品是否为其所标示的药品，而不是对未知物进行定性分析。

药品的鉴别是药品质量检验中的首项工作，只有在药品鉴别无误的情况下，进行药品的杂质检查、含量测定等分析才有意义。通常某一鉴别试验只能体现药品的某一特性，但不足以确证其化学结构；绝不能将某一鉴别试验作为判断的唯一根据，应联系其他有关项目全面考察一种药品，避免得出错误的结论。

1. 药品鉴别试验的特点

① 药品鉴别试验是已知药品的确证试验。
② 药品鉴别试验是个项分析，它仅是系统试验的一部分。
③ 用鉴别试验鉴别各种制剂时，需考虑共存物质（辅料或其他成分）的干扰。
④ 药品鉴别试验对某一药品须综合分析实验结果，方可做出判断。

2. 鉴别试验常用的方法

药品的鉴别方法主要有化学鉴别法、光谱鉴别法、色谱鉴别法等。

（1）化学鉴别法 化学鉴别法是根据药物与化学试剂在一定条件下发生离子反应或官能团反应从而产生不同的颜色、生成不同的沉淀、呈现不同的荧光或释放不同的气体等现象，从而得出结论。如果供试品的鉴别试验结果与质量标准中规定的内容相同，可以用"符合规定"或"呈正反应"来描述；否则视为不符合规定。化学鉴别法是最常用的鉴别方法，要求具有专属性强、反应迅速、再现性好、灵敏度高以及操作简便、现象明显等特点才有实用价值，至于反应是否完全则不是主要的。

在药品的质量标准中化学鉴别法又分为一般鉴别试验和专属鉴别试验。

① 一般鉴别试验 均是以某一类药品的共同化学结构和理化性质为依据，通过化学反应来鉴别其药品的真伪，以区别不同类别的药品。对无机药品主要是做阴阳离子的鉴别，对有机药品主要是做其典型官能团的鉴别。因此，一般鉴别试验只能证实是某一类药品，而不能证实是哪一种药品。通常一般鉴别试验仅供确认药品质量标准中单一的化学药物，若为数种化学药品的混合物或有干扰物质存在时，除另有规定外，一般是不适用的。《中国药典》（2020年版）四部通则中一般鉴别试验所包括的项目主要有：水杨酸盐、丙二酰脲类、亚硫酸盐或亚硫酸氢盐、托烷生物碱类、芳香第一胺类、苯甲酸盐、乳酸盐、钙盐、钠盐、硫酸盐、氯化物、碳酸盐与碳酸氢盐、乙酸盐等。

② 专属鉴别试验 是确证某一种药物的依据（具有特殊的官能团），是在一般鉴别试验的基础上，利用各种药品的化学结构的差异来鉴别药品，以区别同类药物或具有相同化学结构部分的各个药物单体，达到最终确证药品真伪的目的。例如巴比妥类药物都含有丙二酰脲母核，主要的区别在于5-位取代基和2-位取代基的不同。苯巴比妥含有苯环，司可巴比妥钠含有双键，硫喷妥钠含有硫原子，可根据这些取代基的性质，采用各自的专属反应进行鉴别。如苯巴比妥含有苯环，与甲醛-硫酸反应，生成玫瑰红色产物；司可巴比妥钠含有不饱和键，可与碘、溴或高锰酸钾作用，发生加成或氧化反应，而使碘、溴或高锰酸钾褪色；硫喷妥钠含有硫原子，在氢氧化钠试液中与铅离子反应生成白色沉

淀，加热后，沉淀转变成黑色的硫化铅，此鉴别试验可用于硫代巴比妥类与其他巴比妥类药品的区别。

(2) 光谱鉴别法 光谱鉴别法分为红外吸收光谱（IR）法和紫外-可见光谱（UV-Vis）法。

① 红外吸收光谱法 适用于有机药品的鉴别。这是由于有机药品在红外光谱区产生特征吸收，当分子结构、组成、官能团不同时，其红外吸收光谱也不同。根据检测得到的药品红外光谱图与《药品红外光谱集》（第三卷）的标准图谱进行对比后判定。红外吸收光谱能反映药品分子的结构，所以该法具有专属性强、准确度高、重现性好、应用广泛（适用于固体、液体、气体样品）的特点，是验证已知有机药品最有效的方法之一；但主要用于组分单一、结构明确的原料药，尤其是化学结构复杂、差异较小、用其他方法不足以区别时（如磺胺类、甾体激素类等），采用此法能更加有效地解决问题。目前红外光谱法在国内外药典中都广泛采用，鉴别品种日益增加，所起作用不断扩大。

虽然红外光谱法的专属性很强，但绘制红外光谱时受外界条件影响较大，图谱容易发生变异，为了确保鉴别结果准确无误，《中国药典》（2020年版）所收载的药品质量标准不单独用此法进行鉴别，通常是与其他几种方法联合进行确证。

② 紫外-可见光谱法 系指含有芳环或共轭双键的药物在紫外光区有特征吸收光谱，含有生色团和助色团的药物在可见光区产生吸收光谱。利用得到的吸收光谱图进行鉴别。

紫外-可见光谱法是目前应用最广泛的一种仪器分析法，且紫外-可见分光光度计操作简单、普及率高，在药品质量检测工作中易于接受；这种方法的缺点是得到的吸收光谱较红外光谱简单、吸收曲线形状变化小、缺乏精细结构，所以用于鉴别时专属性远不如红外光谱法。为了提高专属性，可在指定溶剂中测定2~3个特定波长的吸光度比值，包括峰值与峰值之比或峰值与峰谷之比。对于一个药物或多个吸收峰的峰值相差较大时，采用单一浓度的供试品进行测定不易观察到全部的吸收峰，可以采用两种浓度的供试品溶液分别测定其吸收波长。常用的紫外-可见光谱法鉴别方法见表3-3。

表3-3 常用的紫外-可见光谱法鉴别方法

鉴别方法	要求/判定方法	应用实例
对比最大吸收波长和相应吸光度(或吸收系数)一致性	将供试品用规定溶剂配制成一定浓度的溶液,在规定的波长处测定最大吸收波长和吸光度(或者根据浓度和吸光度计算吸收系数),与标准中的规定值对比,如相同,即符合规定	卡马西平
对比吸收系数的一致性	将供试品用规定溶剂配制成一定浓度的溶液,在规定的波长处测定吸光度,由浓度和吸光度计算吸收系数,与标准中的规定值对比,如果在规定范围内,即符合规定	维生素B_1
对比最大、最小吸收波长的一致性	将供试品用规定溶剂配制成一定浓度的溶液,测定最大吸收波长和最小吸收波长,与标准中的规定值对比,如果在规定范围内,即符合规定	布洛芬
对比最大、最小吸收波长和相应吸收度比值的一致性	将供试品用规定溶剂配制成一定浓度的溶液,测定最大吸收波长、最小吸光波长和相应的吸光度,计算吸光度的比值,再与标准中的规定值对比,若在规定范围内,即符合规定	丙酸倍氯米松

(3) 色谱鉴别法 利用不同物质在不同色谱操作条件下，具有各自的特征色谱行为（比移值R_f或保留时间t_R）进行鉴别。同一种药品在相同条件下的色谱行为是相同的，根据这个特点可以鉴别药品及其制剂的真伪。常用方法有薄层色谱法、高效液相色谱法和气相色谱

法。色谱法的详细内容见项目九。

① 薄层色谱法　在实际工作中，一般采用对照品（或标准品）比较法，将供试品和对照品（或标准品）用相同溶剂配制成相同浓度的溶液，在同一薄层板上比较，要求供试品斑点的颜色、位置（R_f 值）应与对照品斑点一致。薄层色谱法比较灵敏、简便、快速，不需要特殊设备，在杂质检查中应用较多。一般操作步骤是薄层板制备、点样、展开、显色、定位及判定。如《中国药典》（2020年版）二部中头孢拉定的鉴别方法为：取本品与头孢拉定对照品各适量，分别加水制成每 1ml 中含 6mg 的溶液。照薄层色谱法试验，吸取上述两种溶液各 5μl，照有关物质项下的方法测定，供试品溶液所显主斑点的位置应与对照品溶液的主斑点相同。

② 高效液相色谱法　一般规定按供试品含量测定项下的高效液相色谱条件进行试验。要求供试品和对照品色谱峰的保留时间（t_R）应一致。如《中国药典》（2020年版）二部中规定盐酸去甲万古霉素的方法为：取本品与盐酸去甲万古霉素标准品，分别加水制成每 1ml 中含 5mg 的溶液，照盐酸去甲万古霉素含量测定项下的方法试验，供试品与标准品主峰的保留时间应一致。

③ 气相色谱法　同高效液相色谱法。

技能训练

技能训练五　乙醇相对密度的测定

相对密度测定的意义、方法与注意事项参见本项目必备知识——相对密度的测定方法及相关要求。《中国药典》（2020年版）二部规定，乙醇的相对密度不大于 0.8129。相当于含 C_2H_6O 体积分数不少于 95.0%。

【仪器与用具】

韦氏比重秤、量筒、温度计、水浴锅、手套及镊子等。

【试剂】

纯化水、乙醇（药用级）。

【操作步骤】

(1) 查阅标准　本品的质量标准内容在《中国药典》（2020年版）二部正文品种第一部分，14 页。

(2) 取样操作　按照请验单的内容与药品的标签进行核对，无误后方可取样；取样的准备工作、取样过程和结束阶段操作均应执行企业制定的《取样标准操作规程》（参见附录二）。

(3) 乙醇相对密度的测定步骤　取本品，依法测定（通则 0601），应不大于 0.8129，详细操作内容参见本项目的必备知识。

技能训练六　药品一般鉴别试验

芳香第一胺或水解能还原生成芳香第一胺类的药品，分子结构中具有芳伯氨基，能发生重氮化-偶合反应；丙二酰脲类药物的分子结构中均以丙二酰脲为母体，能发生母核的反应；托烷生物碱类药品的分子中都含有莨菪碱结构，能发生托烷生物碱类的特征反应（Vitali 反应）。鉴别方法依据《中国药典》（2020年版）四部通则中一般鉴别试验的规定。

【仪器与用具】

分析天平、电炉、烧杯、滴管、试管、滤纸、蒸发皿、水浴锅、量筒等。

【试药与试液】

稀盐酸、0.1mol/L 亚硝酸钠溶液、1mol/L 脲溶液、碱性 β-萘酚试液、碳酸钠试液、硝酸银试液、吡啶溶液（1→10）、铜吡啶试液、发烟硝酸、乙醇、固体氢氧化钾、纯化水、芳香第一胺类、丙二酰脲类、托烷生物碱类各一种代表药品（药用级）等。

【操作步骤】

(1) **查阅标准**　本品的质量标准内容在《中国药典》(2020 年版) 四部通则。

(2) **取样操作**　按照请验单的内容与药品的标签进行核对，无误后方可取样；取样的准备工作、取样过程和结束阶段操作均应执行企业制定的《取样标准操作规程》(参见附录二)。

(3) **一般鉴别试验**

① 芳香第一胺类的鉴别　取供试品约 50mg，加稀盐酸 1ml，必要时缓缓煮沸使之溶解，放冷，加 0.1mol/L 亚硝酸钠溶液数滴，加与 0.1mol/L 亚硝酸钠溶液等体积的 1mol/L 脲溶液，振摇 1min，滴加碱性 β-萘酚试液数滴，视供试品不同，生成由粉红到猩红色沉淀。

② 丙二酰脲类的鉴别　取供试品约 0.1g，加碳酸钠试液 1ml 与水 10ml，振摇 2min，滤过；滤液中逐滴加入硝酸银试液，即生成白色沉淀，振摇，沉淀即溶解；继续滴加过量的硝酸银试液，沉淀不再溶解。

取供试品苯巴比妥约 50mg，加吡啶溶液（1→10）5ml，溶解后，加铜吡啶试液 1ml，即显紫色或生成紫色沉淀。

③ 托烷生物碱类的鉴别　取供试品约 10mg，加发烟硝酸 5 滴，置水浴上蒸干，得黄色的残渣，放冷，加乙醇 2～3 滴湿润，加固体氢氧化钾一小粒，即显深紫色。

【注意事项】

① 试剂、试液的加入量、方法和顺序均应严格执行各试验项下的规定；如未规定的，试液应逐滴加入，边加边振摇，并注意观察反应现象。

② 如果需要加热试管，应小心仔细，并使用试管夹，边加热边振摇，试管口不要对着操作者。

③ 试验中需要分离沉淀时，采用离心机分离；经离心沉淀后，用吸出法或倾泻法分离沉淀。

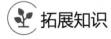拓展知识

一、鉴别试验条件及灵敏度

二、黏度测定法

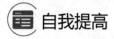

必 备 知 识

(一) **A 型题（最佳选择题）** 每题的备选答案中只有一个最佳答案

1. 测定熔点时，如在一定温度下产生气泡、变色或浑浊的现象，说明该供试品发生了（　　）。
   A. 初熔　　　　　　　　B. 全熔　　　　　　　　C. 熔融同时分解
   D. 发毛　　　　　　　　E. 出汗

2. 下列物理常数中，可用于测定供试品含量的是（　　）。
   A. 熔点　　　　　　　　B. 凝点　　　　　　　　C. 旋光度
   D. 相对密度　　　　　　E. 黏度

3. 下列物理常数中，每次测定前须用溶剂做空白校正的是（　　）。
   A. 馏程　　　　　　　　B. 折射率　　　　　　　C. 熔点
   D. 旋光度　　　　　　　E. pH

4. 下列物理常数中，须用水或校正用棱镜校正的是（　　）。
   A. 馏程　　　　　　　　B. 折射率　　　　　　　C. 黏度
   D. 熔点　　　　　　　　E. pH

5. 比旋度是指（　　）。
   A. 在一定条件下，偏振光透过长 1dm，且含 1g/ml 旋光性物质的溶液时的旋光度
   B. 在一定条件下，偏振光透过长 1cm，且含 1g/ml 旋光性物质的溶液时的旋光度
   C. 在一定条件下，偏振光透过长 1dm，且含 1% 旋光性物质的溶液时的旋光度
   D. 在一定条件下，偏振光透过长 1mm，且含 1mg/ml 旋光性物质的溶液时的旋光度
   E. 在一定条件下，偏振光透过长 1dm，且含 1mg/ml 旋光性物质的溶液时的旋光度

6. 折射率测定法的标准温度是（　　）。
   A. 20℃　　　　　　　　B. 25℃　　　　　　　　C. 30℃
   D. 22℃　　　　　　　　E. 18℃

7. 适合采用韦氏比重秤测定相对密度的供试品是（　　）。
   A. 硫酸　　　　　　　　B. 磷酸　　　　　　　　C. 乙酸
   D. 硝酸　　　　　　　　E. 盐酸

8. 测定药物的物理常数，可以鉴别其真伪，也可以检查其（　　），有时也可以用于含量测定。
   A. 含量　　　　　　　　B. 杂质　　　　　　　　C. 限度
   D. 纯度　　　　　　　　E. 聚集状态

9. 旋光仪的检定需用（　　）作为基准物进行。
   A. 蔗糖　　　　　　　　B. 葡萄糖　　　　　　　C. 纯化水
   D. 乳糖　　　　　　　　E. 无水葡萄糖

10. 对于原料药，性状项下一般包括外观、（　　）和物理常数。
    A. 溶解性　　　　　　　B. 溶解度　　　　　　　C. 溶解状况
    D. 溶解能力　　　　　　E. 溶解性能

(二) B 型题（配伍选择题） 每题只有一个正确答案，每个备选答案可重复选用，也可不选用

[1～5] 下列物理常数测定采用的仪器：

　　A. 比重瓶　　　　　B. 温度计　　　　　　C. 阿贝折射仪
　　D. 旋光仪　　　　　E. 酸度计

1. 旋光度测定采用（　　）。
2. 折射率测定采用（　　）。
3. pH 测定采用（　　）。
4. 相对密度测定采用（　　）。
5. 熔点测定采用（　　）。

[6～10] 选择对应的定义：

　　A. 旋光度　　　　　B. 比旋度　　　　　　C. 熔点
　　D. 相对密度　　　　E. 折射率

6. 在相同的特定条件（如温度、压力）下，某物质的密度与参考物质的密度之比称为（　　）。

7. 直线偏振光通过某些含有光学活性化合物的液体或溶液时，能引起旋光现象，使偏振光的平面向左或向右旋转，此种旋转在一定条件下有一定度数，称为（　　）。

8. 当偏振光通过长 1dm，每 1ml 中含有旋光性物质 1g 的溶液，在一定波长与温度下测得的旋光度称为（　　）。

9. 一种物质按规定方法测定由固相熔化成液相时的温度，或熔融同时分解的温度称为（　　）。

10. 光线入射角的正弦与折射角的正弦的比值称为（　　）。

(三) X 型题（多项选择题） 每题的备选答案中有 2 个或 2 个以上正确答案

1. 药品性状检测的内容有（　　）。
　　A. 外观色泽　　　　B. 溶解性　　　　　　C. 药品晶型
　　D. 物理常数　　　　E. 稳定性

2. 《中国药典》（2020 年版）四部通则中收载的物理常数有（　　）。
　　A. 相对密度　　　　B. 熔点　　　　　　　C. 比旋度
　　D. 吸收系数　　　　E. 折射率

3. 《中国药典》（2020 年版）四部通则中收载的相对密度检查方法包括（　　）。
　　A. 比重瓶法　　　　B. 容量法　　　　　　C. 振荡型密度计法
　　D. 韦氏比重秤法　　E. 称量法

4. pH 检查需要的标准缓冲溶液有（　　）。
　　A. 苯二甲酸盐标准缓冲液　B. 硼砂标准缓冲液　C. 乙酸盐标准缓冲液
　　D. 磷酸盐标准缓冲液　　　E. 氨-氯化铵标准缓冲液

5. 测定熔点可以了解药品的（　　）。
　　A. 检查杂质　　　　B. 测定含量　　　　　C. 鉴别
　　D. 了解纯度　　　　E. 性状

6. 测定葡萄糖原料药的比旋度需要准备（　　）。
　　A. 旋光计　　　　　B. 旋光管　　　　　　C. 温度计
　　D. 纯化水　　　　　E. 分析天平

7. 药品的鉴别方法主要有（　　）。
　　A. 化学鉴别法　　　B. 光谱鉴别法　　　　C. 色谱鉴别法
　　D. 生物学鉴别法　　E. 仪器鉴别法

8. 测定药品的比旋度应注意（　　）。
　　A. 仪器不用时，样品室内放置硅胶保持干燥
　　B. 仪器无需开机预热，开机后直接测定

C. 测定管可以置干燥箱中加热干燥
D. 供试液配制后应及时测定，严格操作与测定时间
E. 测定比旋度时，供试溶液若有不溶性的杂质应滤过

9. 测定物理常数作为检测药品一种常用的方法，通过检查可以反映药品的（　　）。
A. 真伪　　　　　　　B. 纯度　　　　　　　C. 含量高低
D. 综合判断药品的质量　　　　　E. 性状

10. 药品的色谱鉴别方法有（　　）。
A. 薄层色谱法　　　　B. 气相色谱法　　　　C. 高相液相色谱法
D. 熔点鉴别法　　　　E. 纸色谱法

（四）简答题

1. 比较下列物理常数：

项　目	仪器装置	测定方法	结果判定	注意事项
相对密度				
比旋度				
熔点				

2. 性状项下一般包括哪些物理性质和物理常数？举例说明。
3. 药品质量标准中鉴别项下常用的鉴别方法有哪些？举例说明。
4. 一般鉴别试验包含哪些内容？
5. 常用的色谱鉴别法有哪几种？

综　合　知　识

1. 已知头孢氨苄比旋度的测定方法为：称取供试品0.5002g，置于100ml量瓶中，加水溶解并稀释至刻度，旋光管长度2dm，测得旋光度3次读数分别为＋1.55°、＋1.54°及＋1.54°，比旋度是否符合规定？（已知水分含量0.3%，比旋度应为＋144°～＋158°）

2. 结合磷酸可待因质量标准鉴别项下的内容：

（1）取本品约0.2g，加水4ml溶解后，在不断搅拌下滴加20%氢氧化钠溶液至出现白色沉淀，用玻璃棒摩擦器壁使沉淀完全，滤过；沉淀用水洗净，在105℃干燥1h，依法测定（通则0612），熔点为154～158℃。

（2）取本品约0.1g，加水5ml溶解后，滴加氨试液使成碱性，不得生成沉淀。

（3）取（1）项下的沉淀，其红外光谱图应与可待因的对照图谱（光谱集92图）一致。

回答下列问题：

【鉴别】（1）属于何种鉴别法，其鉴别原理是利用什么现象进行鉴别？
【鉴别】（2）属于何种鉴别法，其鉴别原理是利用什么现象进行鉴别？
【鉴别】（3）属于何种鉴别法，其鉴别是利用什么原理进行判定？

项目四　药品杂质检查技术

知识目标

1. 了解药品中杂质的来源和分类。
2. 掌握药品杂质检查的常用方法。
3. 掌握药品杂质的限量计算方法。
4. 掌握影响药品杂质检查的干扰原因及排除方法。

能力目标

1. 会依据《中国药典》（2020年版）四部的质量标准检查药品的一般杂质和特殊杂质。
2. 会依据《中国药典》（2020年版）二部的质量标准检查葡萄糖和对乙酰氨基酚的杂质。

必备知识

杂质是指药品中存在的与治疗作用无关或影响药物的稳定性和疗效，甚至对人体健康有害的物质。由于药物生产、贮存、流通等各环节的多样性和复杂性，药物结构和性质的不稳定性及生产工艺的原因，使药品在生产和贮存中不可避免地会引入杂质。

一、杂质的来源和分类

1. 杂质的来源

为了保证药物杂质检查的快速准确，首先需确定药物中可能存在的杂质，以便选择需要的杂质检查项目，所以只有了解药物中杂质可能的来源，才能有针对性地制订出各项杂质的检查项目。药物中杂质的来源主要有两个方面：一是在药物生产中引入的；二是在贮藏过程中受外界条件的影响，引起药物理化性质发生变化而产生的。药品中的杂质是药物纯度的一个重要检查方面，所以药物的杂质检查又叫纯度检查。药物纯度的判断，除了要进行杂质检查外，还要结合药物的性状、物理常数变化、有效成分含量的大小等指标，进行综合分析和判断。

（1）**在药物生产过程中引入**　在药物生产精制过程中，没有完全除去未反应的原料、出现的反应中间体和副产物，可能会成为药物中的杂质。如生产葡萄糖时在原料和生产过程中可能引入氯化物、硫酸盐、铁盐、亚硫酸盐、砷盐、重金属和蛋白质等杂质；在地西泮的合成过程中，其中间体去甲氧安定甲基反应未完全时，氢化后就会产生去甲基苯甲二氮杂质；从阿片中提取吗啡，有时可能引入罂粟碱及阿片中的其他生物碱。

另外，在药物生产中常加入其他的物质如试剂、溶剂等，在药物精制成品前不能完全除去，就会成为药物中的杂质。例如使用酸性或碱性试剂处理后，药品中就可能带有酸性和碱性的杂质；在用有机溶剂提取或纯化时，药品中就可能残留有机溶剂，有机溶剂对人体的危害性是很大的，我国各版药典中也对药品残留的有机溶剂的剂量有着严格的限制。另外，在生产中使用的金属仪器设备及其他不耐酸碱的金属工具，生产中起到催化作用的金属离子，都可能使最终的药物产物中引入各种如铁、铝、铜、铅、锌等金属杂质。

（2）从药物的贮存中引入杂质　药物在贮存过程中，在外界各种环境因素如温度、湿度、日光、空气等影响下，或因微生物的作用，引起药物发生水解、氧化、分解、异构化、晶型转变、聚合、潮解和发霉等变化，使药物中产生相关的杂质。这些杂质不仅使药物的外观性状发生改变，更重要的是降低了药物的稳定性和质量，甚至失去疗效或对人体产生毒害。如阿司匹林在空气中水解成水杨酸和乙酸；乙醚在日光、空气作用下易分解为醛及有毒的过氧化物；四环素在酸性条件下，可形成有毒的差向四环素；重酒石酸肾上腺素左旋体在高温时可消旋化；中药大丸剂在长时间放置时容易发霉变质等。

2. 杂质的分类

（1）**按照药物中杂质的来源**　按照杂质的来源分为一般杂质和特殊杂质。

一般杂质是指在自然界中分布比较广泛，在药物生产和贮存过程中容易引入，在许多药物中都存在的杂质。如酸、碱、水分、氯化物、硫酸盐、铁盐、砷盐、重金属等。

特殊杂质是指个别的药物在生产和贮存中，因其本身的理化特性或生产工艺而引入，在其他药物中不会出现的杂质。如在生产阿司匹林时引入游离水杨酸。

（2）**按照药物中杂质的性质**　按照药物中杂质的性质分为信号杂质和有害杂质。

一些杂质少量存在不会影响药物的稳定性和安全性，如硫酸盐、氯化物等，但此类杂质在药物中的含量能够反映药物的生产工艺和贮存是否合理和稳定，有助于监控其他杂质的变化和提高生产水平。因此，这类杂质又称信号杂质。控制这类杂质的限量，同时也将能够间接控制其他一些杂质的变化，影响药物的稳定性。

一些杂质的存在导致药物不稳定，容易发生物理或化学变化，如 Cu^{2+} 等金属离子的存在容易使药物发生氧化还原反应，可使维生素 A、维生素 E 氧化等；水分的存在常使药物容易水解失效，这类杂质又称有害杂质。另外还有一些杂质不但影响药物的稳定性，常常对机体也有伤害作用，如 Hg^{2+}、Ag^+、Sb^+、Pb^{2+}、Sn^{2+} 等重金属离子的过量存在，常导致机体中毒，影响到药物的安全性，应该严格限制在药物中的含量。

（3）**按照药物中杂质的结构**　按照结构特点分为无机杂质和有机杂质。

如氯离子、钾盐、铁盐等是无机杂质；易碳化物、有机溶剂、蛋白质等是有机杂质。应当指出，杂质的分类是为了更好地判断药物中的杂质，快速准确地控制杂质的限量，在大多数情况中，杂质的分类并无严格区分。总而言之，无论是哪种杂质，都要根据其特点、作用、实际状况和所处条件，在保证药物安全有效的前提下，加以科学、合理、严格的控制。

为了确保药品在使用中的安全性和有效性，在药品生产、贮藏和流通过程中，必须根据药品的生产过程、性质和特点有针对性地控制药物中的杂质。杂质检查是控制药物杂质、确保安全、保证药品质量的重要措施。

二、一般杂质的检查

一般杂质的检查采用对照法、灵敏度法或比较法。实际检查中对照法应用较多，在检查时要特别注意在仪器、试剂、操作等方面的平行性,以保证结果的可比性。如果结果不合格或与限度接近,难以下结论,应再重复两次试验后比较。本项目根据《中国药典》(2020年版)四部通则中规定的一般杂质检查法的内容,主要介绍常见的一般杂质的检查原理、方法、注意事项及应用实例。

1. 氯化物检查法

氯化物在自然界中分布广泛,在药品生产过程中极易引入。少量的氯化物对人体无害,不会影响药物的稳定性,常被作为一种信号杂质,主要作用是反映药品生产与流通过程是否正常。

(1) 检查原理 利用氯化物在酸性溶液中与硝酸银试液反应,生成白色的氯化银浑浊液或沉淀。采用对照法,将待测溶液与硝酸银反应生成的白色浑浊液和一定量的标准氯化钠溶液(限量)在相同过程和条件下的反应生成的浑浊液进行比较,来判断供试品中氯化物是否超标。

反应方程式:$Ag^+ + Cl^- \longrightarrow AgCl\downarrow$(白色)

(2) 检查方法 称取氯化钠 0.165g,置 1000ml 量瓶中,加水适量使之溶解并稀释至刻度,摇匀,作为贮备液。临用前,精密量取贮备液 10ml,置 100ml 量瓶中,加水稀释至刻度,摇匀,即得标准氯化钠溶液(每 1ml 相当于 $10\mu g$ 的 Cl)。

除另有规定外,取各药品项下规定量的供试品,加水溶解至 25ml(溶液如显碱性,可滴加硝酸使成中性),再加稀硝酸 10ml;溶液如不澄清,应滤过;置 50ml 纳氏比色管中,加水使成约 40ml,摇匀,即得供试品溶液。另取各药品项下规定量的标准氯化钠溶液,置 50ml 纳氏比色管中,加稀硝酸 10ml,加水使成 40ml,摇匀,即得对照溶液。于供试品溶液与对照溶液中分别加入硝酸银试液 1.0ml,用水稀释使成 50ml,摇匀,在暗处放置 5min,同置黑色背景上,从比色管上方向下观察、比较,即得。

供试品溶液如带颜色,除另有规定外,可取供试品溶液两份,分置 50ml 纳氏比色管中,一份中加硝酸银试液 1.0ml,摇匀,放置 10min,如显浑浊,可反复滤过,至滤液完全澄清,再加规定量的标准氯化钠溶液与水适量使成 50ml,摇匀,在暗处放置 5min,作为对照溶液;另一份中加硝酸银试液 1.0ml 与水适量使成 50ml,摇匀,在暗处放置 5min,按上述方法与对照溶液比较,即得。

(3) 注意事项

① 加硝酸主要是可消除 SO_4^{2-}、CO_3^{2-}、BO_3^-、PO_4^{3-}、$C_2O_4^{2-}$ 等杂质离子的干扰,同时可加速氯化银沉淀的生成,并且可改善氯化银浑浊的均一性,提高检查准确度。

② 加硝酸的量不能过多,50ml 中以 10ml 为宜,加入过多会加大氯化银的溶解度,会降低反应的灵敏性。

③ 为了控制氯化银见光分解,应在暗处放置 5min,如供试品是碱性,应先中和为中性,再作检查,如供试品中含 I^-、Br^-,应先除去。碘化银沉淀不溶于稀氨水,而氯化银沉淀可溶于稀氨水,然后可用碱恢复,再按常规检查氯化物;Br^- 则可加入 H_2O_2,氧化成 Br_2,然后蒸除。如供试品中有 $KMnO_4$,加乙醇脱色后检查,供试品如有颜色,则采用内消色法。

④ 供试品溶液中如有浑浊,需要过滤,过滤时滤纸如有氯化物,可预先用含有硝酸的水溶液洗净后再使用。

⑤ 在进行浑浊观察时,应该以黑色为背景,从比色管的上面观察。

⑥ 在操作中注意要平行的原则,供试品管和对照品管应该同时操作,试剂的加入顺序也应该一样,摇匀后放置在暗处反应,避免阳光的照射,防止单质银的生成。

⑦ 氯化物的检测浓度范围：在测定的条件下，氯化物浓度以 50ml 中含 0.02～0.08mg Cl⁻（即相当于标准氯化钠 2～8ml）为宜，所显浑浊梯度明显。试验时，应根据限量规定，考虑供试品取样量，使氯化钠的量在此范围。

> [示例 4-1] 地西泮中氯化物的检查
> 检查方法：取本品 1.0g，加水 50ml，振摇 10min，滤过，分取滤液 25ml，加水使成 40ml，摇匀，即为供试品溶液；取标准氯化钠溶液 7.0ml 置另外的 50ml 纳氏比色管中，加稀硝酸 10ml，加水使成约 40ml，摇匀，即为对照品溶液。
> 于供试品溶液和对照品溶液中，分别加入硝酸银试液 1.0ml，摇匀，在暗处放置 5min，两比色管置黑色背景上，从比色管上方向下观察比较所产生的浑浊现象，供试管应不浓于对照管（0.014%）。

2. 硫酸盐检查法

硫酸盐在自然界存在广泛，许多药物的生产中都可能引入。硫酸盐的检查意义与氯化物相似，也起到信号杂质的作用。

(1) 检查原理 利用硫酸盐在酸性溶液中与氯化钡生成硫酸钡的白色浑浊液或沉淀，与一定量的标准硫酸钾在反应条件和过程相同的情况下生成的浑浊液进行比较，来判断供试品中硫酸盐是否超过限量。

反应方程式：$K_2SO_4 + BaCl_2 \longrightarrow BaSO_4 \downarrow (白色) + 2KCl$

(2) 检查方法 称取硫酸钾 0.181g，置 1000ml 量瓶中，加水适量使之溶解并稀释至刻度，摇匀，即得标准硫酸钾溶液（每 1ml 相当于 100μg 的 SO_4^{2-}）。

除另有规定外，取各药品项下规定量的供试品，加水溶解使成约 40ml（溶液如显碱性，可滴加盐酸使成中性）；溶液如不澄清，应滤过；置 50ml 纳氏比色管中，加稀盐酸 2ml，摇匀，即得供试溶液。另取各药品项下规定量的标准硫酸钾溶液，置 50ml 纳氏比色管中，加水使成约 40ml，加稀盐酸 2ml，摇匀，即得对照溶液。于供试溶液与对照溶液中，分别加入 25% 氯化钡溶液 5ml，用水稀释至 50ml，充分摇匀，放置 10min，同置黑色背景上，从比色管上方向下观察、比较，即得。

供试溶液如带颜色，除另有规定外，可取供试溶液两份，分置 50ml 纳氏比色管中，一份中加 25% 氯化钡溶液 5ml，摇匀，放置 10min，如显浑浊，可反复滤过，至滤液完全澄清，再加规定量的标准硫酸钾溶液与水适量使成 50ml，摇匀，放置 10min，作为对照溶液；另一份中加 25% 氯化钡溶液 5ml 与水适量使成 50ml，摇匀，放置 10min，按上述方法与对照溶液比较，即得。

(3) 注意事项

① 试验操作中使用的滤纸如含有 SO_4^{2-}，可预先用含有盐酸的酸性水洗净，再滤过。

② 本法适宜的比浊浓度范围为每 50ml 溶液中含有 0.1～0.5mg 的 SO_4^{2-}，相当于标准硫酸钾溶液 1～5ml，在此范围产生的浑浊梯度明显。实际应用时，可根据限量和此范围，确定供试品取量。

③ 在 50ml 溶液中按药典方法加入 2ml 稀盐酸，溶液的 pH 值约为 1，可得到最佳的反应灵敏度，pH 过大或过小灵敏度均下降。此方法，在盐酸酸性条件下反应，可防止 $BaCO_3$、$Ba_3(PO_4)_2$ 白色沉淀生成。

④ 在检查 SO_4^{2-} 时，加入氯化钡后，应该立即充分摇匀，防止局部过浓，使产生的浑浊不均匀。

> **[示例 4-2]** 硫喷妥钠中硫酸盐的检查
> 检查方法：取本品 0.30g，加水 23ml 溶解后，加稀盐酸 7ml，搅拌，滤过，取续滤液 10ml，加水使成 45ml，依法检查，与标准硫酸钾溶液 1.0ml 制成的对照液比较，应不浓于对照液（0.10%）。

3. 铁盐检查法

铁盐在药物生产过程中很容易引入，主要是指 Fe^{3+}、Fe^{2+}，Fe^{3+} 是一种氧化剂，可氧化具有还原性的药物；两者还可催化某些氧化还原反应的发生，故应该控制药物中的铁盐。

(1) 检查原理 在《中国药典》（2020 年版）四部通则中规定采用硫氰酸盐法检查铁盐，铁盐在酸性的环境与硫氰酸盐生成可溶性红色的硫氰酸铁配位离子，与一定量标准铁溶液用同法处理后进行比色，用颜色的深浅来判断铁盐是否超过限量。反应方程式如下：

$$Fe^{3+} + 6SCN^- \longrightarrow [Fe(SCN)_6]^{3-}（红色）$$

(2) 检查方法 称取硫酸铁铵 $[FeNH_4(SO_4)_2 \cdot 12H_2O]$ 0.863g，置 1000ml 量瓶中，加水溶解后，加硫酸 2.5ml，用水稀释至刻度，摇匀，作为贮备液。临用前，精密量取贮备液 10ml，置 100ml 量瓶中，加水稀释至刻度，摇匀，即得标准铁溶液（每 1ml 相当于 10μg 的 Fe）。

除另有规定外，取各药品项下规定量的供试品，加水溶解使成 25ml，移置 50ml 纳氏比色管中，加稀盐酸 4ml 与过硫酸铵 50mg，用水稀释使成 35ml 后，加 30% 硫氰酸铵溶液 3ml，再加水适量稀释成 50ml，摇匀；如显色，立即与一定量标准铁溶液制成的对照溶液（取各药品项下规定量的标准铁溶液，置 50ml 纳氏比色管中，加水使成 25ml，加稀盐酸 4ml 与过硫酸铵 50mg，用水稀释使成 35ml，加 30% 硫氰酸铵溶液 3ml，再加水适量稀释成 50ml，摇匀）平行操作比较，即得。

如供试管与对照管色调不一致时，可分别移至分液漏斗中，各加正丁醇 20ml 提取，待分层后，将正丁醇层移置 50ml 纳氏比色管中，再用正丁醇稀释至 25ml，比较，即得。

(3) 注意事项

① 在配制标准铁贮备液时，加入 2.5ml 的硫酸呈酸性防止铁盐的水解。标准铁贮备液应放在阴凉处，如出现浑浊或其他不正常情况，就不能再用。

② Fe^{3+} 适宜的反应浓度是 50ml 中含 10~50μg 的 Fe^{3+}，在此范围内色泽梯度明显，易于区别。

③ 反应在酸性条件下进行，一方面防止铁盐的水解，另一方面可以避免乙酸盐、磷酸盐、砷酸盐等弱酸盐的干扰。

④ 铁盐与硫氰酸根离子反应是可逆的，所以加过量的硫氰酸铵试液，可提高反应的灵敏度。

⑤ 加入的过硫酸铵既可以氧化供试溶液中的 Fe^{2+} 成 Fe^{3+}，同时可防止硫氰酸铁被还原或分解褪色。某些药物如葡萄糖、糊精在处理时加入的氧化剂是硝酸，则不再加过硫酸铵，但在加入硫氰酸铵前，应先加热除去残留的氧化氮，否则，HNO_2 可与 SCN^- 作用，形成红色的亚硝酰氰化物，干扰红色。

⑥ 增加反应的酸度或硫氰酸铵的加入量，可以抑制某些酸根阴离子如 Cl^-、PO_4^{3-}、

SO_4^{2-} 等与 Fe^{3+} 的反应，消除它们的干扰。此外，由于硫氰酸铁配位离子在正丁醇等有机溶剂中的溶解度大，所以也可用正丁醇提取后比色。这样既能增加颜色深度，提高显色反应灵敏度，又能排除这些干扰物质的影响。

⑦ 某些有机药物，特别是环状有机药物，在实验条件下不溶解或对检查有干扰，需经灼烧破坏，使铁盐成三氧化二铁留于残渣，处理后再依法检查。

> **[示例 4-3]** 甘油中铁盐的检查
>
> 检查方法：取本品 10.0g，加水溶解使成 25ml，移至 50ml 纳氏比色管中，加稀盐酸 4ml 与过硫酸铵 50mg，用水稀释使成 35ml 后，加 30% 硫氰酸铵溶液 3ml，再加水适量稀释成 50ml，摇匀，作为供试品溶液。
>
> 立即与标准铁溶液 1.0ml 置 50ml 纳氏比色管中，加水使成 25ml，加稀盐酸 4ml 与过硫酸铵 50mg，用水稀释使成 35ml，加 30% 硫氰酸铵溶液 3ml，再加水适量稀释成 50ml，摇匀比较，即得。
>
> 在白色的背景下，快速比较两者的颜色，供试管应深于对照品管的颜色（0.0001%）。

4. 重金属检查法

重金属系指在试验条件下能与硫代乙酰胺（CH_3CSNH_2）或硫化钠作用显色的金属杂质，这些杂质包括银、铅、汞、铜、镉、锑、锡、砷、锌和镍等杂质。在药物中的重金属离子一方面对人机体有较大的毒害作用；另一方面参与药物的化学反应，影响药物的稳定性，所以应该严格控制金属离子在药物中的限量。由于在药物生产中遇到铅的机会很多，而且铅易在体内积聚，导致中毒，故以铅为重金属的代表，作为限量对照。

(1) 检查原理 药物中以铅为代表的重金属离子在 pH3.5 条件下与硫代乙酰胺的分解产物 H_2S 反应，或在碱性的条件下与硫化钠反应，生成黄色至棕黑色的均匀的硫化物悬浮液，与一定量的标准 Pb^{2+} 在相同条件下反应生成的有色悬浮液比色，以判断供试品中的重金属是否超过限量。

反应方程式为（第一法、第二法）：　　$CH_3CSNH_2 + H_2O \longrightarrow CH_3CONH_2 + H_2S$

$$H_2S + Pb^{2+} \longrightarrow PbS\downarrow + 2H^+$$

也可以直接用比较法（第三法）。反应方程式为：$S^{2-} + Pb^{2+} \longrightarrow PbS\downarrow$

(2) 检查方法 称取硝酸铅 0.160g，置 1000ml 量瓶中，加硝酸 5ml 与水 50ml 溶解后，用水稀释至刻度，摇匀，作为贮备液。临用前，精密量取贮备液 10ml，置 100ml 量瓶中，加水稀释至刻度，摇匀，即得标准铅溶液（每 1ml 相当于 10μg 的 Pb）。

配制供试品溶液时，如使用的盐酸超过 1.0ml（或与盐酸 1.0ml 相当的稀盐酸）、氨试液超过 2ml，或加入其他试剂进行处理者，除另有规定外，对照液中应取同样同量的试剂置瓷皿中蒸干后，加乙酸盐缓冲液（pH3.5）2ml 与水 15ml，微热溶解后，移至纳氏比色管中，加标准铅溶液一定量，再用水稀释成 25ml。配制与贮存用的玻璃容器均不得含铅。

① 第一法　除另有规定外，取 25ml 纳氏比色管两支，甲管中加一定量标准铅溶液与乙酸盐缓冲液（pH3.5）2ml 后，加水或各药品项下规定的溶剂稀释成 25ml，乙管中加入按各药品项下规定的方法制成的供试品溶液 25ml；若供试品溶液带颜色，可在甲管中滴加少量的稀焦糖溶液或其他无干扰的有色溶液，使之与乙管一致；再在甲乙两管中分别加硫代乙

酰胺试液各 2ml，摇匀，放置 2min，同置白纸上，自上向下透视，乙管中显出的颜色与甲管比较，不得更深。

如在甲管中滴加稀焦糖溶液仍不能使颜色一致时，可取该药品项下规定的 2 倍量的供试品和试液，加水或该药品项下规定的溶剂使成 30ml，将溶液分成甲乙两等份，乙管中加水或该药品项下规定的溶剂稀释成 25ml；甲管中加入硫代乙酰胺试液 2ml，摇匀，放置 2min，经滤膜（孔径 3μm）滤过，然后甲管中加入标准铅溶液一定量，加水或该药品项下规定的溶剂使成 25ml；再分别在乙管中加硫代乙酰胺试液 2ml，甲管中加水 2ml，照上述方法比较，即得。

供试品如含高铁盐影响重金属检查时，可取该药品项下规定方法制成的供试品溶液，加抗坏血酸 0.5～1.0g，并在对照液中加入相同量的抗坏血酸，再照上述方法检查。

② 第二法　除另有规定外，取炽灼残渣项下遗留的残渣，加硝酸 0.5ml，蒸干，至氧化氮蒸气除尽后（或取供试品一定量，缓缓炽灼至完全碳化，放冷，加硫酸 0.5～1.0ml，使恰湿润，用低温加热至硫酸除尽后，加硝酸 0.5ml，蒸干，至氧化氮蒸气除尽后，放冷，在 500～600℃炽灼使完全灰化），放冷，加盐酸 2ml，置水浴上蒸干后加水 15ml，滴加氨试液至对酚酞指示液显中性，再加乙酸盐缓冲液（pH3.5）2ml，微热溶解后，移至纳氏比色管中，加水稀释成 25ml；另取配制供试品溶液的试剂，置瓷皿中蒸干后，加乙酸盐缓冲液（pH3.5）2ml 与水 15ml，微热溶解后，移至纳氏比色管中，加标准铅溶液一定量，再用水稀释成 25ml；照上述第一法检查，即得。

③ 第三法　除另有规定外，取供试品适量，加氢氧化钠试液 5ml 与水 20ml 溶解后，置纳氏比色管中，加硫化钠试液 5 滴，摇匀，与一定量的标准铅溶液同样处理后的颜色比较，不得更深。

(3) 注意事项

① 硫代乙酰胺试液与重金属反应的最佳 pH 是 3.5，配制乙酸盐缓冲液时，要将 pH 调到 3.5，在此酸度，硫化铅的沉淀较完全。

② 第一法中，适宜的比色范围是 27ml 溶液中含 10～20μg Pb，相当于标准铅溶液 1～2ml，可根据限量大小和此范围，计算供试品取量。

③ 某些供试品如安乃近、诺氟沙星等在炽灼时能腐蚀瓷坩埚而带入较多的重金属，应改用石英坩埚或铂坩埚操作。

④ 在用第二法检查时，要注意几点：炽灼温度应该控制在 500～600℃，温度过低，灰化不完全，温度过高，重金属会挥发而影响结果；加硝酸增加有机物的破坏后，一定要除尽氧化氮，防止亚硝酸氧化硫化氢而析出单质硫；本法为使样品分解，加入试剂种类较多、量较大，遵循平行操作的原则，对照液管采用相同的试剂，经相同过程处理，以使两管的结果具有可比性。

> [示例 4-4]
> (1) 石膏中重金属的检查
> 检查方法：取本品 8g，加冰醋酸 4ml 与水 96ml，煮沸 10min，放冷，加水至原体积，滤过。取滤液 25ml 置于 25ml 纳氏比色管中。另取 25ml 纳氏比色管一支，管中加标准铅溶液一定量与乙酸盐缓冲液（pH3.5）2ml 后，加水或各药品项下规定的溶剂稀释成 25ml。

在两管中分别加硫代乙酰胺试液各 2ml，摇匀，放置 2min，同置白纸上，自上向下透视，供试品管中显出的颜色与标准液管比较，不得更深（含重金属不得过百万分之十）。

(2) 磺胺嘧啶中重金属的检查

检查方法：取本品 1.0g，加氢氧化钠试液 5ml 与水 20ml 溶解后，置纳氏比色管中，加硫化钠试液 5 滴，摇匀，与一定量的标准铅溶液同样处理后的颜色比较，不得更深（含重金属不得过百万分之十）。

5. 砷盐检查法

砷盐大多是在药物生产中使用无机试剂及搪瓷容器时引入，对人体有剧毒。许多药物在质量控制中要求检查砷盐。各国药典所采用的方法大致有以下几种：古蔡氏法、二乙基二硫代氨基甲酸银法、白田道夫法、契列法。《中国药典》（2020 年版）四部通则中采用了古蔡氏法和二乙基二硫代氨基甲酸银法，下面分别介绍这两种方法。

(1) 第一法 古蔡氏法

① 检查原理 利用金属锌与酸反应生成氢，与供试品中微量的亚砷酸盐反应生成具有挥发性的砷化氢，砷化氢与溴化汞试纸反应生成黄色、棕色或黑棕色的砷斑，再与同一条件下一定量的标准砷溶液所产生的砷斑比较，来判断供试品中砷盐是否超过限量。

② 检查方法 称取三氧化二砷 0.132g，置 1000ml 量瓶中，加 20% 氢氧化钠溶液 5ml 溶解后，用适量的稀硫酸中和，再加稀硫酸 10ml，用水稀释至刻度，摇匀，作为标准砷溶液的贮备液。临用前，精密量取贮备液 10ml，置 1000ml 量瓶中，加稀硫酸 10ml，用水稀释至刻度，摇匀，即得（每 1ml 相当于 1μg 的 As）。

a. 仪器装置：如图 4-1 所示。A 为 100ml 标准磨口锥形瓶；B 为中空的标准磨口塞，上连导气管 C（外径 8.0mm，内径 6.0mm），全长约 180mm；D 为具孔的有机玻璃旋塞，其上部为圆形平面，中央有一圆孔，孔径与导气管 C 的内径一致，其下部孔径与导气管 C 的外径相适应，将导气管 C 的顶端套入旋塞下部孔内，并使管壁与旋塞的圆孔相吻合，黏合固定；E 为中央具有圆孔（孔径 6.0mm）的有机玻璃旋塞盖，与 D 紧密吻合。

测试时，于导气管 C 中装入醋酸铅脱脂棉 60mg（装管高度为 60～80mm），再于旋塞 D 的顶端平面上放一片溴化汞试纸（试纸大小以能覆盖孔径而不露出平面外为宜），盖上旋塞盖 E 并旋紧，即得。

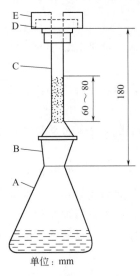

图 4-1 古蔡氏法装置结构图

b. 标准砷斑的制备：精密量取标准砷溶液 2ml，置 A 瓶中，加盐酸 5ml 与水 21ml，再加碘化钾试液 5ml 与酸性氯化亚锡试液 5 滴，在室温放置 10min 后，加锌粒 2g，立即将按照上法装好的导气管 C 密塞于 A 瓶上，并将 A 瓶置 25～40℃水浴中，反应 45min，取出溴化汞试纸，即得。

若供试品需经有机破坏后再行检砷，则应取标准砷溶液代替供试品，照各药品项下规定的方法同法处理后,依法制备标准砷斑。

c. 检查比较:取按各药品项下规定方法制成的供试品溶液,置 A 瓶中,照标准砷斑的制备,自"再加碘化钾试液 5ml"起,依法操作。将生成的砷斑与标准砷斑比较,不得更深。

③ 注意事项

a. 因砷斑不稳定,标准砷斑和供试品砷斑制备应平行进行,同时周围环境应保持干燥及避光,并立即比较。

b. 由于 $2\mu g$ 的砷所产生的砷斑色度最灵敏,所以药典规定取 2ml 标准砷溶液作对照。根据供试品含砷的限度,调整供试品的取用量,能准确地与标准砷斑比较。

c. 由于五价砷在酸性溶液中被金属锌还原生成砷化氢的速度较生成三价砷的速度慢,故在反应溶液中加入碘化钾及酸性氯化亚锡将五价砷还原为三价砷,同时碘化钾被还原为碘,碘又可被氯化亚锡还原为碘离子,碘离子又可再被利用,又可与产生的锌离子形成配位离子,有利于砷化氢的不断生成。此外,碘化钾和氯化锡又能抑制锑化氢的生成,阻止锑斑的形成。实验条件下,$100\mu g$ 的锑不会对本检查产生干扰。氯化锡还能与金属锌在锌粒表面形成锌锡齐,利于氢气连续均匀地生成。

d. 醋酸铅脱脂棉是指将 1.0g 脱脂棉浸入 12ml 由等比例的醋酸铅试液和水组成的混合液,经湿透、挤压并在 100℃ 以下干燥制得。醋酸铅脱脂棉是用来除去供试品及锌粒中可能存在的硫化物在酸性溶液中生成的硫化氢气体,硫化氢能与溴化汞作用生成硫化汞的色斑,影响检查结果。但要注意的是醋酸铅脱脂棉用量过多或塞得过紧会影响砷化氢气体的通过;用量过少或塞得稀疏,就无法起到拦截硫化氢的作用。所以导气管中的醋酸铅脱脂棉用量及填装应按药典中的规定进行。

e. 与环状有机结构共价结合的砷盐检查:此类砷检查时应先破坏有机结合。《中国药典》(2020 年版)四部通则中采用无砷氢氧化钙或碳酸钠与供试品加热碳化,然后被炽灼的碱破坏。炽灼的温度不能超过 500～600℃,否则,砷将挥发或破坏。

f. 供试品若有硫化物、亚硫酸盐、硫代硫酸盐等,在反应条件下均能生成硫化氢和二氧化硫,能与溴化汞反应生成黑色的硫化汞或金属汞,干扰检查。制斑时应先加硝酸盐,使上述物质氧化成硫酸盐,以消除干扰。如供试品中含有氧化性强的物质,可与还原 Zn、KI 和 $SnCl_2$ 反应,并能氧化砷化氢,故应设法消除其氧化性。

g. 本法所用锌粒应以能通过一号筛的细粒为宜,如使用的锌粒较大时,用量应酌情增加,反应时间亦应延长。

h. 所用仪器、试剂和试液等照本法检查,均不应生成砷斑,或至多生成仅可辨认的斑痕。

(2) 第二法 二乙基二硫代氨基甲酸银法

① 检查原理 利用金属锌与酸作用产生新生态氢,与供试品中微量的亚砷盐反应生成具有挥发性的砷化氢,砷化氢还原二乙基二硫代氨基甲酸银,生成红色的胶态银,再与同一条件下一定量标准砷溶液所产生的颜色深浅比较或在 510nm 波长处比较吸光度大小,以判断供试品中砷盐是否超过限量。

② 检查方法

a. 仪器装置:如图 4-2 所示。A 为 100ml 标准磨口锥形瓶;B 为中空的标准磨口塞,上连导气管 C(一端的外径为 8mm,内径为 6mm;另一端长 180mm,外径 4mm,内径

1.6mm，尖端内径为 1mm）。D 为平底玻璃管（长 180mm，内径 10mm，于 5.0ml 处有一刻度）。测试时，于导气管 C 中装入醋酸铅脱脂棉 60mg（装管高度约 80mm），并于 D 管中精密加入二乙基二硫代氨基甲酸银试液 5ml。

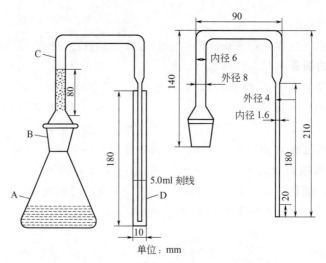

图 4-2 二乙基二硫代氨基甲酸银法装置结构图

b. 标准砷对照液的制备：精密量取标准砷溶液 2ml，置 A 瓶中，加盐酸 5ml 与水 21ml，再加碘化钾试液 5ml 与酸性氯化亚锡试液 5 滴，在室温放置 10min 后，加锌粒 2g，立即将导气管 C 与 A 瓶密塞，使生成的砷化氢气体导入 D 管中，并将 A 瓶置 25～40℃水浴中反应 45min，取出 D 管，添加三氯甲烷至刻度，混匀，即得。

若供试品需经有机破坏后再行检砷，则应取标准砷溶液代替供试品，照各药品项下规定的方法同法处理后，依法制备标准砷对照液。

取照各药品项下规定方法制成的供试液，置 A 瓶中，照标准砷对照液的制备，自"再加碘化钾试液 5ml"起，依法操作。将所得溶液与标准砷对照液同置白色背景上，从 D 管上方向下观察、比较，所得溶液的颜色不得比标准砷对照液更深。必要时，可将所得溶液转移至 1cm 吸收池中，用适宜的分光光度计或比色计在 510nm 波长处以二乙基二硫代氨基甲酸银试液作空白，测定吸光度，与标准砷对照液按同法测得的吸光度比较，即得。

[示例 4-5] 磷酸氢钙中砷盐的检查

检查方法：取本品 0.50g，加盐酸 5ml 与水 23ml，溶解后再加碘化钾试液 5ml 与酸性氯化亚锡试液 5 滴，在室温放置 10min 后，加锌粒 2g，于导气管 C 中装入醋酸铅脱脂棉，装妥的导气管 C 密塞于 A 瓶上，并将 A 瓶置 25～40℃水浴中，反应 45min，取出溴化汞试纸。

将生成的砷斑与标准砷斑比较，不得更深（0.0004%）。

6. 硫化物检查法

（1）仪器装置　照砷盐检查法项下［《中国药典》（2020 年版）四部通则 0822］第一法的仪器装置；但在测试时，导气管 C 中不装入醋酸铅脱脂棉，并将旋塞 D 的顶端平面上的溴化汞试纸改用醋酸铅试纸。

(2) 标准硫化钠溶液的制备　取硫化钠约 1.0g，加水溶解成 200ml，摇匀。精密量取 50ml，置碘瓶中，精密加碘滴定液（0.05mol/L）25ml 与盐酸 2ml，摇匀，用硫代硫酸钠滴定液（0.1mol/L）滴定，至近终点时，加淀粉指示液 2ml，继续滴定至蓝色消失，并将滴定的结果用空白试验校正。每 1ml 碘滴定液（0.05mol/L）相当于 1.603mg 的 S。根据上述测定结果，量取剩余的原溶液适量，用水精密稀释成每 1ml 中含 5μg 的 S，即得。本液需新鲜配制。

(3) 标准硫斑的制备　精密量取标准硫化钠溶液 1ml，置 A 瓶中，加水 10ml 与稀盐酸 10ml，迅速将照上法装妥的导气管 C 密塞于 A 瓶上，摇匀，并将 A 瓶置 80～90℃水浴中加热 10min，取出醋酸铅试纸，即得。

(4) 检查法　除另有规定外，取各药品项下规定量的供试品，置 A 瓶中，加水（如供试品为油状液，改用乙醇）10ml 与稀盐酸 10ml，迅速将照上法装妥的导气管 C 密塞于 A 瓶上，摇匀，并将 A 瓶置 80～90℃水浴中加热 10min，取出醋酸铅试纸，将生成的硫斑与上述标准硫斑比较，颜色不得更深。

> [示例 4-6]　黄凡士林中硫化物的检查
> 检查方法：取本品 3.0g，依法检查（通则 0803），应符合规定（0.00017%）。

7. 溶液颜色检查法

(1) 检查原理　药物溶液的颜色与规定药物颜色的差异在一定程度上反映了药物的纯度。检查原理主要就是将药物溶液的颜色与标准的比色液比较，或在规定的波长处测定吸光度，来检查药物的颜色差异。

(2) 检查方法

① 第一法　除另有规定外，取各药品项下规定量的供试品，加水溶解，置于 25ml 的纳氏比色管中，加水稀释至 10ml。另取规定色调和色号的标准比色液 10ml，置于另一 25ml 纳氏比色管中，两管同置白色背景上，自上向下透视，或同置白色背景前，平视观察；供试品管呈现的颜色与对照管比较，不得更深。

a. 比色用重铬酸钾溶液：取基准重铬酸钾，研细后，在 120℃干燥至恒重，精密称取 0.4000g，置 500ml 量瓶中，加适量水溶解并稀释至刻度，摇匀，即得。每 1ml 溶液中含 0.800mg 的 $K_2Cr_2O_7$。

b. 比色用硫酸铜溶液：取硫酸铜约 32.5g，加适量的盐酸溶液（1→40）使溶解成 500ml，精密量取 10ml，置碘量瓶中，加水 50ml、乙酸 4ml 与碘化钾 2g，用硫代硫酸钠滴定液（0.1mol/L）滴定，至近终点时，加淀粉指示液 2ml，继续滴定至蓝色消失。每 1ml 硫代硫酸钠滴定液（0.1mol/L）相当于 24.97mg 的 $CuSO_4 \cdot 5H_2O$。根据上述测定结果，在剩余的原溶液中加适量的盐酸溶液（1→40），使每 1ml 溶液中含 62.4mg 的 $CuSO_4 \cdot 5H_2O$，即得。

c. 比色用氯化钴溶液：取氯化钴约 32.5g，加适量的盐酸溶液（1→40）使溶解成 500ml，精密量取 2ml，置锥形瓶中，加水 200ml，摇匀，加氨试液至溶液由浅红色转变至绿色后，加乙酸-乙酸钠缓冲液（pH6.0）10ml，加热至 60℃，再加二甲酚橙指示液 5 滴，用乙二胺四乙酸二钠滴定液（0.05mol/L）滴定至溶液显黄色。每 1ml 乙二胺四乙酸二钠滴定液（0.05mol/L）相当于 11.90mg 的 $CoCl_2 \cdot 6H_2O$。根据上述测定结果，在剩余的原溶液中加适量的盐酸溶（1→40），使每 1ml 溶液中含 59.5mg $CoCl_2 \cdot 6H_2O$，即得。

d. 各种色调标准贮备液的制备：按表 4-1 精密量取比色用氯化钴液、比色用重铬酸钾液、比色用硫酸铜液与水，混合摇匀，即得。

表 4-1　各种色调标准贮备液的配制

色调	比色用氯化钴溶液/ml	比色用重铬酸钾溶液/ml	比色用硫酸铜溶液/ml	水/ml
黄绿色	1.2	22.8	7.2	68.8
黄色	4.0	23.3	0	72.7
橙黄色	10.6	19.0	4.0	66.4
橙红色	12.0	20.0	0	68.0
棕红色	22.5	12.5	20.0	45.0

e. 各种色调色号标准比色液的制备：按表 4-2 精密量取各色调标准贮备液与水，混合摇匀，即得。

表 4-2　各种色调色号标准比色液的配制

色号	1	2	3	4	5	6	7	8	9	10
贮备液/ml	0.5	1.0	1.5	2.0	2.5	3.0	4.5	6.0	7.5	10.0
加水量/ml	9.5	9.0	8.5	8.0	7.5	7.0	5.5	4.0	2.5	0

② 第二法　除另有规定外，取各药品项下规定量的供试品，加水溶解使成 10ml，必要时滤过，滤液照紫外-可见分光光度法（通则 0401）于规定波长处测定，吸光度不得超过规定值。

③ 第三法（色差计法）　本法是通过色差计直接测定溶液的透射三刺激值，对其颜色进行定量表述和分析的方法。当目视比色法较难判定供试品与标准比色液之间的差异时，应考虑采用本法进行测定与判断。供试品与标准比色液之间的颜色差异，可以通过分别比较它们与水之间的色差值来得到，也可以通过直接比较它们之间的色差值来得到。

[示例 4-7]　注射用普鲁卡因青霉素颜色的检查

取本品 5 瓶（按 40×10^4 U 计算），分别先加水 1ml，振摇，再加甲醇 5ml 溶解后，如显色，与黄色或黄绿色 4 号标准比色液比较，均不得更深。

8. 澄清度检查法

(1) 检查原理　澄清度是检查药品溶液的浑浊程度，即浊度。药品溶液中如存在细微颗粒，当直射光通过溶液时，可引起光散射和光吸收的现象，致使溶液微显浑浊，所以澄清度可在一定程度上反映药品的质量和生产工艺水平。本法系在室温条件下，将用水稀释至一定浓度的供试品溶液与等量的浊度标准液分别置于配对的比浊用玻璃管（内径 15～16mm，平底，具塞，以无色、透明、中性硬质玻璃制成）中，在浊度标准液制备 5min 后，在暗室内垂直同置于伞棚灯下，照度为 1000lx，从水平方向观察、比较；用以检查溶液的澄清度或其浑浊程度。除另有规定外，供试品溶解后应立即检视。本法主要是检查药物中不溶性杂质。

正文中规定的"澄清"，系指供试品溶液的澄清度与所用溶剂相同，或未超过 0.5 号浊度标准液的浊度。

(2) 检查方法 称取于105℃干燥至恒重的硫酸肼1.00g,置100ml量瓶中,加水适量使溶解,必要时可在40℃的水浴中温热溶解,并用水稀释至刻度,摇匀,放置4～6h;取此溶液与等容量的10%乌洛托品溶液混合,摇匀,于25℃避光静置24h,即得。本液置冷处避光保存,可在两个月内使用,用前摇匀,即得浊度标准贮备液。

① 浊度标准原液的制备 取浊度标准贮备液15.0ml,置1000ml量瓶中,加水稀释至刻度,摇匀,取适量,置1cm吸光池中,照分光光度法,在550nm的波长处测定,其吸光度应在0.12～0.15范围内。本液应在48h内使用,用前摇匀。

② 浊度标准液的制备 取浊度标准原液与水,按表4-3配制,即得。本液应临用时制备,使用前充分摇匀。

③ 比较 将浊度标准液与供试品溶液进行比较。

表 4-3 浊度标准液配制

级号	0.5	1	2	3	4
浊度标准原液/ml	2.50	5.0	10.0	30.0	50.0
水/ml	97.50	95.0	90.0	70.0	50.0

> [示例 4-8] 注射用氨苄西林钠澄清度的检查
> 检查方法:取本品5瓶,分别按标示量加水制成每1ml中含0.1g的溶液,溶液应澄清无色;如显浑浊,与1号浊度标准液比较,均不得更浓。

9. 炽灼残渣检查法

本法用于检查不含金属的有机物中无机金属杂质,个别受热分解或挥发的无机药物也可做此项检查,如氯化铵。

(1) 检查原理 炽灼的残渣是指药物经高温加热分解挥发或直接挥发后遗留下的不挥发的无机物,经加硫酸和炽灼后所得的硫酸盐残渣。

(2) 检查方法 取供试品1.0～2.0g或各药品项下规定的重量,置已炽灼至恒重的坩埚中,精密称定,缓缓炽灼至完全炭化,放冷至室温;除另有规定外,加硫酸0.5～1ml使湿润,低温加热至硫酸蒸气除尽后,在700～800℃炽灼使完全灰化,移置干燥器内,放冷至室温,精密称定后,再在700～800℃炽灼至恒重,即得。如需将残渣留作重金属检查,则炽灼温度必须控制在500～600℃。

(3) 注意事项

① 应根据待测药物的规定的残渣限度决定取样量。一般残渣的量最好是1～2mg,如规定限量为0.1%,取样1g左右;限量0.05%以2g为宜;限量在1%以上者,取样可在1g以下;如遇贵重的药品或样品量少时,可考虑减少取样。

② 炭化时,应控制温度,缓慢炽灼,避免供试品骤然膨胀而逸出。炽灼至供试品全部炭化呈黑色,不再生浓烟为止。灰化时,应加热至蒸气除尽,白烟完全消失,残渣为灰白色。坩埚取出时由于温度极高,应在炉口稍冷后再置于干燥器中,不能把刚取出的坩埚置于冷处,以免坩埚炸裂。

③ 坩埚称量顺序应与坩埚从高温炉取出的先后次序一致,以保证各个坩埚放置的时间大致相同,并且坩埚不能混淆,所以每个坩埚应做编号标记。此外,每个干燥器中同时放入

的坩埚最好不要过多，否则不易恒重。供试品中含有碱金属或氟元素时，应使用铂坩埚。

> [示例 4-9] 阿苯达唑炽灼残渣的检查
> 检查方法：取本品 1.0g，置已炽灼至恒重的坩埚中，精密称定，缓缓炽灼至完全炭化，放冷至室温，加硫酸 0.5～1ml 使湿润，低温加热至硫酸蒸气除尽后，在 700～800℃ 炽灼使完全灰化，移置干燥器内，放冷至室温，精密称定后，再在 700～800℃ 炽灼至恒重，即得（遗留残渣不得过 0.2%）。

10. 干燥失重

（1）**检查原理** 药品的干燥失重是指药品在规定的条件下，经干燥而减失的重量，主要是指水分，也包括其他挥发性的物质，如甲醇、乙醇、乙醛等。

（2）**检查方法** 取供试品，混合均匀（如为较大的结晶，应先迅速捣碎使成 2mm 以下的小粒），取约 1g 或各药品项下规定的重量，置于与供试品同样条件下干燥至恒重的扁形称量瓶中，精密称定，除另有规定外，照各药品项下规定的条件干燥至恒重。从减失的重量和取样量计算供试品的干燥失重。

供试品干燥时，应平铺在扁形称量瓶中，厚度不超过 5mm，如为疏松物质，厚度不可超过 10mm；放入烘箱或干燥器进行干燥时，应将瓶盖取下，置称量瓶旁，或将瓶盖半开进行干燥；取出时，须将称量瓶盖好。置烘箱内干燥的供试品，应在干燥后取出置干燥器中放冷至室温，然后称定重量。供试品如未达规定的干燥温度即熔化时，除另有规定外，应先将供试品于低于熔化温度 5～10℃ 的温度下干燥至大部分水分除去后，再按规定条件干燥。当用减压干燥器或恒温减压干燥器时，除另有规定外，压力应在 2.67kPa（20mmHg）以下。干燥器中常用的干燥剂为无水氯化钙、硅胶或五氧化二磷，恒温减压干燥器中常用的干燥剂为五氧化二磷。干燥剂应保持在有效状态。

> [示例 4-10] 醋酸地塞米松干燥失重的检查
> 检查方法：取本品，在 105℃ 干燥至恒重，依法测定（通则 0831），减失重量不得过 0.5%。

三、特殊杂质的检查

1. 特殊杂质检查的种类

药物中的特殊杂质一般是指在药物生产和贮存中引入的原料、副产物、中间体、分解产物等有机物，因此其性质和结构在一定程度上与药物相近。这类杂质随药物的不同而有很大的差异，常见的特殊杂质有生物碱、黄体酮、氨基酸、酯类等有机物。

2. 特殊杂质的检查方法

检查时利用特殊杂质与药物之间物理、化学、生物学等方面的差异，制订出合适的检查方法。现将《中国药典》（2020 年版）四部通则中涉及的常用检查方法归纳如下。

（1）**化学测定法** 主要利用杂质与药物之间结构的差异，采用合适的检测试剂，使其发生化学反应，产生有明显差异的结果，如颜色变化、分层、沉淀、气体等，是杂质检查最常用的方法。常见的主要方法如容量分析法、重量分析法、比色法和比浊法。

如在对阿司匹林特殊杂质检查时利用的是比色法。水杨酸是阿司匹林中容易存在的特殊杂质，检查原理就是利用水杨酸有酚羟基，可以和 Fe^{3+} 反应呈紫色，而阿司匹林没有酚羟基，所以不能产生反应，与对照样品进行比色，确定是否超过限量。

(2) 紫外-可见分光光度法 在使用紫外-可见分光光度法测定时，除另有规定外，应以配制供试品溶液的同批溶剂为空白对照，采用1cm的石英吸收池，在规定的吸收峰波长±2nm 以内测试几个点的吸光度，以核对供试品的吸收峰波长位置是否正确。除另有规定外，吸收峰波长应在该品种项下规定的波长±2nm 以内；否则应考虑该试样的真伪、纯度以及仪器波长的准确度，并以吸光度最大的波长作为测定波长。一般供试品溶液的吸光度读数，以在 0.3~0.7 之间为宜。

用作检查项目的方法，分别按各品种项下的方法进行。大多数药物在一定的波长范围内都有吸收，但是杂质的存在改变了药物的吸收曲线，故可以用供试品溶液在两个波长处的吸光度比值来控制杂质的量；也可以利用在某处波长处杂质有吸收而药物没有吸收，则可通过控制该波长处的吸光度大小来控制杂质的量。

如对枸橼酸哌嗪中第一胺与氨的检查，取本品 0.50g，加水 10ml 与 10%氢氧化钠溶液 1.0ml，振摇使溶解，加丙酮与硝普钠试液各 1.0ml，混匀，准确放置 10min。另取相同量的试剂，但用水代替 10%氢氧化钠溶液，作为空白。照紫外-可见光分光光度法，在 520nm 与 600nm 的波长处分别测定吸光度。600nm 波长处的吸光度与 520nm 波长处的吸光度的比值，应不大于 0.50（相当于第一胺与氨约 0.7%）。

(3) 旋光度法 详细内容见项目六。例如《中国药典》(2020年版)二部硫酸阿托品中莨菪碱的检查方法：取本品，按干燥品计算，加水制成每 1ml 中含 50mg 的溶液，检查，旋光度不得过 −0.40°。

(4) 薄层色谱法 薄层色谱法是一种吸附薄层色谱分离法，它利用药物各成分对同一吸附剂吸附能力不同，使在药物随流动相（溶剂）流过固定相（吸附剂）的过程中，连续地产生吸附、解吸附、再吸附、再解吸附，从而达到药物各成分互相分离的目的。详细内容见项目九。

在利用薄层色谱法检查杂质时，可能出现如下情况。

① 已知样品中含有的杂质或可能含有的杂质，可以按照相同的步骤，可与这种杂质的对照品限量进行对照。

如在琥珀氯霉素中检查杂质游离氯霉素，方法为取样品，加 0.15%的碳酸钠溶液制成每 1ml 含有 10mg 的溶液，作为供试品溶液；另取氯霉素标准品，加水制成每 1ml 中含 0.2mg 的溶液，作为对照溶液。吸取上述两种溶液各 10μl，精密称定，分别点于同一块硅胶薄层板上，以三氯甲烷-甲醇-水（9:1:0.1）为展开剂。展开后，晾干，置紫外灯下检视。供试品如显杂质斑点，与对照品的主斑点进行比较，不得更深。

② 当杂质的结构不能确定或无杂质的对照品时，可采用高低浓度对照法，即将供试品溶液按限量要求稀释至一定的浓度作为对照品溶液，与供试品溶液分别点加于同一薄层板上，展开，定位，供试品溶液所显杂质斑点不得深于对照品溶液所显主斑点颜色。

如左旋多巴中"其他氨基酸"的检查，方法为取本品，加盐酸溶液（9→1000）分别制成每 1ml 中含 10mg 的溶液 (a)、含 0.10mg 的溶液 (b)，以及含 10mg 和酪氨酸 0.10mg 的溶液 (c)。照薄层色谱法试验，吸取上述 3 种溶液各 10μl，分别点于同一微晶纤维素薄层板上，以正丁醇-冰醋酸-水（2:1:1）为展开剂。展开后，置空气中使溶剂挥散，喷以

10%三氯化铁溶液与5%铁氰化钾溶液的等体积混合溶液（临用新制），立即观察。溶液（a）如显杂质斑点，与溶液（b）的主斑点比较，不得更深；且溶液（c）应显现左旋多巴与酪氨酸的各自斑点。

③ 其他几种薄层法，如上述方法无法判断，可选用与供试品相同的合格药物作为对照品，此对照品药物中所含待检查杂质须符合限量要求。

如在检查氢溴酸加兰他敏中的"其他生物碱"杂质，方法为取供试品溶液与用合格的氢溴酸加兰他敏配制的对照溶液分别点到同一块薄层板上，经展开和显色后，供试品如显杂质斑点，不得多于对照品，颜色也不得更深。有些药品在薄层时，不允许有杂质斑点的存在，如在检查盐酸阿米替林有关杂质，经薄层层析后，在紫外灯下检视，除主斑点外，不得有其他斑点。

(5) 高效液相色谱法　高效液相色谱是在气相色谱和经典色谱的基础上发展起来的。现代液相色谱和经典液相色谱没有本质的区别，不同点仅仅是现代液相色谱比经典液相色谱有较高的效率和实现了自动化操作。高效液相色谱法的优点是分离效能高、灵敏度高、结果准确、应用范围广。该法不仅可以对物质分离，还可以对样品含量进行测定及对杂质进行检查。详细内容见项目九。

(6) 气相色谱法　详细内容见项目六。

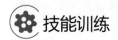 技能训练

技能训练七　葡萄糖的杂质检查

葡萄糖的主要作用是补充热能和体液，用于各种原因引起的进食不足或大量体液丢失，也可用于身体虚弱、营养不良、血糖过低等。

本品为无色结晶或白色结晶性或颗粒性粉末；无臭，味甜。

【仪器与用具】

酸式滴定管、移液管、烧杯、量筒、纳氏比色管、水浴锅、电热恒温干燥箱、干燥器、胶头滴管、天平、坩埚、量瓶等。

【试液与试药】

酚酞指示液、氢氧化钠滴定液（0.02mol/L）、比色用氯化钴液、比色用重铬酸钾液、比色用硫酸铜液、乙醇、标准氯化钠溶液、稀硝酸、硝酸银试液、标准硫酸钾溶液、碘试液、稀盐酸、25%氯化钡溶液、硫酸、磺基水杨酸溶液（1→5）、硝酸、硫氰酸铵溶液（30→100）、标准铁溶液、乙酸盐缓冲液（pH3.5）、硫代乙酰胺试液、标准铅溶液、稀硫酸、溴化钾溴试液、盐酸、标准砷溶液、溴化汞试纸、酸性氯化亚锡、氨试液、草酸铵试液、纯化水、葡萄糖（原料药）等。

【操作步骤】

(1) 查阅标准　本品的质量标准内容在《中国药典》（2020年版）二部正文第一部分，1514页。

(2) 取样操作　按照请验单的内容与成品的标签进行核对，无误后方可取样；取样的准备工作、取样过程和结束阶段操作均应执行企业制定的《取样标准操作规程》（参见附录二）。

(3) 杂质检查

① 酸度　取本品2.0g，加水20ml溶解后，加酚酞指示液3滴与氢氧化钠滴定液

(0.02mol/L) 0.20ml，应显粉红色。

② 溶液的澄清度与颜色　取本品 5.0g，加热水溶解后，放冷，用水稀释至 10ml，溶液应澄清无色；如显浑浊，与 1 号浊度标准液（通则 0902 第一法）比较，不得更浓；如显色，与对照液（取比色用氯化钴液 3.0ml、比色用重铬酸钾液 3.0ml 与比色用硫酸铜液 6.0ml，加水稀释成 50ml）1.0ml 加水稀释至 10ml 比较，不得更深。

③ 乙醇溶液的澄清度　取本品 1.0g，加乙醇 20ml，置水浴上加热回流约 40min，溶液应澄清。

④ 氯化物　取本品 0.60g，依法检查（通则 0801），与标准氯化钠溶液 6.0ml 制成的对照液比较，不得更浓（0.01%）。

⑤ 硫酸盐　取本品 2.0g，依法检查（通则 0802），与标准硫酸钾溶液 2.0ml 制成的对照液比较，不得更浓（0.01%）。

⑥ 亚硫酸盐与可溶性淀粉　取本品 1.0g，加水 10ml 溶解后，加碘试液 1 滴，应即显黄色。

⑦ 干燥失重　取本品，在 105℃ 干燥至恒重，依法检查（通则 0831），减失重量为 7.5%～9.5%。

⑧ 炽灼残渣　取本品，依法检查（通则 0841），不得过 0.1%。

⑨ 蛋白质　取本品 1.0g，加水 10ml 溶解后，加磺基水杨酸溶液（1→5）3ml，不得发生沉淀。

⑩ 钡盐　取本品 2.0g，加水 20ml 溶解后，溶液分成两等份，一份加稀硫酸 1ml，另一份加水 1ml，摇匀，放置 15min，两液均应澄清。

⑪ 钙盐　取本品 1.0g，加水 10ml 溶解后，加氨试液 1ml 与草酸铵试液 5ml，摇匀，放置 1h，如发生浑浊，与标准钙溶液（精密称取碳酸钙 0.1250g，置 500ml 量瓶中，加水 5ml 与盐酸 0.5ml 使溶解，用水稀释至刻度，摇匀。每 1ml 相当于 0.1mg 的钙）1.0ml 制成的对照液比较，不得更浓（0.01%）。

⑫ 铁盐　取本品 2.0g，加水 20ml 溶解后，加硝酸 3 滴，缓慢煮沸 5min，放冷，用水稀释使成 45ml，加硫氰酸铵溶液（30→100）3.0ml，摇匀，如显色，与标准铁溶液 2.0ml 用同一方法制成的对照液比较，不得更深（0.001%）。

⑬ 重金属　取本品 4.0g，加水 23ml 溶解后，加乙酸盐缓冲液（pH3.5）2ml，依法检查（通则 0821 第一法），含重金属不得过百万分之五。

⑭ 砷盐　取本品 2.0g，加水 5ml 溶解后，加稀硫酸 5ml 与溴化钾溴试液 0.5ml，置水浴上加热约 20min，使保持稍过量的溴存在，必要时，再补加溴化钾溴试液适量，并随时补充蒸散的水分，放冷，加盐酸 5ml 与水适量使成 28ml，依法检查（通则 0822 第一法），应符合规定（0.0001%）。

(4) 填写检验原始记录及检验报告单

【注意事项】

(1) 限度检查应遵循平行操作原则　即供试管与对照管的实验条件应尽可能一致，包括实验用具的选择、试剂与试液的量取方法及加入顺序、反应时间的长短等。

(2) 比色、比浊前应使比色管内试剂充分混匀　比色方法是将两管同置于白色背景上，从侧面或自上而下观察；或将两管同置于黑色背景上，从上向下垂直观察。所用比色管刻度高低差异不应超过 2mm，使用过的比色管应及时清洗，注意不能用毛刷刷洗，可用铬酸洗液清洗。

(3) **一般情况下可取 1 份供试品进行检查** 如结果不符合规定或在限度边缘时，对供试品和对照品各复检 2 份，方可判定。

技能训练八　对乙酰氨基酚的杂质检查

对乙酰氨基酚为 4'-羟基乙酰苯胺，分子式 $C_8H_9NO_2$，通常为白色结晶或结晶性粉末，是由对硝基酚钠经还原成对氨基酚，再酰化制得。对乙酰氨基酚的特殊杂质为对氨基酚以及有关物质（对氨基酚、对氯乙酰苯胺、偶氮酚、苯醌）。对乙酰氨基酚在生产过程可能引入中间产物对氨基酚杂质；其次，本品在贮存过程中，受外部条件因素的影响，水解生成对氨基酚杂质。

【仪器与用具】

酸度计、烧杯、量筒、纳氏比色管、移液管、胶头滴管、研钵、具塞离心管或试管、硅胶 GF_{254}、玻璃板、点样毛细管、色谱展开缸、紫外光灯（254nm）、称量瓶、干燥箱、干燥器、坩埚、高温炉等。

【试液与试药】

标准缓冲溶液（pH4.0 及 6.8）、乙醇、1 号浊度标准液、棕红色 2 号（或橙红色 2 号标准比色液）、标准氯化钠溶液、稀硝酸、硝酸银试液、标准硫酸钾溶液、25％氯化钡溶液、乙醚、对氯苯乙酰胺、三氯甲烷、丙酮、甲苯、甲醇溶液（1→2）、碱性硝普钠试液、对乙酰氨基酚对照品、对氨基酚、硫酸、乙酸盐缓冲液（pH3.5）、标准铅溶液、硫代乙酰胺试液、纯化水、对乙酰氨基酚（原料药）等。

【操作步骤】

(1) **查阅标准** 本品的质量标准内容在《中国药典》（2020 年版）二部正文第一部分，386 页。

(2) **取样操作** 按照请验单的内容与成品的标签进行核对，无误后方可取样；取样的准备工作、取样过程和结束阶段操作均应执行企业制定的《取样标准操作规程》（参见附录二）。

(3) **杂质检查**

① 酸度　取本品 0.10g，加水 10ml 使溶解，依法测定（通则 0631），pH 值应为 5.5～6.5。

② 乙醇溶液的澄清度与颜色　取本品 1.0g，加乙醇 10ml 溶解后，溶液应澄清无色；如显浑浊，与 1 号浊度标准液（通则 0902 第一法）比较，不得更浓；如显色，与棕红色 2 号或橙红色 2 号标准比色液（通则 0901 第一法）比较，不得更深。

③ 氯化物　取本品 2.0g，加水 100ml，加热溶解后，冷却，滤过，取滤液 25ml，依法检查（通则 0801），与标准氯化钠溶液 5.0ml 制成的对照液比较，不得更浓（0.01％）。

④ 硫酸盐　取氯化物项下剩余的滤液 25ml，依法检查（通则 0802），与标准硫酸钾溶液 1.0ml 制成的对照液比较，不得更浓（0.02％）。

⑤ 有关物质　临用新制。取本品适量，精密称定，加溶剂［甲醇-水（4:6）］制成每 1ml 中约含 20mg 的溶液，作为供试品溶液；取对氨基酚对照品适量，精密称定，加溶剂溶解制成每 1ml 中约含 0.1mg 的溶液，作为对照品溶液；精密量取对照品溶液与供试品溶液各 1ml，置同一 100ml 量瓶中，用溶剂稀释至刻度，摇匀，作为对照溶液。

照高效液相色谱法（通则 0512）试验。

色谱条件：用辛基硅烷键合硅胶为填充剂；以磷酸盐缓冲液（取磷酸氢二钠 8.95g，磷酸二氢钠 3.9g，加水溶解至 1000ml，加 10％四丁基氢氧化铵溶液 12ml)-甲醇（90:10）为流动相；检测波长为245nm；柱温为40℃；进样体积20μl。

系统适用性要求：理论板数按对乙酰氨基酚峰计算不低于2000。对氨基酚峰与对乙酰氨基酚峰之间的分离度应符合要求。

测定法：精密量取供试品溶液与对照溶液，分别注入液相色谱仪，记录色谱图至主峰保留时间的4倍。

限度：供试品溶液的色谱图中如有与对氨基酚保留时间一致的色谱峰，按外标法以峰面积计算，含对氨基酚不得过0.005％；其他单个杂质峰面积不得大于对照溶液中对乙酰氨基酚的峰面积0.1倍（0.1％），其他各峰面积的和不得大于对照溶液中对乙酰氨基酚峰面积的0.5倍（0.5％）。

⑥ 对氯苯乙酰胺：临用新制。取有关物质项下的供试品溶液作为供试品溶液；取对氯苯乙酰胺对照品与对乙酰氨基酚对照品各适量，精密称定，加溶剂溶解并定量稀释制成每1ml中约含对氯苯乙酰胺1μg与对乙酰氨基酚20μg的混合溶液，作为对照品溶液。

照高效液相色谱法（通则0512）试验。

色谱条件：用辛基硅烷键合硅胶为填充剂；以磷酸盐缓冲液（取磷酸氢二钠8.95g，磷酸二氢钠3.9g，加水溶解至1000ml，加10％四丁基氢氧化铵溶液12ml）-甲醇（60∶40）为流动相；检测波长为245nm；柱温为40℃；进样体积20μl。

系统适用性要求：理论板数按对乙酰氨基酚峰计算不低于2000。对氯苯乙酰胺峰与对乙酰氨基酚峰的分离度应符合要求。

测定法：精密量取供试品溶液与对照品溶液，分别注入液相色谱仪，记录色谱图。

限度：按外标法以峰面积计算，含对氯苯乙酰胺不得过0.005％。

⑦ 干燥失重　取本品，依法检查（通则0831），在105℃干燥至恒重，减失重量不得过0.5％。

⑧ 炽灼残渣　取本品，依法检查（通则0841），不得过0.1％。

⑨ 重金属　取本品1.0g，加水20ml，置水浴中加热使溶解，放冷、滤过，取续滤液加乙酸盐缓冲液（pH3.5）2ml与水适量使成25ml，依法检查（通则0821第一法），含重金属不得过百万分之十。

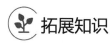 拓展知识

一、杂质的限量计算

二、杂质的检查方法

自我提高

必备知识

（一）A 型题（最佳选择题） 每题的备选答案中只有一个最佳答案

1. 药物的杂质限量是指（　　）。
   A. 杂质的检查量　　　　B. 杂质的最小允许量　　　　C. 杂质的最大允许量
   D. 杂质的合适含量　　　E. 杂质的存在量

2. 药物氯化物检查，适宜的比浊浓度范围是（　　）。
   A. $50\sim80\mu g/50ml\ Cl^-$　　　B. $10\sim50\mu g/50ml\ Cl^-$　　　C. $0.5\sim0.8mg/50ml\ Cl^-$
   D. $0.1\sim0.5\mu g/50ml\ Cl^-$　　E. $5\sim8\mu g/50ml\ Cl^-$

3. 干燥失重主要是检查药物中（　　）。
   A. 遇硫酸呈色的有机杂质　　B. 水分及其他挥发性物质　　C. 表面水
   D. 结晶水　　　　　　　　　E. 微量不溶性杂质

4. 若炽灼残渣留作重金属检查，则炽灼温度应在（　　）。
   A. $400\sim500℃$　　　B. $350\sim450℃$　　　C. $500\sim600℃$
   D. $700\sim800℃$　　　E. $650\sim750℃$

5. 检查含 $2\sim5\mu g$ 重金属杂质须采用《中国药典》（2020 年版）四部通则中重金属检查法的（　　）。
   A. 第一法　　　　　B. 第二法　　　　　C. 第三法
   D. 第四法　　　　　E. 硫代乙酰胺法

6. 在药品的生产过程中出现的机会较多，而且在人体内又易积蓄中毒的重金属杂质是（　　）。
   A. 银　　　　　　　B. 铅　　　　　　　C. 汞
   D. 铜　　　　　　　E. 铬

7. 恒重系指供试品连续两次干燥或炽灼后的重量差为（　　）。
   A. 0.6mg 以下　　　B. 0.5mg 以下　　　C. 0.4mg 以下
   D. 0.3mg 以下　　　E. 0.2mg 以下

8. 下列关于药物中杂质及杂质限量的叙述正确的是（　　）。
   A. 杂质限量是指药物中所含杂质的最大允许量
   B. 杂质的来源主要是由生产过程中引入的，其他方面不考虑
   C. 杂质限量通常只用百万分之几表示
   D. 检查杂质，必须用标准溶液进行对比
   E. 杂质检查需定量测定

9. "干燥失重"是指在规定的条件下，测定药品中所含能被除去的（　　），从而减失重量的百分率。
   A. 水分　　　　　　　B. 甲醇　　　　　　　C. 乙醇
   D. 水分和其他挥发性物质　　E. 结晶水

10. 氯化物杂质检查中所用的酸溶液是（　　）。
    A. 稀硝酸　　　　　B. 稀硫酸　　　　　C. 稀盐酸
    D. 稀乙酸　　　　　E. 磷酸

（二）B 型题（配伍选择题） 每题只有一个正确答案，每个备选答案可重复选用，也可不选用

[1～3] 药品所含杂质的分类方法：
   A. 一般杂质　　　B. 有机杂质　　　C. 信号杂质
   D. 无机杂质　　　E. 特殊杂质　　　F. 有害杂质

1. 按照杂质的来源分为（　　）和（　　）。
2. 按照杂质的性质分为（　　）和（　　）。

3. 按照杂质的结构分为（　　）和（　　）。

[4~8] 杂质检查的方法对应的内容：

A. 对照法　　　　　　B. 比较法　　　　　　C. 灵敏度法
D. 比色法　　　　　　E. 比浊法

4.（　　）是指取供试品一定量按照药典中规定的方法检查，通常采用比较获得的数值大小判定结果。

5.（　　）是指在检测条件下，以待检测杂质反应的灵敏度作为该杂质最大允许量。

6.（　　）是指取一定量的待检测的杂质制成对照品溶液，与一定量的供试品溶液在相同条件和程序下处理，对结果进行比较，以确定杂质的含量是否超过对照品中杂质的含量。

7.（　　）是通过俯视的方法比较液层的浑浊程度判定。

8.（　　）是通过平视的方法比较溶液的颜色深浅判定。

（三）X 型题（多项选择题）每题的备选答案中有 **2 个**或 **2 个以上**答案

1. 若药物有色干扰杂质检查，可采取的措施为（　　）。

　　A. 用空白对照法　　　　B. 标准品比较法　　　　C. 样品过滤处理
　　D. 内消色法处理　　　　E. 外消色法处理

2. 药物干燥失重检查法有（　　）。

　　A. 干燥剂干燥法　　　　B. 吸附指示剂法　　　　C. 热重法
　　D. 费休法　　　　　　　E. 比热法

3. 药物杂质中的有害杂质是（　　）。

　　A. 氯化物　　　　　　　B. 砷盐　　　　　　　　C. 硫酸盐
　　D. 氰化物　　　　　　　E. 重金属

4.《中国药典》（2020 年版）四部通则中规定限量的残留有机溶剂是（　　）。

　　A. 环氧乙烷　　　　　　B. 苯　　　　　　　　　C. 三氯甲烷
　　D. 吡啶　　　　　　　　E. 二噁烷

5. 易在药物生产过程中引入的杂质是（　　）。

　　A. 副产物　　　　　　　B. 原料　　　　　　　　C. 重金属
　　D. 中间体　　　　　　　E. 分解物

6. 药物杂质限量常用的表示方法有（　　）。

　　A. 百分之几　　　　　　B. mol/L　　　　　　　C. ％
　　D. μg　　　　　　　　　E. 百万分之几

7. 用对照法进行药物的一般杂质检查时，操作中应注意（　　）。

　　A. 供试管与对照管应同步操作
　　B. 称取 1g 以上供试品时，不超过规定量的±1％
　　C. 仪器应配对
　　D. 溶剂应是去离子水
　　E. 对照品必须与待检杂质为同一物质

8. 关于药物中氯化物的检查，正确的是（　　）。

　　A. 氯化物检查在一定程度上可反映药品生产、流通是否正常
　　B. 氯化物检查可反应 Ag^+ 的多少
　　C. 氯化物检查是在酸性条件下进行的
　　D. 供试品的取量可任意
　　E. 标准氯化钠溶液的取量由限量及供试品取量而定

9. 检查重金属的方法有（　　）。

　　A. 古蔡氏法　　　　　　B. 第一法（硫代乙酰胺法）　　C. 第二法（炽灼法）
　　D. 第三法（硫化钠法）　　E. 硫氰酸盐法

10. 药品中杂质的来源是（　　）。
    A. 药品生产中　　　　　　B. 药品贮存中　　　　　　C. 药品的使用过程中
    D. 药品的运输过程中　　　 E. 药品的研制过程中

(四) 简答题

1. 杂质的来源有哪些，分为哪几类？
2. 一般杂质检查项目及检查原理是什么？
3. 特殊杂质常用的检查方法有哪些？

综 合 知 识

1. 葡萄糖中氯化物的检查：取本品 0.6g，加水溶解成 25ml，依法检查，结果与标准氯化钠溶液（每 1ml 中含 10μg Cl）6.0ml 制成的对照溶液比较，不得更浓。氯化物的限量是多少？

2. 检查司可巴比妥钠的重金属，取供试品 1.0g，依法检查，规定含重金属不得超过百万分之二十，应取标准铅溶液（每 1ml 相当于 10μg 的 Pb）多少毫升？

3. 如何检查阿司匹林原料中的杂质是否超标？

项目五 药品卫生学检查技术

知识目标

1. 掌握微生物限度、热原、细菌内毒素及无菌检查法及相关要求。
2. 熟悉抗生素微生物检定法的操作过程及要求。
3. 了解微生物限度检查法应用指导原则。

能力目标

会依据《中国药典》(2020 年版)的质量标准检查各品种项下非无菌产品微生物限度、热原、细菌内毒素及无菌。

必备知识

药品作为一种防病、治病的特殊商品,其卫生学检查也尤为重要。药品的卫生学检查技术作为检测技术的一部分,在药品质量检测方面发挥着至关重要的作用。

一、非无菌产品微生物限度检查法

1. 概述

非无菌产品微生物限度检查法是检查无菌制剂及其原料、辅料等是否符合相应的微生物限度标准时进行的检验,包括样品的取样量和结果的判断等。除另有规定外,本法不适用于活菌制剂的检查。非无菌产品微生物限度检查包括微生物计数法、控制菌检查法和非无菌药品微生物限度标准。

微生物限度检查是体现药品卫生质量的重要指标之一,通过检测药品在单位质量或体积内所含有的活菌数量 cfu/g、cfu/ml 或 cfu/10cm^2,来判断药品被污染的程度。药品中污染的微生物越多,则表明药品受到致病菌污染的机会和可能性越大,安全性就越差;同时细菌数测定也包括对药物的各种原料、工具设备、操作人员及工艺流程等各个环节的卫生状况的测定,它是卫生学评价的一个综合依据。微生物限度检查主要针对非无菌产品药物。非无菌产品药物包括常用口服制剂与一般外用制剂及其原辅料。对这一部分制剂一般不要求绝对无菌,允许一定限量的微生物存在,即微生物检查是一种限度检查。《中国药典》(2020 年版)二部制定的常见剂型药品微生物限度标准,见表 5-1。

现行版药典规定微生物限度检查应在环境洁净度 B 级下的局部洁净度达 A 级的单向流空气区域内进行。检验全过程必须严格遵守无菌操作技术要求,防止再污染。单向流空气区域、工作台面及环境应定期按《医药工业洁净室（区）悬浮粒子、浮游菌和沉降菌的测试方法》的现行国家标准进行洁净度验证。

表 5-1 非无菌化学药品制剂、生物制品制剂、不含药材原粉的中药制剂的微生物限度标准

给药途径	需氧菌总数 (cfu/g、cfu/ml 或 $cfu/10cm^2$)	霉菌和酵母菌总数 (cfu/g、cfu/ml 或 $cfu/10cm^2$)	控制菌
口服给药[①] 　固体制剂 　液体制剂	10^3 10^2	10^2 10^1	不得检出大肠埃希菌（1g 或 1ml）；含脏器提取物的制剂还不得检出沙门菌（10g 或 10ml）
口腔黏膜给药制剂 齿龈给药制剂 鼻用制剂	10^2	10^1	不得检出大肠埃希菌、金黄色葡萄球菌、铜绿假单胞菌（1g、1ml 或 $10cm^2$）
耳用制剂 皮肤给药制剂	10^2	10^1	不得检出金黄色葡萄球菌、铜绿假单胞菌（1g、1ml 或 $10cm^2$）
呼吸道吸入给药制剂	10^2	10^1	不得检出大肠埃希菌、金黄色葡萄球菌、铜绿假单胞菌、耐胆盐革兰阴性菌（1g 或 1ml）
阴道、尿道给药制剂	10^2	10^1	不得检出金黄色葡萄球菌、铜绿假单胞菌、白色念珠菌（1g、1ml 或 $10cm^2$）；中药制剂还不得检出梭菌（1g、1ml 或 $10cm^2$）
直肠给药 　固体制剂 　液体制剂	10^3 10^2	10^2 10^2	不得检出金黄色葡萄球菌、铜绿假单胞菌（1g 或 1ml）
其他局部给药制剂	10^2	10^2	不得检出金黄色葡萄球菌、铜绿假单胞菌（1g、1ml 或 $10cm^2$）

①化学药品制剂和生物制品制剂若含有未经提取的动植物来源的成分及矿物质，还不得检出沙门菌（10g 或 10ml）。

微生物限度检查的项目包括需氧菌总数、霉菌和酵母菌总数、控制菌的检查。三项检查的结果均符合该品种微生物限度检查项目的规定，才能判定该供试品合格，如果其中有一项不符合规定，均应判定该供试品不合格。除另有规定外，本检查法中细菌培养温度为 30～35℃，霉菌、酵母菌培养温度为 25～28℃，控制菌培养温度为 35～37℃。

2. 试验准备

（1）对环境和操作人员要求　无菌室使用前开启紫外灯和空气过滤装置，至少提前 30min；将所需已灭菌或消毒的用品按无菌操作技术要求移至无菌操作室；操作人员按要求穿戴无菌服，进入无菌操作室；操作前，先用乙醇棉球消毒手，再用乙醇棉球擦拭供试品瓶、盒、袋等的开口处周围，待干后用无菌的手术剪刀将供试品瓶、盒、袋启封。启封后先仔细检查瓶盖内侧及瓶口周围有无生霉长螨的迹象，对肉眼可见疑似者用放大镜和显微镜观察，若证实为生霉、长螨，即可判定为不合格，无需继续检验。

（2）培养基的制备　除另有规定外，培养基制备的灭菌条件为 121℃、20min，培养基可以按照《中国药典》（2020 年版）四部通则中的处方制备，也可以使用按该处方生产的符合要求的脱水培养基，参照培养基的使用说明进行制备。配制后，应采用验证合格的灭菌程序灭菌。

(3) 供试品的抽样量和检验量 由于药品受微生物污染的不均匀性和多变性,因此抽样方法、抽样数量和次数直接影响着微生物限度检查的结果。微生物限度检查的样品一般采用随机抽样法,其抽样量至少应为检验用量(2个以上最小包装单位)的3倍。检验量即一次试验所用的供试品量(g、ml或cm^2),除另有规定外,一般供试品的检验量为10g或10ml;膜剂为$100cm^2$;贵重药品、微量包装药品的检验量可以酌减。检验时,应从2个以上最小包装单位中抽取供试品,大蜜丸不得少于4丸,膜剂不得少于4片。

(4) 供试液的预处理 根据供试品的理化特性与生物学特性,采取适宜的方法制备供试液。供试液制备若需加温时,应均匀加热,且温度不应超过45℃。供试液从制备至加入检验用培养基,不得超过1h。常用的供试液制备方法如下。如果下列供试液制备方法经确认均不适用,应建立其他适宜的方法。

① 水溶性供试品 取供试品,用pH7.0无菌氯化钠-蛋白胨缓冲液,或pH7.2磷酸盐缓冲液,或胰酪大豆胨液体培养基溶解或稀释制成1:10供试液。若需要,调节供试液pH值至6~8。必要时,用同一稀释液将供试液进一步10倍系列稀释。水溶性液体制剂也可用混合的供试品原液作为供试液。

② 水不溶性非油脂类供试品 取供试品,用pH7.0无菌氯化钠-蛋白胨缓冲液,或pH7.2磷酸盐缓冲液,或胰酪大豆胨液体培养基制备成1:10供试液。分散力较差的供试品,可在稀释液中加入表面活性剂(如0.1%的聚山梨酯80),使供试品分散均匀。若需要,调节供试液pH值至6~8。必要时,用同一稀释液将供试液进一步10倍系列稀释。

③ 油脂类供试品 取供试品,加入无菌十四烷酸异丙酯使溶解,或与最少量并能使供试品乳化的无菌聚山梨酯80或其他无抑菌性的无菌表面活性剂充分混匀。表面活性剂的温度一般不超过40℃(特殊情况下,最多不超过45℃),小心混合,若需要可在水浴中进行,然后加入预热的稀释液使成1:10供试液,保温,混合,并在最短时间内形成乳状液。必要时,用稀释液或含上述表面活性剂的稀释液进一步10倍系列稀释。

④ 需用特殊方法制备供试液的供试品

a. 膜剂供试品 取供试品,剪碎,加pH7.0无菌氯化钠-蛋白胨缓冲液,或pH7.2磷酸盐缓冲液,或胰酪大豆胨液体培养基,浸泡,振摇,制成1:10的供试液。若需要,调节供试液pH值至6~8。必要时,用同一稀释液将供试液进一步10倍系列稀释。

b. 肠溶及结肠溶制剂供试品 取供试品,加入pH6.8无菌磷酸盐缓冲液(用于肠溶制剂)或pH7.6无菌磷酸盐缓冲液(用于结肠溶制剂),置45℃水浴中,振摇,使溶解,制成1:10的供试液。必要时,用同一稀释液将供试液进一步10倍系列稀释。

c. 气雾剂、喷雾剂供试品 取供试品,置-20℃或其他适宜温度冷冻约1h,取出,迅速消毒供试品开启部位,用无菌钢锥在该部位钻一小孔,放至室温,并轻轻转动容器,使抛射剂全部缓缓释出。供试品亦可采用其他适宜的方法取出。用无菌注射器从每一容器中吸出药液于无菌容器中混合,然后取样检查。

d. 贴膏剂供试品 取供试品,去掉防粘层,将粘贴面朝上放置在无菌玻璃或塑料器皿上,在粘贴面上覆盖一层适宜的无菌多孔材料(如无菌纱布),避免贴膏剂粘贴在一起。将处理后的贴膏剂放入盛有适宜体积并含有表面活性剂(如聚山梨酯80或卵磷脂)稀释液的容器中,振荡至少30min。必要时,用同一稀释液将供试液进一步10倍系列稀释。

(5) 接种和稀释 按下列要求进行供试液的接种和稀释,制备微生物回收试验用供试液。所加菌液的体积应不超过供试液体积的1%。为确认供试品中的微生物能被充分检出,首先应选择最低稀释级的供试液进行计数方法适用性试验。

① 试验组取上述制备好的供试液，加入试验菌液，混匀，使每 1ml 供试液或每张滤膜所滤过的供试液中含菌量不大于 100cfu。

② 供试品对照组取制备好的供试液，以稀释液代替菌液同试验组操作。

③ 菌液对照组取不含中和剂及灭活剂的相应稀释液替代供试液，按试验组操作加入试验菌液并进行微生物回收试验。

若供试品抗菌活性或溶解性较差导致无法选择最低稀释级的供试液进行方法适用性试验时，应采用适宜的方法对供试液进行进一步的处理。如果供试品对微生物生长的抑制作用无法以其他方法消除，供试液可经过中和、稀释或薄膜过滤处理后再加入试验菌悬液进行方法适用性试验。

(6) 抗菌活性的去除或灭活 供试液接种后，按下列"微生物回收"规定的方法进行微生物计数。若试验组菌落数减去供试品对照组菌落数的值小于菌液对照组菌落数值的 50%，可采用下述方法消除供试品的抑菌活性。

① 增加稀释液或培养基体积。

② 加入适宜的中和剂或灭活剂。

中和剂或灭活剂（表 5-2）可用于消除干扰物的抑菌活性，最好在稀释液或培养基灭菌前加入。若使用中和剂或灭活剂，试验中应设中和剂或灭活剂对照组，即取相应量稀释液替代供试品同试验组操作，以确认其有效性和对微生物无毒性。中和剂或灭活剂对照组的菌落数与菌液对照组的菌落数的比值应在 0.5～2 范围内。

表 5-2　常见干扰物的中和剂或灭活剂

干扰物	可选用的中和剂或灭活剂（或灭活方法）
戊二醛、汞制剂	亚硫酸氢钠
酚类、乙醇、醛类、吸附物	稀释法
醛类	甘氨酸
季铵化合物、对羟基苯甲酸、双卵磷脂胍类化合物	卵磷脂
季铵化合物、碘、对羟基苯甲酸	聚山梨酯
水银	巯基乙酸盐
水银、汞化物、醛类	硫代硫酸盐
EDTA、喹诺酮类抗生素	镁或钙离子
磺胺类	对氨基苯甲酸
β-内酰胺类抗生素	β-内酰胺酶

3. 微生物计数法

计数方法包括平皿法、薄膜过滤法和最可能数法（简称 MPN 法）。MPN 法用于微生物计数时精度较差，但对于某些微生物污染量很小的供试品，MPN 法可能是更适合的方法。

① 供试品检查时，应根据供试品理化特性和微生物限度标准等因素选择计数方法，检测的样品量应能保证所获得的试验结果能够判断供试品是否符合规定。所选方法的适用须经确认。

② 按计数方法适用性试验确认的计数方法进行供试品中需氧菌总数、霉菌和酵母菌总

数的测定。胰酪大豆胨琼脂培养基或胰酪大豆胨液体培养基用于测定需氧菌总数；沙氏葡萄糖琼脂培养基用于测定霉菌和酵母菌总数。

③ 以稀释液代替供试液进行阴性对照试验。阴性对照试验应无菌生长，如果阴性对照有菌生长，应进行偏差调查。

(1) 平皿法 平皿法包括倾注法和涂布法。除另有规定外，取规定量供试品，按方法适用性试验确认的方法进行供试液制备和菌数测定，每稀释级每种培养基至少制备2个平板。

① 培养和计数 除另有规定外，胰酪大豆胨琼脂培养基平板在30～35℃培养3～5d，沙氏葡萄糖琼脂培养基平板在20～25℃培养5～7d，观察菌落生长情况，点计平板上生长的所有菌落数，计数并报告。菌落蔓延生长成片的平板不宜计数。点计菌落数后，计算各稀释级供试液的平均菌落数，按菌数报告规则报告菌数。若同稀释级两个平板的菌落数平均值不小于15，则两个平板的菌落数不能相差1倍或以上。

② 菌数报告规则 需氧菌总数测定宜选取平均菌落数小于300cfu的稀释级，霉菌和酵母菌总数测定宜选取平均菌落数小于100cfu的稀释级，作为菌数报告的依据。取最高的平均菌落数，计算1g、1ml或10cm^2供试品中所含的微生物数，取两位有效数字报告。

如各稀释级的平板均无菌落生长，或仅最低稀释级的平板有菌落生长，但平均菌落数<1时，以<1乘以最低稀释倍数的值报告菌数。

(2) 薄膜过滤法 除另有规定外，按计数方法适用性试验确认的方法进行供试液制备。取相当于1g、1ml或10cm^2供试品的供试液，若供试品所含的菌数较多时，可取适宜稀释级的供试液，照方法适用性试验确认的方法加至适量稀释液中，立即过滤，冲洗。冲洗后取出滤膜，菌面朝上贴于胰酪大豆胨琼脂培养基或沙氏葡萄糖琼脂培养基上培养。

培养、计数培养条件和计数方法同平皿法，每张滤膜上的菌落数应不超过100cfu，菌数报告规则以相当于1g、1ml或10cm^2供试品的菌落数报告菌数；若滤膜上无菌落生长，以<1报告菌数（每张滤膜过滤1g、1ml或10cm^2供试品），或<1乘以最低稀释倍数的值报告菌数。

(3) MPN法 MPN法的精密度和准确度不及薄膜过滤法和平皿计数法，仅在供试品需氧菌总数没有适宜计数方法的情况下使用，本法不适用于霉菌计数。

取规定量供试品，按方法适用性试验确认的方法进行供试液制备和供试品接种，所有试验管在30～35℃培养3～5d，如果需要确认是否有微生物生长，按方法适用性试验确定的方法进行。记录每一稀释级微生物生长的管数，查阅（通则1105）后确定每1g或1ml供试品中需氧菌总数的最可能数。

(4) 结果判断 需氧菌总数是指胰酪大豆胨琼脂培养基上生长的总菌落数（包括真菌菌落数），霉菌和酵母菌总数是指沙氏葡萄糖琼脂培养基上生长的总菌落数（包括细菌菌落数）。若因沙氏葡萄糖琼脂培养基上生长的细菌使霉菌和酵母菌的计数结果不符合微生物限度要求，可使用含抗生素（如氯霉素、庆大霉素）的沙氏葡萄糖琼脂培养基或其他选择性培养基（如玫瑰红钠琼脂培养基）进行霉菌和酵母菌总数测定。使用选择性培养基时，应进行培养基适用性检查。若采用MPN法，测定结果为需氧菌总数。各品种项下规定的微生物限度标准解释如下：

10cfu：可接受的最大菌数为20。
10^2cfu：可接受的最大菌数为200。
10^3cfu：可接受的最大菌数为2000，依此类推。

若供试品的需氧菌总数、霉菌和酵母菌总数的检查结果均符合该品种项下的规定，判供试品符合规定；若其中任何一项不符合该品种项下的规定，判供试品不符合规定。

4. 控制菌检查法

控制菌检查法系用于在规定的试验条件下，检查供试品中是否存在特定的微生物。当本法用于检查非无菌制剂及其原辅料等是否符合相应的微生物限度标准时，应按下列规定进行检验，包括样品取样量和结果判断等。供试品检出控制菌或其他致病菌时，按一次检出结果为准，不再复试。

供试液制备及实验环境要求同"非无菌产品微生物限度检查：微生物计数法（通则1105）"。

如果供试品具有抗菌活性，应尽可能去除或中和。供试品检查时，若使用了中和剂或灭活剂，应确认有效性及对微生物无毒性。供试液制备时如果使用了表面活性剂，应确认其对微生物无毒性以及与所使用中和剂或灭活剂的相容性。

5. 注意事项

检查的全过程均应严格遵守无菌操作，严防再污染。

[示例 5-1]　葡萄糖酸钙的微生物限度检查

供试品：葡萄糖酸钙片（0.5g/片）2盒。

仪器及型号：高压蒸气灭菌器（日本三洋 MLS37503780），恒温培养箱（DHP-9052）。

标准规定：片剂需氧菌总数每1g不得超过 10^3 个，霉菌和酵母菌总数每1g不得超过 10^2 个，不得检出大肠埃希菌。

测定结果：需氧菌总数0，霉菌酵母菌总数0，大肠埃希菌未检出。

结果判定：符合规定。

二、热原检查法

1. 概述

医院临床在使用药品注射剂时，偶尔有发冷、寒战、发热、头痛、恶心、呕吐、肤色灰白、休克、严重时导致死亡等现象发生，这种症状称为热原反应。为提高药品质量和用药安全，人们对热原进行了广泛的研究，直到1923年Seibert提出了用家兔检测热原的方法。1942年《美国药典》首先将家兔热原检查项收入药典成为法定方法，《中国药典》1953年版开始收载该方法，随后世界各国的药典都以动物热原检查法作为药品质量检测的方法之一。

检查热原一般采用家兔升温法。家兔升温法是一种传统的热原检查方法，它是将一定剂量的供试品，静脉注入家兔体内，在规定时间内，观测家兔体温升高的情况，以判定供试品中所含热原的限度是否符合规定的方法。家兔注射一定量的热原后，一般15~30min体温开始上升，70~120min达到最高峰。如果注射规定量的供试品后，家兔没有升温或升温不多，说明供试品内热原含量极少，没有超出许可范围；反之，如果注射供试品后，家兔的升温比较明显，即超出了规定的范围，说明供试品内热原含量较大，用于临床后会产生不良反应，这样的药品是不能用于临床的。

2. 试验准备

(1) 仪器、用具、试剂的准备 分析天平（万分之一）、热原测试仪、电热干燥箱（带自动控温装置，最高温度应达300℃）、超净工作台、恒温水浴、煮锅、金属饭盒、金属吸管筒、台秤、兔固定器、肛门温度计或测温仪、注射器（2ml、5ml、10ml、20ml、30ml）、注射针头（6号、7号）、吸管（1ml、2ml、5ml、10ml）、称量瓶、广口瓶、75%酒精棉、甘油（或凡士林）、2%碳酸氢钠溶液、注射用水、氯化钠注射液等。

(2) 用具的清洗和热原的除去

① 用具的清洗 玻璃用具用自来水冲洗浮尘后，放入去污剂溶液中浸泡30min以上，取出后用自来水冲洗干净，再用纯化水冲洗3遍。注射针头用自来水冲洗后，在2%碳酸氢钠溶液中煮沸15min，再用自来水冲洗干净，最后用纯化水冲洗3遍。

② 用具的除热原 将清洗干净的注射器、称量瓶、玻璃小瓶、注射针头等置于金属盒内，将吸管置于金属筒内，放入电热干燥箱内，升温至250℃，保温0.5h。

③ 温度计的校正 测量家兔体温应使用精密度为±0.1℃的测温装置。

(3) 家兔的挑选及准备

① 家兔的挑选 选择健康、无伤、体重为1.7～3.0kg的家兔，雌兔应未孕。测前7d用同一饲料饲养，在此期间，家兔无体重减轻及精神、食欲、排泄等异常现象。试验前3～7d内预测体温，每0.5h一次，共8次，体温在38～39.6℃之间，高低温差小于0.4℃的家兔可用。上次用于检查结果为阴性的家兔，休息2d可用，不需选择。升温达0.6℃的家兔，仍按上法挑选。用于一般药品的检查时，每一批家兔使用次数不超过10次。

② 检查前的准备 检查前1～2d内，供试家兔应在与实验室相同温度的饲养室饲养，二者温差不大于5℃。实验室室温在17～25℃，试验全过程室温差小于3℃。此外实验室要安静。试验前参加试验的家兔禁食1h以上。

3. 检查方法

① 供试品溶液的制备

a. 如供试品为原料药，则精密称定适量，根据其效价或含量计算加水量，稀释至所需浓度。

b. 如供试品为制剂，按标示量计算加水量，稀释至所需浓度。

c. 如供试品溶液注射剂量≥3ml/kg，应在注射前预热至38℃。

d. 供试品溶液的制备，应在超净工作台内进行；除另有规定外，试验用水均指灭菌用水。

② 家兔体温的测量 左手抓住家兔的双耳，右手托住家兔的尾部，从饲养笼放到台秤上称重，并把体重记在兔卡上，而后放入固定器中固定。轻轻提起兔尾，把蘸有甘油（或凡士林）的测温仪探头轻轻插入肛门约6cm深，再把兔尾和探头固定在一起，避免探头脱落，直到试验完毕。

家兔置于固定器中至少休息1h后，开始测量第1次体温，隔30min测第2次体温。两次体温相差不超过0.2℃为符合要求，并以两次体温的平均值作为该兔的正常体温。当日使用的家兔体温应在38.0～39.6℃范围内，且所有家兔体温之差不得超过1℃。测量温度的方式有两种：一种是用热原测温仪，按操作程序即可；另一种用肛门温度计，测温时插入肛门的时间不少于1.5min。

③ 供试品溶液的注射　经测定，家兔体温符合要求后 15min 内，进行耳静脉注射。每批供试品注射家兔的数量为初试 3 只、复试 5 只。

注射前先用 75% 酒精棉擦耳朵边缘，用小镊子将除去热原的注射器和针头套好，按规定剂量抽取温热至约 38℃ 的供试品溶液，由耳静脉徐徐注入。注射完后用手捏紧针眼处数秒钟，以助止血。

④ 注射后家兔体温的测量　注射后，每隔 30min 测量体温 1 次，共测 6 次。以 6 次中体温最高 1 次减去注射前的正常体温，即为该兔体温的升高度数。如 3 只家兔中有 1 只体温升高 0.6℃ 或 0.6℃ 以上，或 3 只家兔体温升高均低于 0.6℃，但体温升高的总和达 1.3℃ 或 1.3℃ 以上，应另取 5 只家兔复试，检查方法同上。

4. 结果判断

(1) **供试品热原检查合格**　初试 3 只家兔中，升温均小于 0.6℃，总升温数小于 1.3℃，或复试 5 只家兔中，体温升高大于或等于 0.6℃ 者不超过 1 只，且初试、复试 8 只家兔的升温总数小于或等于 3.5℃ 时，均可判定供试品热原检查合格。

(2) **供试品热原检查不合格**　初试 3 只中，体温升高大于或等于 0.6℃ 超过 1 只，或复试的 5 只家兔中，升温大于或等于 0.6℃ 的家兔超过 1 只，或初试、复试 8 只家兔的升温总数大于 3.5℃ 时，均判定供试品热原检查不合格。

当家兔升温为负值时，均以 0℃ 计。

5. 注意事项

① 热原实验室内、外应保持安静，避免强烈直射的日光或灯光及其他刺激。室温应在 17~25℃，且在全部试验过程中，室温变化不得大于 3℃。

② 稀释供试品时，应仔细观察外包装是否有损坏，如有应剔除。

③ 给家兔测温或注射药液时动作应轻柔，以免引起动物挣扎而使体温波动。

④ 注射时，有的供试品要注意速度应缓慢，否则易造成家兔死亡。

[示例 5-2]　5% 葡萄糖注射液的热原检查

供试品：5% 葡萄糖注射液。

仪器及型号：热原测试仪（ZRY-2D）。

标准规定：初试 3 只家兔中，升温均小于 0.6℃，总升温数小于 1.3℃；或复试 5 只家兔中，体温升高大于或等于 0.6℃ 者不超过 1 只，且初试、复试 8 只家兔的升温总数小于或等于 3.5℃ 时。

测定结果：$\Delta T_1=0.1℃$，$\Delta T_2=0.1℃$，$\Delta T_3=0.2℃$，$\Delta T_1+\Delta T_2+\Delta T_3=0.4℃$

结果判定：符合规定。

三、细菌内毒素检查法

1. 概述

20 世纪 70 年代，美国从鲎的变形细胞溶解物中提取制成了鲎试剂，创建了检测微量内毒素的检测技术。《美国药典》第 20 版收载了用鲎试剂检查注射用水及放射性药品内毒素污染情况的方法，使用鲎试剂检查细菌内毒素的方法正式成为法定方法，原规定的热原检查项逐步被细菌内毒素检查项所取代。

细菌内毒素是革兰阴性菌细胞壁上的一种脂多糖和微量蛋白的复合物，它的特殊性不是细菌或细菌的代谢产物，而是细菌死亡或解体后才释放出来的一种具有内毒素生物活性的物质。它是微生物在生长繁殖过程中合成的，必须在微生物死亡、细胞崩解后才能释放出来的毒素，是革兰阴性菌的脂多糖，故革兰阴性菌易产生。本检查法是利用鲎试剂来检测或量化由革兰阴性菌产生的细菌内毒素（脂多糖），以判断供试品中细菌内毒素的限量是否符合规定的一种方法。

本法系利用鲎试剂来检测或量化由革兰阴性菌产生的细菌内毒素，以判断供试品中细菌内毒素的限量是否符合规定的一种方法。

细菌内毒素检查包括两种方法，即凝胶法和光度测定法，后者包括浊度法和显色基质法。供试品检测时，可使用其中任何一种方法进行试验。当测定结果有争议时，除另有规定外，以凝胶限度试验结果为准。本试验操作过程应防止内毒素的污染。细菌内毒素的量用内毒素单位（EU）表示，1EU 与 1 个内毒素国际单位（IU）相当。

细菌内毒素国家标准品系自大肠埃希菌提取精制而成，用于标定、复核、仲裁鲎试剂灵敏度，标定细菌内毒素工作标准品的效价，干扰试验及检查法中编号 B 和 C 溶液的制备、凝胶法中鲎试剂灵敏度复核试验、光度测定法中标准曲线可靠性试验等。

细菌内毒素检查用水应符合灭菌注射用水标准，其内毒素含量小于 0.015EU/ml（用于凝胶法）或 0.005EU/ml（用于光度测定法），且对内毒素试验无干扰作用。

试验所用的器皿需经处理，以去除可能存在的外源性内毒素。耐热器皿常用干热灭菌法（250℃、30min 以上）去除，也可采用其他确证不干扰细菌内毒素检查的适宜方法。若使用塑料器具，如微孔板和与微量加样器配套的吸头等，应选用标明无内毒素并且对试验无干扰的器具。

(1) **凝胶法** 通过鲎试剂与细菌内毒素产生凝集反应的原理来检测和半定量细菌内毒素的方法。包括鲎试剂灵敏度复核试验、干扰试验、凝胶限量试验及凝胶半定量试验。

(2) **光度测定法** 分为浊度法和显色基质法。包括标准曲线的可靠性试验、干扰试验等。

① 浊度法是利用检测鲎试剂和内毒素反应过程中的浊度变化来测定内毒素含量的一种方法。

② 显色基质法是利用检测鲎试剂和内毒素反应过程中产生的凝固酶使特定底物释放出呈色团的多少而测定细菌内毒素含量的方法。根据检测原理，分为终点显色法和动态显色法。

当测定结果有争议时，除另有规定外，以凝胶法为准。本节仅重点介绍凝胶法的凝胶限度试验。

2. 试验准备

(1) **仪器、用具的准备** 分析天平（万分之一）、超净工作台、细菌内毒素检测恒温仪、电热恒温干燥箱、旋涡混合器、试管架、镊子、消毒棉球、称量瓶、刻度吸管（1ml、2ml、5ml、10ml、15ml）、各种试管、中号金属饭盒、加样器等。

实验中使用的所有玻璃器具先在洗液中浸泡，取出后用自来水、纯化水依次冲洗干净。将冲洗干净的试管、称量瓶、玻璃小瓶置金属饭盒内，吸管置金属筒内，放入烤箱，于 250℃干烤至少 30min，达到规定时间后，关断电源，待烤箱温度自然降至室温，一般需

6～8h。

(2) 试剂的准备

① 鲎试剂 试验中所用鲎试剂，必须具有国家颁发的批准文号。在进行干扰试验或供试品检查前，所在实验室要进行灵敏度复核。

② 细菌内毒素检查用水（BET 水） 细菌内毒素检查中，所用检查用水应为与灵敏度为 0.03EU/ml 或更高灵敏度的鲎试剂在 37℃±1℃ 条件下 24h 不产生凝集反应的灭菌注射用水。

3. 检查方法

(1) 标准品溶液的配制 细菌内毒素标准品的稀释方法如下。

① 国家标准品的效价比较高，所以，稀释的步骤也比较多，1EU/ml 以前的浓度应 10 倍稀释，1EU/ml 以后的浓度，应 2 倍稀释制成 2.0λ、1.0λ、0.5λ、0.25λ（λ 为鲎试剂灵敏度标示值）等浓度。第一步稀释要在溶解后混旋 15min，以后每稀释一步均混旋 30s。

② 工作标准品效价相对较低，稀释方法同国家标准品。

(2) 供试品溶液的制备

① 供试品为原料药，精密称定适量，按效价或含量计算出加水量，用 BET 水稀释成所需要的浓度。

② 供试品为制剂，按标示量计算出加水量，用 BET 水稀释成所需要的浓度。

③ 供试品为粉末，按标准品溶液的配制方法配制。

④ 供试品为注射液，用水稀释，于 50℃ 恒温条件下加温 30min（避免水分蒸发），放冷至室温，供试品的浓度应为标准品浓度的 80%。

(3) 供试品溶液的检查 内毒素凝胶法检查设 8 支反应管，先用 0.1ml BET 水溶解鲎试剂（规格为 0.1ml/支），再加 0.1ml 供试品溶液。其中样品反应管（S 管）2 支、样品的阳性对照管（PPC 管）2 支、阳性对照管（PC 管）2 支、阴性对照管（NC 管）2 支（表 5-3）。待各反应管加上相应溶液后，用封口膜封口，轻轻混匀，避免产生气泡，垂直放入细菌内毒素检查专用干式恒温仪，在 37℃±1℃ 保温（60±2）min 后，观察并记录结果。注意在保温和拿取试管过程中应避免发生震动造成假阴性结果。

表 5-3 凝胶限度试验溶液的制备

编号	内毒素浓度/配制内毒素的溶液	平行管数
A	无/供试品溶液	2
B	2λ/供试品溶液	2
C	2λ/检查用水	2
D	无/检查用水	2

注：A 为供试品溶液；B 为供试品阳性对照；C 为阳性对照；D 为阴性对照。

4. 结果判断

① 将反应管从恒温器中轻轻取出后，缓慢倒转 180°。管内凝胶不变形、不从管壁滑落者为阳性（+），凝胶不能保持完整并从管壁滑落者为阴性（−）。

② 若阴性对照溶液 D 的平行管均为阴性，供试品阳性对照管溶液 B 的平行管均为阳性，阳性对照管溶液 C 的平行管均为阳性，本次试验有效。

③ 若溶液 A 的两个平行管均为阴性，表明供试品中的内毒素含量小于规定的内毒素限值，判定供试品符合规定。

④ 若溶液 A 的两个平行管均为阳性，判定供试品不符合规定。

⑤ 若溶液 A 的两个平行管中一管为阳性，另一管为阴性，需进行复试。复试时溶液 A 需做 4 支平行管，若所有平行管均为阴性，判定供试品符合规定，否则判定供试品不符合规定。

⑥ 若供试品的稀释倍数小于 MVD（确定最大有效稀释倍数）而溶液 A 出现不符合规定时，需将供试品稀释至 MVD 重新实验，再对结果进行判断。

5. 注意事项

药品细菌内毒素检查法，是一项操作简便、快速、标准化程度高、应用成本低廉的新技术，又是一项生物学反应复杂的体外检测方法。由于影响因素较多，在实际工作中应注意如下几个问题。

① 实验前应复核鲎试剂产品的灵敏度和自身凝集时间，因为鲎试剂本身灵敏度的改变或质量不符合要求，能影响实验结果。

② 细菌内毒素工作标准品效价误差或效价不稳定，会影响实验结果。建议选用中国食品药品检定研究院提供的细菌内毒素标准品，必要时或有条件者应标定细菌内毒素标准品的效价。

③ BET 用水：选用鲎试剂生产厂家配备的细菌内毒素检查用水。BET 用水是一种特殊的水，它不仅要求细菌内毒素限值 $<0.03EU/ml$，而且要求有严格的 pH 范围（6.8～8.0），不能用注射用水替代使用。

④ 实验操作的误差：操作顺序和熟练程度尤为重要。实验顺序为：制备内毒素标准溶液→稀释检品→溶解鲎试剂→摆放试管→加样或加试剂→封口恒温→观察结果并记录。

⑤ 实验中所使用的玻璃仪器清洁与否，直接影响试验结果。

⑥ 实验条件：实验室要求洁净，无尘埃空气流通；并应备有一台超净工作台。

> [示例5-3] 葡萄糖注射液的细菌内毒素检查
> 供试品：葡萄糖注射液（250ml：12.5g）。
> 仪器及型号：细菌内毒素检测恒温仪（N10）。
> 标准规定：供试品 2 支均为阴性，判为符合规定。如 2 支均为阳性，判为不符合规定。
> 测定结果：供试品阳性对照 1（+），供试品阳性对照 2（+）；
> 　　　　　阳性对照 1（+），阳性对照 2（+）；
> 　　　　　阴性对照 1（-），阴性对照 2（-）；
> 　　　　　供试品 1（-），供试品 2（-）。
> 结果判定：符合规定。

四、无菌检查法

1. 概述

凡进入人体血液循环系统、肌肉、皮下组织或接触创伤、溃疡、烧伤等部位而发生作用的制品或要求无菌的材料、灭菌器具等应用于临床，一旦染有活菌进入病人体内往往会引起剧烈的反应，引起并发症，加重病情，甚至威胁生命。因此，对规定灭菌或无菌制剂进行无菌检查，在保证人们用药安全方面有着十分重要的意义。

无菌检查法系用于检查药典要求无菌的药品、生物制品、医疗器具、原辅料及其他品种是否无菌的一种方法。若供试品符合无菌检查法的规定，仅表明了供试品在该检验条件下未发现微生物污染。无菌检查应在无菌条件下进行，试验环境必须达到无菌检查的要求，检验全过程应严格遵守无菌操作，防止微生物污染，防止污染的措施不得影响供试品中微生物的检出。单向流空气区、工作台面及环境应定期按医药工业洁净室（区）悬浮粒子、浮游菌和沉降菌的测试方法的现行国家标准进行洁净度确认。隔离系统应定期按相关的要求进行验证，其内部环境的洁净度须符合无菌检查的要求。日常检验还需对试验环境进行监控。

无菌检查需用最严格的无菌操作法将被检查的药品或材料的样本分别接种于适合各种微生物生长的不同培养基中，置于不同的适宜温度下培养一定的时间，逐日观察微生物的生长情况，并结合阳性和阴性对照试验的结果，判断供试品是否被微生物污染，从而判断供试品是否合格。

《中国药典》（2020 年版）四部通则中规定的无菌检查法包括薄膜过滤法和直接接种法。前者适用于有抗菌作用或大容量的供试品，后者适用于非抗菌作用的供试品。

2. 试验准备

（1）**无菌室**　药品的无菌检测操作须在无菌室进行，无菌室应保持清洁整齐，室内仅存放最必需的检验用具，无菌室的仪器用具必须固定放置，不可随意挪动。

无菌室应每周和每次操作前用甲醛（或甲醛加高锰酸钾）蒸气熏蒸消毒，或用其他消毒剂擦拭消毒，开启无菌空气过滤器及紫外灯杀菌 1h。在每次操作完毕后，也要用消毒液擦拭台面，除去室内湿气，用紫外灯杀菌 1h。无菌室的清扫工具必须专用。每次消毒处理后，需进行尘埃粒子、菌落数检查。另外每次操作时在层流空气所及台面左、中、右放置已证明无菌的营养琼脂平板，暴露 30min 后置于 30~35℃培养 48h，取出检查，3 个平板上生长的菌落数平均不得超过 1 个。

无菌检验操作区台面每天检测一次。进行洁净度检查，包括尘埃粒子数及浮游微生物数或沉降菌数测定，应符合要求，否则，不得使用。擦洗超净工作台应使用丝光毛巾，不得使用纱布。每周用消毒剂将各部位擦一遍，超净工作台除需定期搞清洁卫生外，每次操作前净化工作台的操作面积包括桌面、左右玻璃、尼龙网及顶部用消毒剂擦净。凡放入超净工作台上的物品，如灭过菌的用具、取样用盒子、培养基、样品等外面均先用消毒剂擦拭，然后再打开超净工作台上的紫外灯。紫外灯开到 45min 时打开层流，当紫外灯开够 1h，关闭超净工作台和缓冲间的紫外灯。

（2）**检验人员**　从事无菌检验的工作人员必须具备微生物专业知识，并经过无菌技术的培训。操作人员用肥皂洗双手，进入缓冲间换消毒拖鞋，用消毒剂洗双手，用消毒巾擦干，换上无菌衣、裤、帽子、口罩，戴乳胶手套等。在操作过程中要用 75％酒精擦手套。操作人员进入无菌室后不应再外出取物品，因此要将每次试验过程中所用物品计划好。开始试验后，无菌室不得随意出入。工作完毕将室内彻底清理，恢复使用前原状。离开无菌室时将无菌衣和手套等放在缓冲间。

（3）**物品、用具的处理**

① 物品、用具的洗涤

a.试管：使用过的试管将培养基倒出，若有浑浊长菌经高压蒸汽121℃±0.5℃灭菌1h后，将培养基倒出（新的试管无此程序，直接洗刷），用洗涤剂洗刷，然后用自来水冲洗干净，再用纯化水冲洗3遍，将试管倒立，晾干备用。

b.培养皿：使用过的培养皿将培养基刮出，若有菌生长需经高压蒸汽121℃±0.5℃灭菌1h后，再将培养基倒出或刮出（新的培养皿无此程序，直接洗刷），用毛刷蘸洗涤剂刷洗培养皿内外，再用自来水冲洗干净，用纯化水冲洗3遍，晾干，备用。培养皿如被抗生素污染，则应在清洁液内浸泡过夜后，再用水冲洗数次，纯化水冲洗3遍。

c.移液管：使用过的移液管经消毒后，用自来水冲洗，冲去移液管上端的脱脂棉（新的移液管无此程序，直接浸泡），放入清洁液内浸泡过夜后，用自来水冲洗数次，再用纯化水冲洗3遍，晾干备用。

d.注射器：将注射器泡在自来水中，连同针头用自来水冲洗数次，再用纯化水冲洗3次。凡用于吸取油质的注射器，应先以洗涤剂洗，再用热水冲洗内壁，然后用磷酸氢钠的溶液煮沸20min，用自来水冲洗干净，再用纯化水冲洗3次。

e.滤器：用自来水冲洗数次后，再用纯化水冲洗3次。

f.烧杯、量筒、抽滤瓶等玻璃器皿：用水冲洗数次，晾干后再用清洁液浸泡过夜，取出后用水冲洗数次，纯化水冲洗3次，晾干备用。

g.剪刀、镊子：用水冲洗干净，放在盘内晾干，备用。

h.无菌衣、裤、帽子、口罩等：用水洗涤干净后，晾干。

② 物品、用具的包扎

a.试管：在管口塞上塞子，按需要量用牛皮纸包裹在一起。

b.移液管、刻度吸管：在管的上端内，松松塞进少许脱脂棉，然后每支管分别用牛皮纸卷好，再用牛皮纸袋包装。

c.注射器：洗涤干净的注射器及注射针头装配好后放入垫有纱布的金属饭盒内，一层层放好，上边盖上纱布，然后盖上盖子。

d.滤器：将微孔滤膜在纯化水中浸泡湿润，取出后固定在细菌滤器的滤板上，滤板下、滤膜上均用耐高温垫圈垫好，安装好滤器。在灭菌前滤器的螺旋勿拧太紧，滤器用牛皮纸包好。

e.剪刀、镊子：一把剪刀和一把镊子摆好，用金属盒装好。

f.无菌衣、裤子、帽子、口罩：洗净、配套好后装入布口袋，扎紧袋口。

③ 用具的灭菌　将包扎妥当的用具（除另有规定外），在121℃±0.5℃蒸汽灭菌30min，物品取出时切勿立即置冷处，以免急速冷却使灭菌物品内蒸汽冷凝造成负压，易致染菌，应置恒温培养箱中或在灭菌锅内烘干后取出。

(4) 无菌检查的供试品容器外部消毒处理　将样品放置在有识别标签的小筐内，将小筐浸入消毒剂内，然后将供试品取出放入经消毒的塑料桶内，由传递窗送入无菌检查区。如可能，进入无菌检查区的所有物件都应浸入消毒液中或用消毒剂擦拭。在超净工作台上将供试品排列好顺序，做好标识后，登记在无菌检查试验记录上。

3. 检查方法

(1) 直接接种法　按表5-4取规定量供试品。直接接种法适用于无法用薄膜过滤法进行无菌检查的供试品，即取规定量供试品分别等量接种至硫乙醇酸盐流体培养基和胰酪大豆胨液体培养基中。除生物制品外，一般样品无菌检查时两种培养基接种的瓶或支数相等；生物制品无菌检查时硫乙醇酸盐流体培养基和胰酪大豆胨液体培养基接种的瓶或支数为2∶1。除另有规定外，每个容器中培养基的用量应符合接种的供试品体积不得大于培养基体积的10%，同时，硫乙醇酸盐流体培养基每管装量不少于15ml，胰酪大豆胨液体培养基每管装量不少于10ml。供试品检查时，培养基的用量和高度同方法适用性试验。

表5-4 批出厂产品及生物制品的原液和半成品最少检验数量

供试品		批产量 N/个	接种每种培养基的最少检验数量
注射剂		≤100	10%或4个(取较多者)
		100＜N≤500	10个
		＞500	2%或20个(取较少者)
			20个(生物制品)
大体积注射剂(＞100ml)			2%或10个(取较少者)
			20个(生物制品)
冻干血液制品			
	＞5ml	每柜冻干≤200	5个
		每柜冻干＞200	10个
	≤5ml	≤100	5个
		100＜N≤500	10个
		＞500	20个
眼用及其他非注射产品		≤200	5%或2个(取较多者)
		＞200	10个
桶装无菌固体原料		≤4	每个容器
		4＜N≤50	20%或4个容器(取较多者)
		＞50	2%或10个容器(取较多者)
抗生素固体原料药(≥5g)			6个容器
生物制品原液或半成品			每个容器(每个容器制品的取样量为总量的0.1%或不少于10ml，每开瓶一次，应如上法抽验)
体外用诊断制品半成品			每批(抽验量应不少于3ml)
医疗器具		≤100	10%或4件(取较多者)
		100＜N≤500	10件
		＞500	2%或20件(取较少者)

注：若供试品每个容器内的装量不够接种两种培养基，那么表中的最少检验数量应增加相应倍数。

① 固体供试品 取规定量，直接等量接种至各管培养基中，或加入适宜的溶剂溶解，或按标签说明复溶后，取规定量等量接种至各管培养基中。

② 非水溶性供试品 取规定量，混合，加入适量的聚山梨酯80或其他适宜的乳化剂及稀释剂使其乳化；等量分别接种至各管培养基中，或分别直接等量接种至含聚山梨酯80或其他适宜乳化剂的各管培养基中。

③ 混悬液等非澄清水溶液供试品　取规定量，分别等量接种至各管培养基中。

④ 敷料供试品　取规定数量，以无菌操作拆开每个包装，于不同部位剪取约100mg或1cm×3cm的供试品，等量接种于各管足以浸没供试品的适量培养基中。

⑤ 灭菌医用器具供试品　取规定量，必要时应将其拆散或切成小碎段，等量接种于各管足以浸没供试品的适量培养基中。

培养及观察：将上述接种供试品后的培养基容器分别按各培养基规定的温度培养不少于14d；接种生物制品供试品的硫乙醇酸盐流体培养基的容器应分成两等份，一份置30～35℃培养，一份置20～25℃培养。培养期间应逐日观察并记录是否有菌生长。如在加入供试品后或在培养过程中，培养基出现浑浊，培养14d后，不能从外观上判断有无微生物生长，可取该培养液适量转种至同种新鲜培养基中，培养3d，观察接种的同种新鲜培养基是否再出现浑浊；或取培养液涂片，染色，镜检，判断是否有菌。

(2) 薄膜过滤法　薄膜过滤法一般应采用封闭式薄膜过滤器。无菌检查用的滤膜孔径应不大于0.45μm，直径约为50mm。根据供试品及其溶剂的特性选择滤膜材质。使用时，应保证滤膜在过滤前后的完整性。

水溶性供试液过滤前应先将少量的冲洗液过滤，以润湿滤膜。油类供试品，其滤膜和过滤器在使用前应充分干燥。为发挥滤膜的最大过滤效率，应注意保持供试品溶液及冲洗液覆盖整个滤膜表面。供试液经薄膜过滤后，若需要用冲洗液冲洗滤膜，每张滤膜每次冲洗量一般为100ml，且总冲洗量不得超过1000ml，以避免滤膜上的微生物受损伤。

① 水溶液供试品　取规定量，直接过滤，或混合至含不少于100ml适宜稀释液的无菌容器中，混匀，立即过滤。如供试品具有抑菌作用，须用冲洗液冲洗滤膜，冲洗次数一般不少于3次，所用的冲洗量、冲洗方法同方法适用性试验。除生物制品外，一般样品冲洗后，1份滤器中加入100ml硫乙醇酸盐流体培养基，1份滤器中加入100ml胰酪大豆胨液体培养基。生物制品样品冲洗后，2份滤器中加入100ml硫乙醇酸盐流体培养基，1份滤器中加入100ml胰酪大豆胨液体培养基。

② 水溶性固体或半固体供试品　取规定量，加适宜的稀释液溶解或按标签说明复溶，然后照水溶液供试品项下的方法操作。

③ 非水溶性供试品　取规定量，直接过滤；或混合溶于适量含聚山梨酯80或其他适宜乳化剂的稀释液中，充分混合，立即过滤。用含0.1%～1%聚山梨酯80的冲洗液冲洗滤膜至少3次。加入含或不含聚山梨酯80的培养基。接种培养基照水溶液供试品项下的方法操作。

4. 结果判断

① 阳性对照管应生长良好，阴性对照管不得有菌生长。否则试验无效。

② 若供试品管均澄清，或虽显浑浊但经确证无细菌生长，判供试品符合规定；若供试品管中任何一管显浑浊并确证有菌生长，判供试品不符合规定，除非能充分证明试验结果无效，即生长的微生物非供试品所含。当符合下列至少1个条件时方可判试验结果无效：

a. 无菌检查试验所用的设备及环境的微生物监控结果不符合无菌检查法的要求；

b. 回顾无菌试验过程，发现有可能引起微生物污染的因素；

③ 供试品管中生长的微生物经鉴定后，确证是因无菌试验中所使用的物品和（或）无菌操作技术不当引起的。

试验若经确认无效，应重试。重试时，重新取同量供试品，依法检查，若无菌生长，判供试品符合规定;若有菌生长,判供试品不符合规定。

5. 注意事项

① 点燃酒精灯,操作在火焰附近进行,耐热物品要经常在火焰上烧灼,金属器械烧灼时间不能太长,以免退火,冷却后才能夹取组织,吸取过营养液的用具不能再烧灼,以免烧焦形成碳膜。

② 操作动作要准确敏捷,但又不能太快,以防空气流动,增加污染机会。瓶子开口后要尽量保持45°斜位。

③ 不能用手接触已消毒器皿的工作部分,工作台面上用品要布局合理。

> [示例 5-4] 氯化钠注射液的无菌检查
> 供试品:氯化钠注射液(10ml:90mg)。
> 仪器及型号:智能集菌仪(HTY-Ⅲ型)。
> 标准规定:阳性对照管应生长良好,阴性对照管与供试品管均无菌生长。
> 测定结果:阳性对照管显阳性,阴性对照管与供试品管显阴性。
> 结果判定:符合规定。

技能训练

技能训练九 维生素 C 片的微生物限度检查

维生素 C 是一种水溶性维生素(其水溶液呈酸性),化学式为 $C_6H_8O_6$,人体缺乏维生素 C 易得坏血症,所以维生素 C 又称抗坏血酸。维生素 C 极易受到热、光、氧和微生物的破坏。药品被微生物污染,其有效成分会遭到破坏,从而失去有效性。因此,药品染菌程度直接影响其内在质量,必须对其进行微生物限度检验,以控制药品的质量。

【仪器与用具】

恒温培养箱、冰箱、高压蒸汽灭菌器、电热恒温干燥箱、生物学显微镜、托盘天平、研钵、锥形瓶、刻度吸管、培养皿、无菌室、超净工作台、量筒、试管、无菌服等。

【试药与试液】

0.9%无菌氯化钠-蛋白胨缓冲液(pH7.0)、胰酪大豆胨琼脂培养基、沙氏葡萄糖琼脂培养基(或玫瑰红钠琼脂培养基)、维生素 C 片(规格:50mg)等。

【操作步骤】

(1) **查阅标准** 本品的质量标准内容在《中国药典》(2020 年版)二部正文第一部分,1480 页。

(2) **取样操作** 按照请验单的内容与成品的标签进行核对,无误后方可取样;取样的准备工作、取样过程和结束阶段操作均应执行企业制定的《取样标准操作规程》(参见附录二)。

(3) **微生物限度检查** 照微生物限度检查法检查(通则 1105、1106、1107)应符合规定。

① 供试液制备 称取维生素 C 片 10g,置于无菌研钵中,以 0.9%无菌氯化钠-蛋白胨缓冲液研磨成匀浆,然后移入锥形瓶内加稀释液共计 100ml,配制成 1:10 供试液。

② 稀释 按 10 倍递增稀释法稀释成 1:100、1:1000 的稀释液。

③ 吸样 取 1ml 灭菌吸管(每 1 个稀释级用 1 支)分别吸取不同稀释度的稀释液 1ml,

置于每个无菌平皿中（每1个稀释级做2～3个平皿）。

④ 倾注培养基　在每个平皿中倾注约15ml的熔化并冷却至45℃的胰酪大豆胨琼脂培养基（霉菌数测定用沙氏葡萄糖琼脂培养基或玫瑰红钠琼脂培养基），混合摇匀。

⑤ 阴性对照检查　另取稀释剂各1ml，分别置于4个无菌平皿中，注入胰酪大豆胨琼脂和沙氏葡萄糖琼脂培养基各2份，混合待凝固后培养做阴性对照检查。

⑥ 培养　将凝固后的平皿倒置，胰酪大豆胨琼脂培养基平板于30～35℃培养3～5d，沙氏葡萄糖琼脂培养基平板于25～28℃培养5～7d后，观察菌落生长情况，点计平板上生长的所有菌落数，计数并报告，阴性对照应不得长菌。菌落蔓延生长成片的平板不宜计数。点计菌落数后，计算各稀释级供试液的平均菌落数，按菌数报告规则报告菌数。若同稀释级两个平板的菌落数平均值不小于15，则两个平板的菌落数不能相差1倍或以上。

⑦ 结果报告　按照菌数报告规则，取两位有效数字报告维生素C片的菌数。

(4) **填写检验原始记录及检验报告单**

技能训练十　葡萄糖注射液的细菌内毒素检查

葡萄糖注射液是调节水盐、电解质及酸碱平衡药，可以补充能量和体液。为了保证葡萄糖注射液药品的使用安全，药品的细菌内毒素检查是关系到药品安全性的重要检查项，因此必须进行细菌内毒素检查。

【仪器与用具】

分析天平（万分之一）、超净工作台、细菌内毒素检测恒温仪、电热恒温干燥箱、旋涡混合器、试管架、镊子、消毒棉球、称量瓶、刻度吸管、试管、中号金属盒、加样器等。

【试药与试液】

鲎试剂、细菌内毒素检查用水（BET水）、葡萄糖注射液（100ml：5g）等。

【操作步骤】

(1) **查阅标准**　本品的质量标准内容在《中国药典》（2020年版）二部正文第一部分，1516页。

(2) **取样操作**　按照请验单的内容与成品的标签进行核对，无误后方可取样；取样的准备工作、取样过程和结束阶段操作均应执行企业制定的《取样标准操作规程》（参见附录二）。

(3) **细菌内毒素检查**　取本品，依法检查（通则1143），每1ml中含内毒素量应小于0.5EU。

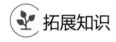 拓展知识

非无菌产品微生物限度检查法应用指导原则

自我提高

必备知识

(一) A型题（最佳选择题）每题的备选答案中只有一个最佳答案

1. 微生物限度检查中，细菌培养温度为（　　）。
   A. 30~35℃   B. 25~28℃   C. 37~40℃
   D. 25℃以下   E. 40℃以上

2. 在进行药物的微生物实验时将熔化的牛肉膏蛋白胨琼脂培养基冷却至约（　　）℃倒入平皿。
   A. 70   B. 45   C. 20   D. 0   E. 100

3. 以下制剂中必须检查热原的制剂是（　　）。
   A. 注射剂   B. 片剂   C. 软膏剂
   D. 胶囊剂   E. 都不是

4. 鲎试剂用于检查（　　）。
   A. 热原   B. 细菌内毒素   C. 细菌
   D. 霉菌   E. 大肠埃希菌

5. 控制药物中引起体温异常升高的杂质的检查是（　　）。
   A. 热原   B. 细菌内毒素   C. 无菌
   D. 热原或细菌内毒素   E. 微生物限度

6. 《中国药典》（2020年版）四部通则中采用（　　）动物检查药物中热原。
   A. 家兔   B. 豚鼠   C. 大鼠
   D. 鲎试剂 E. 猫

7. 无菌检查需要的环境洁净度级别是（　　）。
   A. A级   B. C级下的A级   C. B级下的A级
   D. B级   E. D级下的A级

8. 无菌检查人员必须具备（　　）专业知识，并经过无菌技术的培训。
   A. 微生物   B. 药学   C. 化学
   D. 制药   E. 发酵

9. 每张滤膜每次冲洗量为（　　），总冲洗量不超过（　　）。
   A. 100ml 500ml   B. 100ml 1000ml   C. 200ml 1000ml
   D. 100ml 800ml   E. 200ml 500ml

10. 微生物限度检查，供试液从制备至加入检验用培养基，不得超过（　　）h。
    A. 0.5   B. 1   C. 1.5
    D. 2   E. 3

(二) B型题（配伍选择题），每题只有一个正确答案，每个备选答案可重复选用，也可不选用

[1~5] 根据下列选项选择：
   A. 微生物限度检查   B. 无菌检查   C. 细菌内毒素
   D. 热原反应   E. 抗生素效价

1. 革兰阴性菌细胞壁上的一种脂多糖和微量蛋白的复合物是（　　）。
2. 医院临床在使用药品注射剂时，偶尔有发冷、寒战、发热、头痛、恶心、呕吐、肤色灰白、休克，严重时导致死亡等现象发生，这种症状称为（　　）。
3. 用于检查药典要求的物品、医疗器具、原料、辅料及其他品种是否无菌的一种方法是（　　）。
4. 通过检测抗生素对微生物的抑制作用，计算抗生素活性的方法是（　　）。
5. 通过检测药品在单位质量或体积（g或ml）内所含有的活菌数量，用以判断药品被污染的程度和标志的方法是（   ）。

[6～10] 根据下列选项选择：
　　A. EU
　　B. 10 次
　　C. 适用于无法用薄膜过滤法进行无菌检查的供试品
　　D. 细菌内毒素检查用水（BET 水）
　　E. 微生物限度检查

6. 热原检查时，家兔使用次数应不超过（   ）。
7. 内毒素单位为（   ）。
8. 与灵敏度为 0.03EU/ml 或更高灵敏度的鲎试剂在 37℃±1℃ 条件下 24h 不产生凝集反应的灭菌注射用水称为（   ）。
9. 直接接种法（   ）。
10. 针对非规定灭菌药物。非规定灭菌药物包括常用口服制剂与一般外用制剂及其原辅料（   ）。

（三）X 型题（多项选择题） 每题的备选答案中有 **2 个或 2 个以上**答案

1. 《中国药典》（2020 年版）四部通则中规定的无菌检查法包括（   ）。
　　A. 薄膜过滤法　　　　　　　B. 光度测定法　　　　　　　C. 试管凝胶法
　　D. 家兔实验法　　　　　　　E. 直接接种法

2. 微生物限度检查法检查项目包括（   ）。
　　A. 细菌数　　　　　　　　　B. 霉菌数　　　　　　　　　C. 酵母菌数
　　D. 控制菌　　　　　　　　　E. 金黄色葡萄球菌

3. 当供试品有抑菌活性时，需根据供试品的不同情况，适当地进行处理，以消除抑菌成分的干扰。常用的处理方法有（   ）。
　　A. 离心沉淀集菌法　　　　　B. 中和法　　　　　　　　　C. 活性炭法
　　D. 培养基稀释法　　　　　　E. 薄膜过滤法

4. 《中国药典》（2020 年版）四部通则中收载的细菌内毒素检查方法有（   ）。
　　A. 显微计数法　　　　　　　B. 凝胶法　　　　　　　　　C. 红外分光光度法
　　D. 光阻法　　　　　　　　　E. 光度测定法

5. 无菌检查当符合下列至少 1 个条件时即可判试验结果无效（   ）。
　　A. 无菌检查试验所用的设备及环境的微生物监控结果不符合无菌检查法的要求
　　B. 阳性对照管有菌生长
　　C. 供试品管有菌生长
　　D. 回顾无菌试验过程，发现有可能引起微生物污染的因素
　　E. 供试品管中生长的微生物经鉴定后，确证是因无菌试验中所使用的物品和（或）无菌操作技术不当引起的

6. 细菌内毒素检查中，将试管从恒温器中轻轻取出，缓缓倒转 180°时，以下说法正确的是（   ）。
　　A. 管内凝胶不变形，不从管壁滑脱者为阳性
　　B. 管内凝胶不变形，不从管壁滑脱者为阴性
　　C. 凝胶不能保持完整并从管壁滑脱者为阴性
　　D. 凝胶不能保持完整并从管壁滑脱者为阳性
　　E. 供试品管 2 支均为阴性，符合《中国药典》（2020 年版）四部通则中的规定

7. 微生物限度检查，以下说法正确的是（   ）。
　　A. 随机抽样法
　　B. 抽样量至少应为检验用量的 3 倍
　　C. 膜剂还不得少于 4 片

D. 一般供试品的检验量为 10g 或 10ml

E. 要求检查沙门菌的供试品，其检验量应增加 10g 或 10ml

8. 《中国药典》（2020 年版）四部通则中收载的药品微生物限度检查采用活菌计数，主要方法有（　　）。

　　A. 显微计数法　　　　　　　B. 薄膜过滤法　　　　　　　C. 比色法
　　D. 凝胶法　　　　　　　　　E. 平皿计数法

9. 热原检查时，供试液的处理方法有（　　）。

　　A. 如供试品为原料药，则精密称定适量，根据其效价或含量计算加水量，稀释至所需浓度
　　B. 如供试品为制剂，按标示量计算加水量，稀释至所需浓度
　　C. 除另有规定外，试验用水均指灭菌用水
　　D. 供试品溶液的制备，应在超净工作台内进行
　　E. 如供试品溶液注射剂量≥3ml/kg，应在注射前预热至 38℃

10. 供试品热原检查合格的有（　　）。

　　A. 初试 3 只家兔中，升温均小于 0.6℃，总升温数小于 1.3℃
　　B. 复试 5 只家兔中，体温升高大于或等于 0.6℃者不超过 1 只，且初试、复试 8 只家兔的升温总数小于或等于 3.5℃时
　　C. 初试 3 只家兔中，体温升高大于或等于 0.6℃超过 1 只
　　D. 复试的 5 只家兔中，升温大于或等于 0.6℃的家兔超过 1 只
　　E. 初试、复试 8 只家兔的升温总数大于 3.5℃

（四）简答题

1. 药品微生物检验的内容包括哪些？
2. 无菌检查的方法有哪几种？适用范围如何？
3. 简述家兔法检查热原的操作过程及注意事项。
4. 简述鲎试剂法检查细菌内毒素的操作过程及注意事项。

综 合 知 识

起草一份制药企业注射剂无菌检查的标准操作规程。

项目六　药品含量测定技术

知识目标

1. 了解药品质量检测技术中经常使用的仪器和设备。
2. 掌握酸碱滴定法、氧化还原滴定法、沉淀滴定法及配位滴定法的操作方法及相关要求。
3. 掌握电位滴定法、永停滴定法、紫外-可见分光光度法、高效液相色谱法及气相色谱法的操作方法及相关要求。
4. 了解容量分析法和仪器分析法的原理及特点。

能力目标

会依据《中国药典》(2020 年版) 二部的质量标准测定阿司匹林、对乙酰氨基酚及注射用氨苄西林钠的含量。

必备知识

药品含量测定技术是评价药品质量、判断药品优劣的重要手段。药物的含量测定技术包括化学分析法和仪器分析法。化学分析法又包括重量分析法和容量（滴定）分析法；仪器分析法包括电位滴定法、永停滴定法、紫外-可见分光光度法、高效液相色谱法、气相色谱法等。

一、容量分析法

容量分析法是将一种已知准确浓度的溶液（滴定液）滴加到待测物质的溶液中，直到化学定量反应完成为止，根据滴定液的浓度和消耗的体积计算待测物质的含量的一种分析方法，又称"滴定分析法"。滴定分析的结果是判断药品优劣的重要依据，原料药与制剂含量计算方法不同。原料药含量计算的计算方法因测定方法不同而异。

(1) 直接滴定法

$$含量 = \frac{VTF}{m_s} \times 100\% \qquad (6-1)$$

式中　F——滴定液浓度校正系数；

　　　T——滴定度，mg/ml；

　　　V——供试品消耗滴定液的体积，ml；

m_s——供试品的称样量，mg。

（2）间接滴定法

$$含量 = \frac{(V_s - V_0)TF}{m_s} \times 100\% \tag{6-2}$$

式中 V_s——供试品消耗滴定液的体积，ml；

V_0——空白实验消耗滴定液的体积，ml；

其他各符号意义同上。

（3）剩余滴定法

$$含量 = \frac{(V_0 - V_s)TF}{m_s} \times 100\% \tag{6-3}$$

式中，各符号意义同上。

（4）制剂标示量的百分含量的计算

$$标示量 = \frac{实际含量}{理论含量} \times 100\%$$

（5）片剂的标示量

$$标示量 = \frac{VTF\overline{W}}{m_s \times m_{标示}} \times 100\% \tag{6-4}$$

式中 $m_{标示}$——供试品的标示量，g/片；

$\overline{W}$——供试品的平均片重，g；

其他各符号意义同上。

（6）注射剂的标示量

$$标示量 = \frac{VTF}{V_s m_{标示}} \times 100\% \tag{6-5}$$

式中 $m_{标示}$——供试品的标示量，g/ml；

V_s——供试品的取样体积，ml；

其他各符号意义同上。

滴定分析按化学反应类型分类常用的有酸碱滴定法、氧化还原滴定法、沉淀滴定法及配位滴定法等。

1. 酸碱滴定法

酸碱滴定法是容量分析中最基本的、应用最广泛的定量分析方法之一。在药品质量检测技术中可以用于酸性、碱性及能与酸碱直接或间接反应的药物。

（1）**概述** 以酸碱中和反应为基础的容量分析法称为酸碱中和法（亦称酸碱滴定法）。它是以质子传递反应为基础的一种滴定分析方法，以酸（碱）性滴定液滴定被测物质，以指示剂或仪器指示终点，根据消耗滴定液的浓度和体积（ml），可计算出被测药物的含量。

（2）**指示剂的选择**

① 指示剂的变色原理　酸碱指示剂是指在某一特定 pH 区间随介质酸度条件的改变，颜色明显变化的物质。常用的酸碱指示剂是一些有机弱酸或弱碱，在溶液中能或多或少地电离成离子，而且在电离的同时，本身的结构也发生改变，并且呈现不同的颜色。

② 常用指示剂的变色范围与配制方法　见表 6-1。

表 6-1　常用指示剂的变色范围与配制方法

指示剂	变色范围及 pH 范围	配制方法
甲基橙	3.2~4.4（红~黄）	0.1g 溶于 100ml 水
甲基红	4.4~6.3（红~黄）	0.1g 溶于 7.4ml 0.05mol/L 氢氧化钠溶液中，再加水稀释至 200ml
溴甲酚绿	3.6~5.2（黄~蓝）	0.1g 溶于 2.8ml 0.05mol/L 氢氧化钠溶液中，再加水稀释至 200ml

③ 酸碱滴定中指示剂的选择原则　即能够使指示剂的变色范围处于或部分处于滴定的 pH 突跃范围内；使指示剂的变色点等于或接近化学计量点。

(3) **容量仪器**　滴定液、酸式滴定管、碱式滴定管、锥形瓶、滴定架等。

(4) **操作方法**　常见的滴定管一般分为两种：一种是下端带有玻璃活塞的酸式滴定管，用于盛放酸类溶液或氧化性溶液；另一种是碱式滴定管，用于盛放碱类溶液，其下端连接一段医用橡胶管，内放一玻璃珠，以控制溶液的流速，橡胶管下端再连接一个尖嘴玻璃管。详细内容见项目二。

(5) **注意事项**

① 本法操作须在常温下进行。

② 配制氢氧化钠滴定液必须先配成饱和溶液，静置数日后使碳酸盐结晶，过量的氢氧化钠沉于底部而得到。

③ 所用的指示液，变色范围必须在滴定突跃范围内；要求按照规定量加入指示液，因指示液本身具有酸性或碱性，能影响指示剂的灵敏度。

[示例 6-1]　酸碱滴定法测定水杨酸的含量

供试品：水杨酸。

仪器及型号：碱式滴定管（25ml）。

标准规定：本品含 $C_7H_6O_3$ 不得少于 99.5%。

测定方法：取本品约 0.3g，精密称定，加中性稀乙醇（对酚酞指示液显中性）25ml 溶解后，加酚酞指示液 3 滴，用氢氧化钠滴定液（0.1mol/L）滴定。每 1ml 的氢氧化钠滴定液（0.1mol/L）相当于 13.81mg 的 $C_7H_6O_3$。

数据记录：称取供试品 0.3006g，消耗氢氧化钠滴定液（0.1012mol/L）体积为 20.00ml。

结果计算：

$$含量 = \frac{VTF}{m_s} \times 100\% = \frac{20.00 \times 13.81 \times \frac{0.1012}{0.1}}{0.3006 \times 1000} \times 100\% = 93.0\%$$

测定结果：93.0%。

结果判定：不符合规定。

---

2. 氧化还原滴定法

(1) **概述**　氧化还原滴定法是以氧化还原反应为基础的容量分析法。氧化还原反应按照所用氧化剂和还原剂的不同，常用的方法有碘量法、高锰酸钾法、铈量法和溴量法等。

本节重点介绍碘量法，所谓碘量法是利用碘分子或碘离子进行氧化还原滴定的容量分析法。其反应实质是碘分子在反应中得到电子，碘离子在反应中失去电子。

(2) 指示剂的选择 用淀粉指示剂指示终点，化学计量点后，溶液中有多余的 I_2，与淀粉结合显深蓝色，反应可逆且极灵敏；还可以利用 I_2 自身的颜色指示终点，化学计量点后，溶液中稍过量的 I_2 显黄色而指示终点。此外，由于滴定方式不同，使用淀粉指示剂加入时间也不同：直接碘量法滴定时，在酸度不高的情况下，可于滴定前加入；而使用间接碘量法进行滴定时，因为当溶液中有大量碘存在时，碘被淀粉表面牢固地吸附，不易与 $Na_2S_2O_3$ 立即作用，致使终点迟钝，所以指示剂须在临近终点时加入。

(3) 仪器与试剂 滴定液、酸式滴定管、锥形瓶或碘量瓶、滴定架等。

(4) 操作方法 同酸式滴定管。

(5) 注意事项

① 碘在水中很难溶解，加入碘化钾不但能增加其溶解度，而且能降低其挥发性。碘滴定液中含有 2%~4% 的碘化钾，即可达到助溶和稳定的目的。

② 由于碘在高温时更易挥发，所以滴定过程中室温不可过高，并应在碘量瓶中进行操作。

③ 淀粉指示液的灵敏度随温度的升高而下降，故应在室温下使用；并应在冷处放置，使用时应不超过 1 周。

[**示例 6-2**] 碘量法测定维生素 C 注射液的含量

供试品：维生素 C 注射液（2ml：0.1g）。

仪器及型号：酸式滴定管（棕色，25ml）。

标准规定：本品含维生素 C($C_6H_8O_6$) 应为标示量的 93.0%~107.0%。

测定方法：精密量取本品适量（约相当于维生素 C 0.2g），加水 15ml 与丙酮 2ml，摇匀，放置 5min，加稀乙酸 4ml 与淀粉指示液 1ml，用碘滴定液（0.05mol/L）滴定，至溶液显蓝色并保持 30s 不褪。每 1ml 碘滴定液（0.05mol/L）相当于 8.806mg 的 $C_6H_8O_6$。

数据记录：精密量取供试品 4ml [$V_s = 0.2/(0.1/2) = 4ml$]，消耗碘滴定液（0.0515mol/L）体积为 23.13ml。

结果计算：

$$标示量 = \frac{VTF}{V_s \times m_{标示}} \times 100\% = \frac{23.13 \times 8.806 \times \frac{0.0515}{0.05}}{4 \times \frac{0.1}{2} \times 1000} \times 100\% = 104.9\%$$

测定结果：104.9%。

结果判定：符合规定。

---

3. 沉淀滴定法

(1) 概述 沉淀滴定法是以沉淀反应为基础的一种滴定分析方法。目前应用较广的是银量法，该法是以硝酸银溶液为滴定液，测定能与 Ag^+ 反应生成难溶性沉淀的一种容量分析法，根据消耗滴定液的浓度和体积，可计算出被测物质的含量。反应式为：$Ag^+ + X^- \longrightarrow AgX\downarrow$（$X^-$ 表示 Cl^-、Br^-、I^-、CN^-、SCN^- 等离子）。

(2) 指示剂的选择 银量法可用铬酸钾指示剂、硫酸铁铵指示剂、吸附指示剂和电位滴定判断终点。《中国药典》(2020年版) 四部通则中常用吸附指示剂法和电位滴定法。

① 铬酸钾指示剂法 在中性或弱碱性溶液中用硝酸银滴定液滴定氯化物、溴化物时采用铬酸钾指示剂的滴定方法。其滴定反应为：

终点前 $Ag^+ + Cl^- \longrightarrow AgCl\downarrow$

终点时 $2Ag^+ + CrO_4^{2-} \longrightarrow Ag_2CrO_4\downarrow$（砖红色）

② 硫酸铁铵指示剂法 在酸性溶液中，用硫氰酸铵溶液为滴定液滴定 Ag^+，采用硫酸铁铵为指示剂的滴定方法。滴定反应为：

终点前 $Ag^+ + SCN^- \longrightarrow AgSCN\downarrow$

终点时 $Fe^{3+} + SCN^- \longrightarrow Fe(SCN)^{2+}$（淡棕红色）

③ 吸附指示剂法 用硝酸银溶液为滴定液，以吸附指示剂指示终点测定卤化物的滴定方法。吸附指示剂是一些有机染料，它们的阴离子在溶液中很容易被带正电荷的胶态沉淀所吸附，而不被带负电荷的胶态沉淀所吸附，并且在吸附后结构变形发生颜色改变。

若以 Fl^- 代表荧光黄指示剂的阴离子，则变化情况为：

终点前　Cl^- 过量　　　　　　　(AgCl) Cl^- ┆ M^+

终点时　Ag^+ 过量　　　　　　　(AgCl) Ag^+ ┆ X^-

(AgCl) Ag^+ 吸附 Fl^-　　　　　(AgCl) Ag^+ ┆ Fl^-

（黄绿色）　　　　　　　　　　　（微红色）

(3) 仪器与试剂 滴定液、棕色的酸式滴定管、锥形瓶、滴定架等。

(4) 操作方法 同酸式滴定管。

(5) 注意事项

① 用铬酸钾指示剂法，必须在近中性或弱碱性溶液（pH6.5～10.5）中进行滴定。因铬酸钾是弱酸盐，在酸性溶液中，CrO_4^{2-} 与 H^+ 结合，降低 CrO_4^{2-} 浓度，在化学计量点时不能立即生成铬酸银沉淀；此法也不能在碱性溶液中进行，因银离子与氢氧根离子生成氧化银沉淀。

② 应防止氨的存在，氨与银离子生成可溶性 $[Ag(NH_3)_2]^+$ 配合物，干扰氯化银沉淀生成。

③ 硫酸铁铵指示剂法应在稀硝酸溶液中进行，因铁离子在中性或碱性介质中能形成氢氧化铁沉淀。

④ 为防止沉淀转化（$AgCl + SCN^- \longrightarrow AgSCN + Cl^-$），硫酸铁铵指示剂法加硝酸银滴定液沉淀后，应加入5ml邻苯二甲酸二丁酯或1～3ml硝基苯，并强力振摇后再加入指示液，用硫氰酸铵滴定液滴定。

⑤ 滴定时需用力振摇，避免沉淀吸附银离子，过早到达终点。但滴定接近终点时，要轻轻振摇，减少氯化银与 SCN^- 接触，以免沉淀转化。

> [示例6-3] 银量法测定苯巴比妥的含量
> 供试品：苯巴比妥。
> 仪器及型号：酸式滴定管（棕色，25ml）。
> 标准规定：本品含苯巴比妥（$C_{12}H_{12}N_2O_3$）不得少于98.5%。

> 测定方法：取本品约 0.4g，精密称定，加甲醇 40ml 使溶解，再加新制的 3% 无水碳酸钠溶液 15ml，用硝酸银滴定液（0.1mol/L）滴定。每 1ml 硝酸银滴定液（0.1mol/L）相当于 23.22mg 的 $C_{12}H_{12}N_2O_3$。
>
> 数据记录：称取供试品 0.4045g，消耗硝酸银滴定液（0.1025mol/L）体积为 16.88ml。
>
> 结果计算：
>
> $$含量 = \frac{VFT}{m_s} \times 100\% = \frac{16.88 \times 23.22 \times \frac{0.1025}{0.1}}{0.4045 \times 1000} \times 100\% = 99.3\%$$
>
> 测定结果：99.3%。
>
> 结果判定：符合规定。

4. 配位滴定法

(1) 概述 配位滴定法是以配位反应为基础的一种滴定分析法，可用于对金属离子进行测定。常采用乙二胺四乙酸二钠（EDTA-2Na，也简称 EDTA）作配位剂，EDTA 能与许多金属离子定量反应，形成稳定的可溶性配合物。依此，可用已知浓度的 EDTA 滴定液直接或间接滴定某些药物，用适宜的金属指示剂指示终点。根据消耗的 EDTA 滴定液的浓度和体积，可计算出被测药物的含量。EDTA 可直接或间接测定 40 多种金属离子的含量，也可间接测定一些阴离子的含量。在药品质量检测上，用于测定无机和有机金属盐类药物。

(2) 指示剂的选择 常用的金属指示剂有铬黑 T、钙试剂、钙黄绿素、二甲酚橙、邻苯二酚紫。

① 铬黑 T 铬黑 T 与二价金属离子形成的配合物都是红色或紫红色的。因此，只有在 pH7~11 范围内使用，指示剂才有明显的颜色变化。根据实验，最适宜的酸度为 pH9~10.5。铬黑 T 常用作测定 Mg^{2+}、Zn^{2+}、Pb^{2+}、Mn^{2+}、Cd^{2+}、Hg^{2+} 等离子的指示剂。

② 钙试剂（铬蓝黑 R、钙紫红素） 钙试剂与 Ca^{2+} 形成粉红色的配合物，常用作在 pH12~13 时滴定 Ca^{2+} 的指示剂，终点由粉红色变为纯蓝色，变色敏锐。

③ 钙黄绿素 该指示剂在酸中呈黄色、碱中呈淡红色，在 pH<11 时有荧光，在 pH>12 时不显荧光而呈棕色。常用作在 pH>12 时测定 Ca^{2+} 的指示剂，终点时黄绿色荧光消失。

④ 二甲酚橙 在 pH>6 时呈红紫色，pH<6 时呈柠檬黄色，与 2~4 价金属离子配位呈红色，因此常在酸性溶液中使用。例如，在 pH1~3 的溶液中用作测定 Bi^{3+} 的指示剂，在 pH5~6 的溶液中，用作滴定 Pb^{2+}、Zn^{2+}、Cd^{2+}、Hg^{2+} 及稀土元素的指示剂，终点由红变黄，变色敏锐。

⑤ 邻苯二酚紫 邻苯二酚紫 pH1.5~6 时呈黄色，与两个金属离子形成的配合物都显蓝色。特别适用于在 pH1.5~2 时滴定 Bi^{3+}，终点由蓝色经紫红变为黄色。

(3) 仪器与试剂 锥形瓶、移液管、酸式滴定管、烧杯、量筒、吸耳球、铁架台、洗瓶、滴定液等。

(4) 操作方法 同酸式滴定管。

(5) 注意事项

① 酸度对配位反应平衡、金属离子水解、EDTA 解离有影响，为此要调好酸度，并加

入适宜的缓冲液,否则将直接影响测定结果。

② 金属指示剂为有机染料,本身具有颜色。与金属离子配位生成另一种颜色指示终点,但指示剂本身的颜色在不同 pH 溶液中不同,故必须按规定控制滴定溶液的 pH。

③ 当有干扰离子存在时,必须设法排除干扰,否则不能选用本法。

④ 利用酸度对配合物稳定常数的影响,可调节滴定溶液的 pH 值,有选择地测定共存离子中的某种金属离子。也可加入掩蔽剂或沉淀剂,消除共存离子的干扰。

⑤ 滴定速度要适宜,近终点时 EDTA 滴定液要逐滴加入,并充分振摇,以防终点滴过。

⑥ EDTA 滴定液应于具玻璃塞的瓶中保存,避免与橡胶塞、橡胶管等接触。

[示例 6-4] 配位滴定法测定葡萄糖酸钙片的含量

供试品:葡萄糖酸钙片(0.5g/片)。

仪器及型号:酸式滴定管(25ml)。

标准规定:本品含葡萄糖酸钙($C_{12}H_{22}CaO_{14} \cdot H_2O$)应为标示量的 95.0%~105.0%。

测定方法:取本品 20 片,精密称定,研细,精密称取适量(约相当于葡萄糖酸钙 1g),置 100ml 量瓶中,加水约 50ml,微热使葡萄糖酸钙溶解,放冷,用水稀释至刻度,摇匀,滤过,精密量取续滤液 25ml,加水 75ml,照葡萄糖酸钙含量测定项下的方法,自"加氢氧化钠试液 15ml"起,依法测定。每 1ml 乙二胺四乙酸二钠滴定液(0.05mol/L)相当于 22.42mg 的 $C_{12}H_{22}CaO_{14} \cdot H_2O$。

数据记录:精密称定本品 10.9612g,精密称取片粉 1.0659g,消耗乙二胺四乙酸二钠滴定液(0.05018mol/L)体积为 10.76ml。

结果计算:

$$标示量 = \frac{VTFD \times \overline{W}}{m_s \times m_{标示}} \times 100\% = \frac{10.76 \times 22.42 \times \frac{0.05018}{0.05} \times \frac{100}{25} \times \frac{10.9612}{20}}{1.0659 \times 0.5 \times 1000} \times 100\% = 99.6\%$$

测定结果:99.6%。

结果判定:符合规定。

二、仪器分析法

随着科学技术的不断发展,对分析的要求越来越高,不仅要求分析的准确度和灵敏度高,而且对于完成分析工作速度方面提出了更高的要求。仪器分析,实质上是物理和物理化学分析,根据被测物质的某些物理特性(如光学、热量、电化、色谱、放射等)与组分之间的关系,不经化学反应直接进行鉴定或测定的分析方法,叫作物理分析法。根据被测物质在化学变化中的某种物理性质和组分之间的关系进行鉴定或测定的分析方法,叫作物理化学分析方法。进行物理或物理化学分析时,大都需要精密仪器进行测试。故此类分析方法又叫仪器分析法。仪器分析法的特点如下。

(1) 微量成分测定 适合于微量、痕量和超痕量成分的测定。灵敏度高,检出限量可降低。如样品用量由化学分析的 ml、mg 级降低到仪器分析的 μg 级。

(2) 选择性好 很多的仪器分析方法可以通过选择或调整测定的条件，使共存的组分测定时，相互间不产生干扰。

(3) 操作简便，分析速度快，容易实现自动化。

仪器分析法常用电位滴定法、永停滴定法、紫外-可见分光光度法、高效液相及气相色谱法等。

1. 电位滴定与永停滴定法

(1) 概述 电位滴定法与永停滴定法是容量分析中用以确定终点或选择核对指示剂变色域的方法。选用适当的电极系统可以作氧化还原法、中和法（水溶液或非水溶液）、沉淀法、重氮化法或水分测定法等的终点指示。

电位滴定法选用2支不同的电极。1支为指示电极，其电极电势随溶液中被分析成分的离子浓度的变化而变化；另1支为参比电极，其电极电势固定不变。在到达滴定终点时，因被分析成分的离子浓度急剧变化而引起指示电极的电势突减或突增，此转折点称为突跃点。

永停滴定法采用2支相同的铂电极，当在电极间加一低电压（例如50mV）时，若电极在溶液中极化，则在未到滴定终点前，仅有很小或无电流通过；但当到达终点时，滴定液略有过剩，使电极去极化，溶液中即有电流通过，电流计指针突然偏转，不再回复。反之，若电极由去极化变为极化，则电流计指针从有偏转回到零点，也不再变动。

(2) 仪器 电位滴定可用电位滴定仪、酸度计或电位差计；永停滴定可用永停滴定仪。

(3) 操作方法

① 电位滴定法 将盛有供试品溶液的烧杯置电磁搅拌器上，浸入电极，搅拌，并自滴定管中分次滴加滴定液；开始时可每次加入较多的量，搅拌，记录电位；至将近终点前，则应每次加入少量，搅拌，记录电位；至突跃点已过，仍应继续滴加几次滴定液，并记录电位。

滴定终点的确定：用坐标纸以电位（E）为纵坐标，以滴定液体积（V）为横坐标，绘制 E-V 曲线，以此曲线的陡然上升或下降部分的中心为滴定终点。或以 $\Delta E/\Delta V$（即相邻两次的电位差和加入滴定液的体积差之比）为纵坐标，以滴定液体积（V）为横坐标，绘制 $(\Delta E/\Delta V)$-V 曲线，与 $\Delta E/\Delta V$ 的极大值对应的体积即为滴定终点。也可采用二阶导数确定终点。根据求得的 $\Delta E/\Delta V$ 值，计算相邻数值间的差值，即为 $\Delta^2 E/\Delta V^2$，绘制 $(\Delta^2 E/\Delta V^2)$-V 曲线，曲线过零时的体积即为滴定终点。

② 永停滴定法 用作重氮化法的终点指示时，调节 R_1 使加于电极上的电压约为50mV。取供试品适量，精密称定，置烧杯中，除另有规定外，可加水40ml与盐酸溶液（1→2）15ml，而后置电磁搅拌器上，搅拌使溶解，再加溴化钾2g。插入铂-铂电极后，将滴定管的尖端插入液面下约2/3处，用亚硝酸钠滴定液（0.1mol/L 或 0.05mol/L）迅速滴定，随滴随搅拌，至近终点时，将滴定管的尖端提出液面，用少量水淋洗尖端，洗液并入溶液中，继续缓缓滴定，至电流计指针突然偏转，并不再回复，即为滴定终点。

(4) 注意事项

① 电位滴定法

a.电位滴定法主要用于中和、沉淀、氧化还原和非水溶液滴定，但必须选择使用有特征的指示电极，化学反应必须能按化学计量比进行，而且进行的速度足够迅速，且无副反应发生。

b.中和滴定时常用玻璃电极为指示电极。强酸强碱滴定时，突跃明显，准确度高；弱酸与弱碱滴定的突跃小，而且与它们的解离常数和浓度有关，解离常数越大突跃范围越大，终点越明显。

c.沉淀法滴定时常用银电极，它们的突跃范围大小与溶度积有关，溶度积愈小的突跃范围愈大，另外还需注意沉淀的吸附作用和影响。

d.氧化还原滴定法常用铂电极为指示电极，滴定突跃范围的大小与两个电对的标准电位差值有关，差值愈大，突跃范围愈大。

e.滴定过程中尽量少用纯化水冲洗，以免溶液浓度太小使突跃不明显。

② 永停滴定法

a.永停滴定法所用的铂-铂电极，有时可用电导仪的双白金电极，但若电极玻璃和铂烧结得不好，当用硝酸处理电极时，微量硝酸存留在铂片和玻璃空隙不易洗出，以致电极刚插入就出现在极化状态，使用时必须注意。

b.电极的清洁状态是滴定成功与否的关键，污染的电极在滴定时指示迟钝，终点时电流变化小，此时应重新处理电极。处理方法：可将电极插入 10ml 浓硝酸和 1 滴三氯化铁的溶液内煮沸数分钟，取出后用水冲洗干净。

c.滴定时是否已临近终点，可由指针的回零速度得到启示，若回零速度越来越慢，就表示已接近终点。

d.由于重氮化反应速度较慢，因此在滴定时尽量按滴定要求滴定，滴定液尽量体积小一些，但还需注意溶解度。

e.在启动搅拌电机时，若发现在启动慢速时，电机不转，则可先启动快速，然后再调整转速。

f.若发现滴嘴有漏水现象，可将电磁阀盒打开，检查三通玻璃管及玻璃滴嘴是否有损坏破裂，或检查其与硅胶管连接处的胶管是否有破损裂缝，或检查胶管内是否有堵塞、粘连等现象。

g.催化剂、温度、搅拌速度对测定结果均有影响，测定时均应按照规定进行。

[示例6-5] 永停滴定法测定盐酸普鲁卡因胺的含量

供试品：盐酸普鲁卡因胺。

仪器及型号：自动永停滴定仪（ZYT-1）。

标准规定：本品含盐酸普鲁卡因胺（$C_{13}H_{21}N_3O \cdot HCl$）不得少于 99.0%。

测定方法：取本品约 0.55g，精密称定，用亚硝酸钠滴定液（0.1mol/L）滴定。每 1ml 亚硝酸钠滴定液（0.1mol/L）相当于 27.18mg 的 $C_{13}H_{21}N_3O \cdot HCl$。

数据记录：称取供试品 0.5490g，消耗亚硝酸钠滴定液（0.1010mol/L）体积为 18.34ml。

结果计算：

$$含量 = \frac{VTF}{m_s} \times 100\% = \frac{27.18 \times 18.34 \times \frac{0.1010}{0.1}}{0.5490 \times 1000} \times 100\% = 91.7\%$$

测定结果：91.7%。

结果判定：不符合规定。

2. 紫外-可见分光光度法

（1）**概述** 紫外-可见分光光度法是通过被测物质在紫外光区或可见光区的特定波长处或一定波长范围内光的吸光度或发光强度，对该物质进行定性和定量分析的方法。本法在药品检验中主要用于药品的鉴别、检查和含量测定。朗伯-比耳（Lambert-Beer）定律是紫外分光光度法定量分析的依据，数学表达式为：

$$A = \lg \frac{1}{T} = EcL \tag{6-6}$$

式中 A——吸光度；

T——透光率；

E——吸收系数，采用 $E_{1cm}^{1\%}$，物理意义为当溶液浓度为1%（g/ml），液层厚度为1cm时的吸光度数值；

c——100ml 溶液中所含被测物质的重量（按干燥品或无水物计算），g/100ml；

L——液层厚度，cm。

物质对光的选择性吸收波长及相应的吸收系数是该物质的物理常数。当已知某纯物质在一定条件下的吸收系数后，可用同样条件将供试品配成溶液，测定其吸光度，即可由上式计算出供试品中该物质的含量。

（2）**仪器** 紫外-可见分光光度计。应用波长范围为 200～400nm 的紫外光区、400～850nm 的可见光区。主要由辐射源（光源）、色散系统、检测系统、吸收池、数据处理机、自动记录器及显示器等部件组成。为了满足紫外-可见光区全波长范围的测定，仪器备有两种光源，即氘灯和钨灯，前者用于紫外区，后者用于可见光区。

本仪器是根据相对测量的原理工作的，即先选定某一溶剂（或空气、试样）作为标准（空白或称参比）溶液，并认为它的透光率为100%（或吸光度为0），而被测的试样透光率（或吸光度）是相对于标准溶液而言，实际上就是由出射狭缝射出的单色光，分别通过被测试样和标准溶液，这两个光能量之比值，就是在一定波长下对于被测试样的透光率（或吸光度）。本仪器可精密测定具有芳香环或共轭双键结构的有机化合物、有色物质或在适当条件下能与某些试剂作用生成有色物的物质。使用前应校正测定波长并按仪器说明书进行操作。

（3）**测定方法**

① 对照品比较法 按各品种项下的方法，分别配制供试品溶液和对照品溶液，对照品溶液中所含被测成分的量应为供试品溶液中被测成分标示量的100%±10%，所用溶剂也应完全一致，在规定的波长测定供试品溶液和对照品溶液的吸光度后，按下式计算含量，即得。

$$含量 = \frac{A_x c_r V_0 D}{A_r m_s} \times 100\% \tag{6-7}$$

式中 c_r——对照品溶液的浓度，mg/ml；

A_x——供试品溶液的吸光度；

A_r——对照品溶液的吸光度；

D——供试品溶液的稀释倍数；

V_0——供试品溶液稀释的体积，ml；

m_s——供试品取样量，g。

对照品比较法可以在一定程度上克服条件对测定结果的影响，测定时，供试品溶液和对照品溶液的浓度及测定的条件应尽可能一致。

② 吸收系数法 按各品种项下的方法配制供试品溶液,在规定的波长处测定其吸光度,再以该品种在规定条件下的吸光系数计算含量。计算式如下:

$$含量 = \frac{\dfrac{A_x}{E_{1cm}^{1\%} \times 100l} V_0 D}{m_s} \times 100\% \qquad (6-8)$$

式中　A_x——供试品溶液的吸光度;

　　　$E_{1cm}^{1\%}$——供试品溶液在某波长处的吸收系数;

　　　l——光路长度,cm;

　　　D——供试品溶液的稀释倍数;

　　　V_0——供试品溶液稀释的体积,ml;

　　　m_s——供试品的取样量,g。

③ 计算分光光度法 按照《中国药典》(2020年版)四部(通则0401)中的规定,计算分光光度法一般不宜用于含量测定,对于少数采用计算分光光度法的品种,应严格按各品种项下规定的方法进行。用本法时应注意:有一些吸光度是在待测成分吸收曲线的上升或下降陡坡处测定,影响精度的因素较多,故应仔细操作,尽量使供试品和对照品的测定条件一致。若该品种不用对照品,如维生素A测定法[见《中国药典》(2020年版)二部],则应在测定前对仪器做仔细的校正和检定。

④ 比色法 供试品本身在紫外-可见光区没有强吸收,或在紫外光区虽有吸收但为了避免干扰或提高灵敏度,加入适当的显色剂,使反应产物的最大吸收移至可见光区。用比色法测定时,由于显色时影响显色深浅的因素较多,应取供试品与对照品或标准品同时操作。除另有规定外,比色法所用的空白系指用同体积的溶剂代替对照品或供试品溶液,然后依次加入等量的相应试剂,并用同样方法处理。

当吸光度和浓度关系不呈良好线性时,应取数份梯度量对照品溶液,用溶剂补充至同一体积,显色后测定各份溶液的吸光度,然后以吸光度与相应的浓度绘制标准曲线,再根据供试品的吸光度在标准曲线上查得其相应的浓度,并求出其含量。

(4) 注意事项

① 空白溶液与供试品溶液必须澄清,不得有浑浊。如有浑浊,应预先过滤,并弃去初滤液。

② 测定时,除另有规定外,应以配制供试品溶液的同瓶溶剂为空白对照,采用1cm的石英吸收池。

③ 吸收池应选择配对,否则要引入测定误差。在规定波长下两个吸收池的透光率相差小于0.5%的吸收池作配对,在必要的情况时,须在最终测量扣除吸收池间的误差修正值。

④ 由于吸收池和溶剂本身可能有空白吸收,因此测定供试品的吸光度后应减去空白读数,再计算含量。

⑤ 在测定时或改测其他检品时,应用待测溶液冲洗吸收池3~4次,用干净绸布或擦镜纸擦净吸收池的透光面至不留斑痕(切忌把透光面磨损)。取吸收池时,应拿两面毛玻璃,切忌用手拿捏透光面,以免沾上油污。使用完后及时用测定溶剂冲净,再用纯化水冲净,用干净绸布或擦镜纸擦干,晾干后,放入吸收池盒中,防尘保存。

⑥ 一般供试品溶液的吸光度读数,以在0.3~0.7之间的误差较小。

⑦ 在使用过程中，如需开启试样室盖或暂时停止测试时，必须及时推入光门钮杆（使光电管前光门关闭），保护光电管，以防止光电管受强光或长时间照射而损坏。

⑧ 仪器的光栅、反射镜绝对不能擦拭，否则将损坏仪器光学表面，增加杂散光。

⑨ 仪器经过搬动请及时检查并纠正波长精度，为保证测定的准确性请经常校准波长精度。如有异常，不得擅自调整，应立即报告质量部，并及时做好记录。

[示例 6-6] 紫外-可见分光光度法测定维生素 B_{12} 注射液的含量

供试品：维生素 B_{12} 注射液（1ml：0.1mg）。

仪器及型号：紫外-可见分光光度计（752 型）。

标准规定：本品含维生素 B_{12}（$C_{63}H_{88}CoN_{14}O_{14}P$）应为标示量的 90.0%～110.0%。

测定方法：避光操作。精密量取本品适量，加水定量稀释成每 1ml 中约含维生素 B_{12} 25μg 的溶液，在 361nm 的波长处测定吸光度，按 $C_{63}H_{88}CoN_{14}O_{14}P$ 的吸收系数（$E_{1cm}^{1\%}$）为 207 计算，即得。

数据记录：维生素 B_{12} 注射液的取样量为 7.5ml，稀释体积为 25ml，吸光度为 0.593。

结果计算：

$$标示量 = \frac{\frac{A_x}{E_{1cm}^{1\%} \times 100l} V_0 D}{V_s \times m_{标示}} \times 100\% = \frac{\frac{0.593}{207 \times 100} \times 25 \times 1000}{0.1 \times 7.5} \times 100\% = 95.5\%$$

测定结果：95.5%。

结果判定：符合规定。

---

3. 高效液相色谱法

(1) 概述 高效液相色谱法是采用高压输液泵将规定的流动相泵入装有填充剂的色谱柱进行分离测定的色谱分析方法。注入的供试品，由流动相带入柱内，各成分在柱内被分离，并依次进入检测器，由记录仪、积分仪或数据处理系统记录和处理色谱信号。该方法适用于挥发性低、热稳定性差、分子量大的高分子化合物以及离子型化合物等的定性、定量分析。在《中国药典》（2020 年版）二部中，主要用于药品的含量测定、有关物质检查、杂质限度检查和鉴别等。

(2) 仪器 高效液相色谱仪主要由输液泵系统、进样器系统、色谱柱、检测器、记录器、显示器及数据处理系统（或兼有组分收集系统）等组成。仪器应定期检定并符合有关规定。

① 对仪器的一般要求

a. 色谱柱的填充剂和流动相的组分应遵循各品种项下的规定。常用的色谱柱填充剂有硅胶（正相色谱）和化学键合硅胶，后者以十八烷基硅烷键合硅胶（反相色谱）最为常用，辛基硅烷键合硅胶次之，氰基或氨基键合硅胶也有使用。离子交换填充剂用于离子交换色谱；凝胶或玻璃微球等填充剂用于分子排阻色谱等。除另有规定外，柱温为室温，检测器为紫外吸收检测器。

b.《中国药典》（2020 年版）正文中各品种项下规定的条件除固定相种类、流动相组分、检测器类型不得任意改变外，其余如色谱柱内径、长度、固定相牌号、载体粒度、流动相流速、混合流动相各组分的比例、柱温、进样量、检测器的灵敏度等，均可适当改变，以适应具体品种并达到系统适用性试验的要求。

c.一般色谱图约于20min内记录完毕。

② 系统适用性试验　按各品种项下要求对仪器进行适用性试验，即用规定的对照品对仪器进行试验和调整，应达到规定的要求，或规定分析状态下色谱柱的最小理论板数、分离度、重复性和拖尾因子。

a.色谱柱的理论板数（n）

$$n = 5.54(t_R/W_{1/2})^2 \tag{6-9}$$

式中　t_R——保留时间（以分钟计，下同）；

$W_{1/2}$——半高峰宽。

b.分离度（R）　除另有规定外，分离度应大于1.5。

$$R = \frac{2\times(t_{R_2}-t_{R_1})}{W_1+W_2} \tag{6-10}$$

式中　t_{R_2}——相邻两峰中后一峰的保留时间；

t_{R_1}——相邻两峰中前一峰的保留时间；

W_1，W_2——此相邻两峰的峰宽。

c.重复性　取各品种项下的对照溶液，连续进样5次，除另有规定外，其峰面积测量值的相对标准偏差应不大于2.0%。也可按各品种校正因子测定项下，配制相当于80%、100%和120%的对照品溶液，加入规定量的内标溶液，配成3种不同浓度的溶液，分别进样3次，计算平均校正因子，其相对标准偏差也应不大于2.0%。

d.拖尾因子（T）　除另有规定外，T应在0.95~1.05之间。

$$T = \frac{W_{0.05h}}{2d_1} \tag{6-11}$$

式中　$W_{0.05h}$——0.05峰高处的峰宽；

d_1——峰顶在5%峰高处横坐标平行线的投影点至峰前沿与此平行线交点的距离。

(3) 操作方法

① 内标法　按各品种项下的规定，精密称（量）取对照品和内标物质，分别配成溶液，精密量取各溶液，混合配成校正因子测定用的对照溶液。取一定量注入仪器，记录色谱图。测量对照品和内标物质的峰面积，按式(6-12)计算校正因子：

$$校正因子(f) = \frac{A_s/c_s}{A_r/c_r} \tag{6-12}$$

式中　A_s——内标物质的峰面积；

A_r——对照品的峰面积；

c_s——内标物质的浓度，mg/ml；

c_r——对照品的浓度，mg/ml。

再取各品种项下含有内标物质的供试品溶液，注入液相色谱仪，记录色谱图，测量供试品中待测成分（或其杂质）和内标物质的峰面积，按式(6-13)计算含量：

$$c_x = f \times \frac{A_x c_{s'}}{A_{s'}} \tag{6-13}$$

式中　A_x——供试品的峰面积；

c_x——供试品的浓度，mg/ml；
$A_{s'}$——内标物的峰面积；
$c_{s'}$——内标物的浓度，mg/ml；
f——校正因子。

采用内标法，可避免因样品前处理及进样体积误差对测定结果的影响。

② 外标法　按各品种项下的规定，精密称（量）取对照品和供试品，配制成溶液，分别精密取一定量，注入仪器，记录色谱图，测量对照品溶液和供试品溶液中待测成分的峰面积（或峰高），按下式计算含量：

$$c_x = c_r \times \frac{A_x}{A_r} \qquad (6-14)$$

式中，各符号意义同上。

由于微量注射器不易精确控制进样量，当采用外标法测定供试品中某成分或杂质含量时，以定量环或自动进样器为好。

③ 加校正因子的主成分自身对照法　测定杂质含量时，可采用加校正因子的主成分自身对照法。在建立方法时，按各品种项下的规定，精密称（量）取杂质对照品和待测成分对照品各适量，配制测定杂质校正因子的溶液，进样，记录色谱图，按式（6-13）的方法计算杂质的校正因子。此校正因子可直接载入各品种项下，用于校正杂质的实测峰面积。这些需作校正计算的杂质，通常以主成分为参照，采用相对保留时间定位，其数值一并载入各品种项下。

测定杂质含量时，按各品种项下规定的杂质限度，将供试品溶液稀释成与杂质限度相当的溶液作为对照溶液，进样，调节仪器灵敏度（以噪声水平可接受为限）或进样量（以柱子不过载为限），使对照溶液的主成分色谱峰高达满量程的 10%～25% 或其峰面积能准确积分 [通常含量低于 0.5% 的杂质，峰面积的相对标准偏差（RSD）应小于 10%；含量在 0.5%～2% 的杂质，峰面积的 RSD 应小于 5%；含量大于 2% 的杂质，峰面积的 RSD 应小于 2%]。然后，取供试品溶液和对照品溶液适量，分别进样，供试品溶液的记录时间，除另有规定外，应为主成分色谱峰保留时间的 2 倍，测量供试品溶液色谱图上各杂质的峰面积，分别乘以相应的校正因子后与对照溶液主成分的峰面积比较，依法计算各杂质含量。

④ 不加校正因子的主成分自身对照法　测定药品或杂质含量时，若无法获得待测杂质的校正因子时，也可采用不加校正因子的主成分自身对照法。配制对照溶液并调节检测灵敏度后，取供试品溶液和对照溶液适量，分别进样，前者的记录时间除另有规定外，应为主成分色谱峰保留时间的 2 倍，测量供试品溶液色谱图上各杂质的峰面积并与对照溶液主成分的峰面积比较，计算杂质含量。若供试品所含的部分杂质未与溶剂峰完全分离，则按规定先记录供试品溶液的色谱图Ⅰ，再记录等体积纯溶剂的色谱图Ⅱ。色谱图Ⅰ上杂质峰的总面积（包括溶剂峰），减去色谱图Ⅱ上的溶剂峰面积，即为总杂质峰的校正面积。然后依法计算。

⑤ 面积归一化法　由于峰面积归一化法测定误差大，因此，本法通常只能用于粗略考察供试品中的杂质含量。除另有规定外，一般不宜用于微量杂质的检查。方法是测量各峰的面积和色谱图上除溶剂峰以外的总色谱峰面积，计算各峰面积占总峰面积的百分率，即得。

(4) 注意事项

① 安装及拆卸色谱柱时应注意柱的连接方向，千万不能接反。否则可能导致柱效降低，

甚至损坏色谱柱。

② 严禁开空泵。在无流动相通过时不要扳动进样阀的操作杆，使用时要注意尽可能少扳动，以免磨损内部的密封垫圈。

③ 为了延长检测器灯源的使用寿命，在色谱泵稳定后再打开检测器电源开关，分析结束后立即关闭检测器。

④ 应使用高纯度、高质量的溶剂和试剂。

⑤ 如果液相系统使用未过滤的洗脱液、注入未过滤的样品、系统中滞留缓冲洗脱液都能堵塞系统或划伤泵柱塞。所以流动相、样品使用前必须用 $0.45\mu m$ 微孔滤膜过滤；流动相并先经脱气处理后使用。停泵后决不允许缓冲洗脱液滞留在系统中，须用经过滤后的新鲜纯化水进行清洗，并保证将缓冲剂冲洗干净。

⑥ 避免 pH 值超限，pH 值应控制在 2.2~7.5 之间。pH 值偏低或偏高都会腐蚀液相系统的不锈钢材料，破坏色谱柱填料的结构，使填料失活。

⑦ 色谱柱温不能超过规定要求，柱温过高会加速色谱柱填料老化，破坏其结构。

⑧ 流动相首选甲醇-水系统，如经试用不适合时，再选用其他溶剂。为保护仪器，应尽可能少用含有缓冲液的流动相。如果流动相中含有缓冲剂，每日使用后应用不含缓冲剂的流动相或新鲜纯化水将仪器管路、泵、进样阀、色谱柱及检测池等充分冲洗干净。

[示例 6-7] 高效液相色谱法测定黄体酮的含量

供试品：黄体酮。

仪器设备：高效液相色谱仪，微量注射器。

标准规定：本品含 $C_{21}H_{30}O_2$ 应为 $98.0\%\sim103.0\%$。

测定方法：具体如下。

a. 色谱条件与系统适用性试验　用十八烷基硅烷键合硅胶为填充剂；以甲醇-水（65:35）为流动相；检测波长为 254nm。理论板数按黄体酮峰计算不低于 1000，黄体酮峰与内标物质峰的分离度应符合要求。

b. 内标溶液的制备　取己烯雌酚约 25mg，精密称定，置 25ml 量瓶中，以甲醇溶解并稀释至刻度，摇匀，即得。

c. 测定　取本品约 25mg，精密称定，置 25ml 量瓶中，以甲醇溶解并稀释至刻度，摇匀；精密量取该溶液与内标溶液各 5ml，置 25ml 量瓶中，以甲醇稀释至刻度，摇匀，取 $5\mu l$ 注入液相色谱仪，记录色谱图；另取黄体酮对照品适量，同法测定。按内标法以峰面积计算，即得。

数据记录：取内标物己烯雌酚 25.0mg，取黄体酮对照品 25.8mg，峰高 $H_{对}=8.6cm$，$H_{对,内标}=3.4cm$；另取样品 24.7mg，峰高 $H_{对}=7.5cm$，$H_{对,内标}=3.2cm$。

结果计算：

$$含量=\frac{\frac{3.4}{25}}{\frac{8.6}{25.8}}\times\frac{7.5}{3.2}\times\frac{25}{24.7}\times100\%=96.8\%$$

HPLC参数设置及进样

测定结果：96.8%。

结果判定：符合规定。

4. 气相色谱法

（1）**概述** 气相色谱法是采用气体为流动相（载气）流经装有填充剂的色谱柱进行分离测定的色谱方法。物质或其衍生物气化后，被载气带入色谱柱进行分离，各组分先后进入检测器，用记录仪、积分仪或数据处理系统记录和分析色谱信号。该法适用于含挥发性或经裂解、衍生化等能气化的药品及多组分混合物的定性、定量分析。《中国药典》（2020年版）二部主要用于原料药中残留溶剂、挥发性杂质的检查，制剂中含有乙醇的量的测定以及具有一定挥发性的原料药及其制剂的含量测定。

（2）**仪器** 气相色谱仪主要由气路系统、进样系统、色谱柱、柱温箱、检测器、记录器、显示器及数据处理器（或兼有组分收集系统）等组成。使用时应按仪器的说明书进行操作。对仪器的要求如下。

① 除另有规定外，常用载气为氮气；色谱柱为填充柱或毛细管柱，填充柱的材质为不锈钢或玻璃，载体用直径为 0.18～0.25mm、0.15～0.18mm 或 0.125～0.15mm 经酸洗并硅烷化处理的硅藻土或高分子多孔小球；常用玻璃或弹性石英毛细管柱的内径为 0.20mm 或 0.32mm。进样口温度应高于柱温 30～50℃；进样量一般不超过数微升；柱径越细进样量应越少。检测器为氢火焰离子化检测器，检测温度一般高于柱温，并不得低于 150℃，以免水汽凝结，通常为 250～350℃。

② 《中国药典》（2020年版）二部正文中各品种项下规定的条件，除检测器种类、固定液品种及特殊指定的色谱柱材料不得任意改变外，其余如色谱柱内径、长度、载体牌号、粒度、固定液涂布浓度、载气流速、柱温、进样量、检测器的灵敏度等，均可适当改变，以适应具体品种并符合系统适用性试验的要求。一般色谱图约于 30min 内记录完毕。

（3）**操作方法**

① 内标法加校正因子测定供试品中某个杂质或主成分含量。

② 外标法测定供试品中某个杂质或主成分含量。

③ 面积归一化法。

上述①～③法的具体内容同高效液相色谱法相应的规定。

④ 标准溶液加入法测定供试品中某个杂质或主成分含量 精密称（量）取某个杂质或待测成分对照品适量，配制成适当浓度的对照品溶液，取一定量，精密加入供试品溶液中，根据外标法或内标法测定杂质或主成分含量，再扣除加入的对照品溶液含量，即得供试品溶液中某个杂质和主成分含量。也可按下述公式进行计算，加入对照品溶液前后校正因子应相同，即：

$$\frac{A_{is}}{A_x} = \frac{c_x + \Delta c_x}{c_x} \tag{6-15}$$

则待测组分的浓度 c_x 可通过如下公式进行计算：

$$c_x = \frac{\Delta c_x}{(A_{is}/A_x) - 1} \tag{6-16}$$

式中　c_x——供试品中组分的浓度，mg/ml；

A_x——供试品中组分的峰面积；

Δc_x——所加入的已知浓度的待测组分对照品的浓度，mg/ml；

A_{is}——加入对照品后组分的峰面积。

(4) 注意事项 用气相色谱法定量分析时,应尽量采用内标法;同时也要注意进样技术的熟练,因内标物质与供试品成分的蒸气压不同,则蒸气压高的进样量也会较多。故选择测定用内标物质时,除应考虑内标峰的保留时间应与被测成分相近,无杂质峰重叠,也要考虑其蒸气压是否近似。

[示例6-8] 气相色谱法测定维生素E片的含量

供试品:维生素E片(10mg)。

仪器及型号:气相色谱仪、微量注射器。

标准规定:本品含维生素E($C_{31}H_{52}O_3$)应为标示量的90.0%～110.0%。

测定方法:取本品20片,精密称定,研细,精密称取适量(约相当于维生素E 20mg),置棕色具塞锥形瓶中,照维生素E含量测定项下的方法,精密加内标溶液10ml,密塞,振摇使维生素E溶解,静置,取上清液1～3μl注入气相色谱仪,并依法测定校正因子,计算,即得。

数据记录:取20片,总质量为1.4902g,称取0.2982g,用1.0mg/ml内标溶液10ml溶解,用气相色谱法测定。校正因子为1.96,供试品峰面积为28.76mm^2,内标物峰面积为30.24mm^2。

测定结果:93.2%。

结果判定:符合规定。

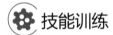

技能训练

技能训练十一 阿司匹林的含量测定

阿司匹林是一种历史悠久的解热镇痛药,诞生于1899年3月6日。临床用于治感冒、发热、头痛、牙痛、关节痛、风湿病,还能抑制血小板聚集,用于预防和治疗缺血性心脏病、心绞痛、心肺梗死、脑血栓形成,在血管成形术及旁路移植术方面也有效。

【仪器与用具】

锥形瓶、分析天平、量筒、滴定管、胶头滴管等。

【试药与试液】

酚酞指示液、中性乙醇、氢氧化钠滴定液(0.1mol/L)、阿司匹林(药用级)等。

【操作步骤】

(1) 查阅标准 本品的质量标准内容在《中国药典》(2020年版)二部品种正文第一部分,666页。

(2) 取样操作 按照请验单的内容与成品的标签进行核对,无误后方可取样;取样的准备工作、取样过程和结束阶段操作均应执行企业制定的《取样标准操作规程》(参见附录二)。

(3) 含量测定 取本品约0.4g,精密称定,加中性乙醇(对酚酞指示液显中性)20ml溶解后,加酚酞指示液3滴,用氢氧化钠滴定液(0.1mol/L)滴定。每1ml氢氧化钠滴定液(0.1mol/L)相当于18.02mg的$C_9H_8O_4$。

结果计算:

$$含量 = \frac{VTF}{m_s} \times 100\%$$

式中　V——供试品消耗氢氧化钠滴定液（0.1mol/L）的体积，ml；
　　　T——滴定度，mg/ml；
　　　F——氢氧化钠滴定液浓度（0.1mol/L）的校正系数；
　　　m_s——供试品的取样量，g。

允许误差：平行测定两份，相对偏差不得过 0.3%。

【注意事项】

① 中和滴定速度稍快，注意不断振摇，防止局部过浓。

② 本实验中，中性乙醇（取乙醇，加酚酞指示液适量，滴加氢氧化钠液至恰显粉红色）对酚酞指示液显中性。

③ 阿司匹林在水中微溶，在乙醇中易溶，故选用乙醇为溶剂，且乙醇可抑制阿司匹林的水解。

技能训练十二　对乙酰氨基酚的含量测定

对乙酰氨基酚（扑热息痛），是最常用的非甾体抗炎解热镇痛药，临床上用于发热，也可用于缓解轻中度疼痛，尤其用于对阿司匹林过敏或不能耐受的患者。对各种剧痛及内脏平滑肌绞痛无效。

对乙酰氨基酚的分子结构中具有酰氨基结构，可水解为芳伯氨基从而发生重氮化-偶合反应；具有酚羟基，可与氯化铁作用呈色；还具有脂烃胺侧链，显弱碱性，能与生物碱沉淀试剂或重金属离子反应，利用此化学性质可以测定其含量。本品按干燥品计算，含量应为 98.0%~102.0%。

【仪器与用具】

紫外-可见分光光度计、石英比色皿、量瓶、移液管、量筒、分析天平、胶头滴管、吸耳球等。

【试药与试液】

0.4%氢氧化钠溶液、纯化水、对乙酰氨基酚（药用级）等。

【操作步骤】

(1) **查阅标准**　本品的质量标准内容在《中国药典》（2020年版）二部品种正文第一部分，386页。

(2) **取样操作**　按照请验单的内容与成品的标签进行核对，无误后方可取样；取样的准备工作、取样过程和结束阶段操作均应执行企业制定的《取样标准操作规程》（参见附录二）。

(3) **含量测定**　取本品约 40mg，精密称定，置 250ml 量瓶中，加 0.4%氢氧化钠溶液 50ml 溶解后，加水至刻度，摇匀，精密量取 5ml，置 100ml 量瓶中，加 0.4%氢氧化钠溶液 10ml，加水至刻度，摇匀，照分光光度法（通则 0401），在 257nm 的波长处测定吸光度，按 $C_8H_9NO_2$ 的吸光系数（$E_{1cm}^{1\%}$）为 715 计算，即得。

结果计算：

$$含量 = \frac{\dfrac{A}{E_{1cm}^{1\%} \times 100} \times V_0 \times D}{m_s} \times 100\%$$

式中　A——供试品测得的吸光度；
　　　$E_{1cm}^{1\%}$——供试品的吸收系数；

D——供试品溶液的稀释倍数；

V_0——供试品溶液稀释的体积，ml；

m_s——供试品的取样量，g。

允许误差：平行测定两份，相对偏差不得过3.0%。

技能训练十三　注射用氨苄西林钠的含量测定

注射用氨苄西林钠是青霉素类药品，临床上用于敏感菌所致的呼吸道感染、胃肠道感染、尿路感染、软组织感染、心内膜炎、脑膜炎、败血症等。

【仪器与用具】

高效液相色谱仪、微量进样器、超声波清洗机、分析天平、量瓶、移液管、量筒、胶头滴管等。

【试药与试液】

氨苄西林对照品、乙腈、1mol/L磷酸氢二钾溶液、1mol/L乙酸溶液、纯化水、氨苄西林钠注射液（1.0g）等。

【操作步骤】

(1) **查阅标准**　本品的质量标准内容在《中国药典》（2020年版）二部品种正文第一部分，1373页。

(2) **取样操作**　按照请验单的内容与成品的标签进行核对，无误后方可取样；取样的准备工作、取样过程和结束阶段操作均应执行企业制定的《取样标准操作规程》（参见附录二）。

(3) **含量测定**　取装量差异项下的内容物适量，精密称定，用流动相溶解并定量稀释制成每1ml中约含氨苄西林1mg的溶液，作为供试品溶液；取氨苄西林对照品适量，精密称定，加流动相A［12%醋酸溶液-0.2mol/L磷酸二氢钾溶液-乙腈-水（0.5∶50∶50∶900）］溶解并定量稀释制成每1ml中约含氨苄西林1mg的溶液，作为对照品溶液。

系统适用性溶液　取氨苄西林与头孢拉定各适量，加流动相A溶解并定量稀释制成每1ml中约含氨苄西林0.3mg与头孢拉定0.02mg的混合溶液。

色谱条件与系统适用性试验　用十八烷基硅烷键合硅胶为填充剂；以流动相A-流动相B［12%醋酸溶液-0.2mol/L磷酸二氢钾溶液-乙腈-水（0.5∶50∶400∶550)］(85∶15) 为流动相；检测波长254nm；进样体积20μl。系统适用性试验色谱图中，氨苄西林峰与头孢拉定峰间的分离度应大于3.0。

测定法　精密量取供试品溶液与对照品溶液，分别注入液相色谱仪，记录色谱图。按外标法以峰面积计算供试品中$C_{16}H_{19}N_3O_4S$的含量。

结果计算：

$$含量 = \frac{c_r \times \frac{A_x}{A_r} \times V}{m_s} \times 100\%$$

式中　c_r——对照品的浓度，mg/ml；

A_x——供试品的峰面积；

A_r——对照品的峰面积；

V——供试品的体积，ml；

m_s——供试品的取样量，g。

允许误差：平行测定两份，相对偏差不得过 3.0%。

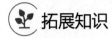 拓展知识

定量分析样品的前处理方法

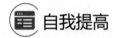 自我提高

必 备 知 识

（一）A 型题（最佳选择题）每题的备选答案中只有一个最佳答案

1. 百分吸收系数的物理意义为（　　）。
   A. 在一定波长下，溶液浓度为 1%（ml/ml），厚度为 1cm 时的吸光度
   B. 在一定波长下，溶液浓度为 1%（g/ml），厚度为 1cm 时的吸光度
   C. 在一定波长下，溶液浓度为 1%（g/ml），厚度为 1dm 时的吸光度
   D. 在一定波长下，溶液浓度为 1%（ml/ml），厚度为 1dm 时的吸光度
   E. 在一定波长下，溶液浓度为 1g/ml（ml/ml），厚度为 1cm 时的吸光度

2. 直接酸碱滴定法测定阿司匹林原料含量时，用中性乙醇作溶剂的目的是（　　）。
   A. 增加其酸性　　　　　B. 便于观察终点　　　　　C. 消除空气中二氧化碳的影响
   D. 防止阿司匹林水解　　E. 促使阿司匹林发生中和反应

3. 提取酸碱滴定法测定生物碱盐类药物时，最常用的碱化试剂为（　　）。
   A. 氢氧化钙　　　　　　B. 碳酸钠　　　　　　　　C. 氧化镁
   D. 氨水　　　　　　　　E. 氢氧化钠

4. 头孢菌素族药物的紫外吸收特性（水溶液中的 λ_{max} 为定值）取决于（　　）。
   A. 7-ACA　　　　　　　B. 侧链　　　　　　　　　C. 羧基
   D. 硫原子　　　　　　　E. 母核中的 O═C—N—C═C 结构

5. 非水溶液滴定法测定硫酸喹宁原料的含量时，可以用高氯酸直接滴定冰醋酸介质中的供试品，1mol 硫酸喹宁需要消耗高氯酸的物质的量为（　　）。
   A. 1mol　　　　　　　　B. 2mol　　　　　　　　　C. 3mol
   D. 4mol　　　　　　　　E. 5mol

6. 两步滴定法测定阿司匹林片的含量时，每 1ml 氢氧化钠溶液（0.1mol/L）相当于阿司匹林（分子量为 180.16）的量是（　　）。
   A. 18.02mg　　　　　　B. 180.2mg　　　　　　　C. 90.08mg
   D. 45.04mg　　　　　　E. 450.0mg

7. 两步滴定法测定阿司匹林片含量的依据（　　）。
   A. 羧基的酸性　　　　　B. 盐酸碱性　　　　　　　C. 脱羧反应
   D. 酯的水解反应　　　　E. 在碱溶液中酯的水解反应

8. 非水溶液滴定法测定磷酸可待因含量时，1ml 高氯酸滴定液（0.1mol/L）相当于该药物的量为（磷酸可待因分子量为 397.39）（　　）。
   A. 198.69mg　　　　　　B. 19.87mg　　　　　　　C. 397.39mg

D. 39.739mg E. 39.74mg

9. 《中国药典》（2020年版）二部规定采用铈量法测定葡萄糖亚铁片（0.3g/片）的含量方法：取供试品20片，精密称定为6.000g，研细，精密称取0.9644g，依法滴定，消耗硫酸铈滴定液（0.1mol/L）20.00ml，已知每1ml硫酸铈滴定液（0.1mol/L）相当于葡萄糖亚铁48.22mg，计算其标示量为（　　）。
   A. 99.6%   B. 99.95%   C. 99.3%
   D. 100.0%   E. 107.0%

10. 药物制剂含量测定结果的表示方法为（　　）。
    A. 百分含量   B. 百万分之几   C. 主成分的百分含量
    D. 标示量   E. 相当于标示量的百分含量（标示量百分率）

（二）B型题（配伍选择题） 每题只有一个正确答案，每个备选答案可重复选用，也可不选用

[1~5] 根据下列选项选择：
   A. 酸碱滴定法   B. 紫外分光光度法   C. 高效液相色谱法
   D. 氧化还原滴定法   E. 气相色谱法

1. 水杨酸原料的含量测定采用（　　）。
2. 维生素C注射液的含量测定采用（　　）。
3. 黄体酮原料的含量测定采用（　　）。
4. 维生素E片的含量测定采用（　　）。
5. 维生素B_{12}注射液的含量测定采用（　　）。

[6~10] 操作中应选用的仪器选择：
   A. 量筒   B. 分析天平（感量0.1mg）   C. 托盘天平   D. 移液管   E. 量瓶

6. 含量测定时，取供试品约0.2g，精密称定使用（　　）。
7. 配制硝酸银滴定液时，称取硝酸银17.5g使用（　　）。
8. 标定四苯硼钠液（0.02mol/L）时，精密量取本液10ml使用（　　）。
9. 氯化物检查中，配制标准氯化钠溶液1000ml使用（　　）。
10. 配制高效液相色谱流动相［甲醇-水（30：70）］500ml使用（　　）。

（三）X型题（多项选择题） 每题的备选答案中有**2个或2个以上**答案

1. 氧瓶燃烧法系可以用于分析含（　　）等有机药物。
   A. 卤素   B. 硫   C. 氮
   D. 硒   E. 铁

2. 非水碱量法使用的试剂有（　　）。
   A. 冰醋酸   B. 高氯酸   C. 结晶紫
   D. 甲醇钠   E. 乙酸汞

3. 紫外-可见分光光度法的定量方法有（　　）。
   A. 外标法与内标法   B. 对照品比较法   C. 吸收系数法
   D. 灵敏度法   E. 计算分光光度法

4. 对乙酰氨基酚的含量测定方法有（　　）。
   A. 非水溶液滴定法   B. 紫外分光光度法   C. 亚硝酸钠滴定法
   D. 重氮化-偶合反应比色法   E. 高效液相法

5. 检查溶液酸碱度的方法有（　　）。
   A. 指示剂法   B. 永停滴定法   C. pH计
   D. 电位滴定法   E. 酸碱滴定法

（四）简答题

1. 永停滴定法与电位滴定法指示终点的原理有何不同？
2. 比较下列仪器分析方法：

仪器分析方法	基本原理	仪器名称	检查方法
紫外-可见分光光度法 高效液相色谱法 气相色谱法			

3. 什么叫滴定度？滴定度与摩尔浓度如何换算？

4. 什么叫滴定分析？它的主要分析方法有哪些？

5. 酸碱滴定中指示剂的选择原则是什么？

综 合 知 识

1. 取阿司匹林 0.3958g，加中性乙醇溶解，用酚酞为指示剂，以氢氧化钠滴定液（0.1017mol/ml）滴定至终点，消耗氢氧化钠滴定液（0.1017mol/ml）21.58ml。每1ml的氢氧化钠滴定液（0.1mol/ml）相当于 18.02mg 的 $C_9H_8O_4$。计算其含量（%）。

2. 取标示量 0.25g 的丙磺舒片 10 片，总重 7.9616g，研细，精密称定 0.1918g，按照药典规定方法加含盐酸的乙醇准确配成 200ml，滤过，取续滤液 5ml，用含盐酸的乙醇稀释至 100ml。照分光光度法在 249nm 波长处测得吸光度为 0.495，$C_{13}H_{19}NO_4S$ 的吸光系数 $E_{1cm}^{1\%}$ 为 338。计算其标示量（%）。

项目七　原辅料与中间体的质量检测技术

知识目标

1. 熟悉原辅料与中间体的概念。
2. 掌握原辅料与中间体的检测步骤、质量控制项目及相关要求。
3. 掌握原料药与中间体的含量测定过程与结果计算方法。

能力目标

1. 会依据《中国药典》（2020年版）二部的质量标准检测氯化钠和盐酸的质量。
2. 会依据企业内控质量标准检测葡萄糖注射液中间体的质量。

必备知识

原辅料的质量检测是保证药品质量的基础，是全面控制药品质量的第一步，为各种制剂质量合格提供依据，因此保证原辅料的质量是非常重要的。原辅料的质量检测标准在《中国药典》（2020年版）二部中处于本类药物检测的第一位。原辅料的质量检测内容包括性状、鉴别、检查和含量测定。中间体的质量检测标准是各制药企业依据《中国药典》（2020年版）二部和局颁标准自行制定的，均高于国家标准。中间体的质量检测一般包括性状、检查（特殊杂质或常规项目）和含量测定等。

一、原料药质量检测技术

1. 概述

原料药在《原料药的优良制造规范指南》（ICH Q7A）中的定义：旨在用于药品制造中的任何一种物质或物质的混合物，而且在用于制药时，成为药品的一种活性成分。此种物质在疾病的诊断、治疗、症状缓解、处理或疾病的预防中有药理活性或其他直接作用，或者能影响机体的功能或结构。

在药品生产中，原料药指用于生产各类制剂的原料药物，是制剂中的有效成分，其是由化学合成、植物提取或者生物技术所制备的各种用来作为药用的粉末、结晶、浸膏等，但病人无法直接服用的物质。

原料药是加工成药物制剂的主要原料，根据它的来源分为化学合成药和天然化学药两大类。

（1）化学合成药　可分为无机合成药和有机合成药。无机合成药为无机化合物（极个别为元素），如用于治疗胃溃疡及十二指肠溃疡的氢氧化铝、三硅酸镁等；有机合成药主要是由基本有机化工原料，经一系列有机化学反应而制得的药物，如阿司匹林、氯霉素、咖啡因等。

（2）天然化学药　按其来源，也可分为生物化学药与植物化学药两大类。抗生素一般系由微生物发酵制得，属于生物化学范畴。近年出现的多种半合成抗生素，则是生物合成和化学合成相结合的产品。原料药中，有机合成药的品种、产量及产值所占比例最大，是化学制药工业的主要支柱。

原料药质量好坏决定制剂质量的优劣，因此其质量标准要求很严，世界各国对于其广泛应用的原料药都制定了严格的国家药典标准和质量控制方法。

2. 常用鉴别方法

原料药的鉴别试验是根据原料药的化学结构、理化性质，采用化学、物理化学或生物学、仪器分析等方法来确定原料药的真伪，是药品质量检测工作中的重要任务。鉴别项下规定的试验方法仅适用于鉴别药物的真伪。对于原料药，应结合性状项下的外观和物理常数进行确认，性状检查是药品质量检测工作的第一步，也是重要的一步；物理常数是鉴定药品质量的重要指标，其测定结果不仅对药品具有鉴别意义，也反映该药品的纯净程度。详细内容见项目六。

在鉴别试验中，常采用方法简便、专属性强的方法。仪器分析方法用于鉴别药物的数量正在逐渐增加，红外光谱法、色谱法、紫外光谱法等几乎占了仪器分析鉴别方法的全部。

3. 原料药的杂质检查

药物杂质的存在不仅影响药物的质量，有的还反映出生产中存在的问题。原料药的杂质检查是针对原料药存在的各种杂质进行检查。对原料药所含杂质进行检查既可保证用药的安全、有效，同时也为生产、流通过程的质量保证和企业管理的考核提供依据。杂质检查的详细内容参见项目四。

4. 原料药的含量测定

原料药的含量测定采用《中国药典》（2020年版）二部中原料药的含量测定项下规定的试验方法，用于测定原料中主要有效成分的含量，一般可采取化学分析方法来测定，以确定原料药的含量是否符合药品标准的规定要求，作为质量标准的一项，它是判定各种原料药优劣的关键指标之一。

含量测定必须在鉴别无误、杂质检查合格的基础上进行，是评价药品质量、保证药品疗效的重要手段。用于原料药的含量测定方法有很多，主要有以下几种。

（1）重量分析法　重量分析法是称取含一定组分重量的供试品，采用某种方法或通过某种物理或化学变化使被测组分从样品分离出来并转化为一定的称重形式，再根据供试品中被测组分的重量，计算组分含量的定量方法。

重量分析法系经典的分析方法之一。采用分析天平直接称量被测成分或反应产物，准确度较高，精密度好。但由于分析过程中要进行过滤、洗涤、烘干、称量等操作，步骤比较繁琐、费时，样品用量多，因此在《中国药典》（2020年版）二部中应用较少。

（2）容量分析法　详细内容见项目六。

（3）仪器分析法　详细内容见项目六。

二、辅料质量检测技术

1. 概述

药用辅料是指在制剂处方设计时，为解决制剂的成型性、有效性、稳定性、安全性加入处方中除主药以外的一切药用物料的统称。

药用辅料是药物制剂的基础材料和重要组成部分，是保证药物制剂生产和发展的物质基础，在制剂剂型和生产中起着关键的作用，它不仅赋予药物一定剂型，而且与提高药物的疗效、降低不良反应有很大的关系，其质量可靠性和多样性是保证剂型和制剂先进性的基础。

根据不同的生产工艺及用途，药用辅料的残留溶剂、微生物限度或无菌应符合要求；注射用药用辅料的热原或细菌内毒素、无菌等应符合要求。

2. 辅料质量检测示例

(1) 蔗糖的质量检测 本品为 β-D-呋喃果糖基-α-D-吡喃葡萄糖苷。

【性状】本品为无色结晶或白色结晶性的松散粉末。本品在水中极易溶解，在乙醇中微溶，在无水乙醇中几乎不溶。

比旋度 取本品，精密称定，加水溶解并定量稀释制成每 1ml 中约含 0.1g 的溶液。依法测定（通则 0621），比旋度为 $+66.3°\sim +67.0°$。

【鉴别】取本品，加 0.05mol/L 硫酸溶液，煮沸后，用 0.1mol/L 氢氧化钠溶液中和，再加碱性酒石酸铜试液，加热即生成氧化亚铜的红色沉淀。

本品的红外吸收图谱应与蔗糖对照品的图谱一致（通则 0402）。

【检查】

溶液的颜色 取本品 5g，加水 5ml 溶解后，如显色，与黄色 4 号标准比色液（通则 0901 第一法）比较，不得更深。

硫酸盐 取本品 1.0g，依法检查（通则 0802），与标准硫酸钾溶液 5.0ml 制成的对照液比较，不得更浓（0.05%）。

还原糖 取本品 5.0g，置 250ml 锥形瓶中，加水 25ml 溶解后，精密加碱性枸橼酸铜试液 25ml 与玻璃珠数粒，加热回流使在 3min 内沸腾，从全沸时起，连续沸腾 5min，迅速冷却至室温（此时应注意勿使瓶中氧化亚铜与空气接触），立即加 25% 碘化钾溶液 15ml，摇匀，随振摇随缓缓加入硫酸溶液（1→5）25ml，待二氧化碳停止放出后，立即用硫代硫酸钠滴定液（0.1mol/L）滴定，至近终点时，加淀粉指示液 2ml，继续滴定至蓝色消失，同时做空白试验。二者消耗硫代硫酸钠滴定液（0.1mol/L）的体积差不得过 2.0ml（0.10%）。

炽灼残渣 取本品 2.0g，依法检查（通则 0841），遗留残渣不得过 0.1%。

钙盐 取本品 1.0g，加水 25ml 使溶解，加氨试液 1ml 与草酸铵试液 5ml，摇匀，放置 1h，与标准钙溶液（精密称取碳酸钙 0.125g，置 500ml 量瓶中，加水 5ml 与盐酸 0.5ml 使溶解，加水至刻度，摇匀。每 1ml 相当于 0.10mg 的 Ca）5.0ml 制成的对照液比较，不得更浓（0.05%）。

重金属 取炽灼残渣项下遗留的残渣，依法检查（通则 0821 第二法），含重金属不得过百万分之五。

(2) 硬脂酸镁的质量检测 本品是系以硬脂酸镁（$C_{36}H_{70}MgO_4$）与棕榈酸镁（$C_{32}H_{62}MgO_4$）为主要成分的混合物。按干燥品计算，含 Mg 应为 4.0%～5.0%。

【性状】本品为白色轻松无砂性的细粉；微有特臭。本品在水、乙醇或乙醚中不溶。

【鉴别】取本品 5.0g，置分液漏斗中，加乙醚 50ml，摇匀，加入稀硝酸 20ml 与水 20ml，振摇至溶液完全溶解，放置分层，将水层移入另一分液漏斗中，用水提取乙醚层 2 次，每次 4ml，合并水层，用乙醚 15ml 清洗水层，将水层移至 50ml 量瓶中，加水稀至刻度，摇匀，作为供试品溶液，应显镁盐的鉴别反应（通则 0301）。

在硬脂酸与棕榈酸相对含量检查项下记录的色谱图中，供试品溶液中两主峰的保留时间应分别与对照品溶液两主峰的保留时间一致。

【检查】

酸碱度 取本品 2.0g，加无水乙醇 6.0ml，搅拌使分散均匀，再加水使成 40.0ml，摇匀，滤过，取续滤液 10.0ml，加溴麝香草酚蓝指示液 0.05ml，用盐酸滴定液（0.1mol/L）或氢氧化钠滴定液（0.1mol/L）滴至溶液颜色发生变化，滴定液用量不得过 0.05ml。

氯化物 取鉴别项下的供试品溶液 1.0ml，依法检查（通则 0801），与标准氯化钠溶液 10.0ml 制成的对照液比较，不得更浓（0.10%）。

硫酸盐 取鉴别项下的供试品溶液 1.0ml，依法检查（通则 0802），与标准硫酸钾溶液 6.0ml 制成的对照液比较，不得更浓（0.6%）。

干燥失重 取本品，在 80℃ 干燥至恒重，减失重量不得过 5.0%（通则 0831）。

铁盐 取本品 0.50g，炽灼灰化后，加稀盐酸 5ml 与水 10ml，煮沸，放冷，滤过，滤液加过硫酸铵 50mg，用水稀释成 35ml，依法检查（通则 0807），与标准铁溶液 5.0ml 用同一方法制成的对照液比较，不得更深（0.01%）。

重金属 取本品 2.0g，缓缓炽灼至完全碳化，放冷，加硫酸 0.5～1.0ml，使恰润湿，低温加热至硫酸除尽，加硝酸 0.5ml，蒸干，至氧化氮蒸气除尽后，放冷，在 500～600℃ 炽灼使完全灰化，放冷，加盐酸 2ml，置水浴上蒸干后加水 15ml 与稀乙酸 2ml，加热溶解后，放冷，加乙酸盐缓冲液（pH3.5）2ml 与水适量使成 25ml，依法检查（通则 0821 第二法），含重金属不得过百万分之十。

硬脂酸与棕榈酸相对含量 取本品 0.1g，精密称定，置锥形瓶中，加 14% 三氟化硼甲醇溶液 5ml，摇匀，加热回流 10min 使溶解，从冷凝管加正庚烷 4ml，再回流 10min，放冷后加饱和氯化钠溶液 20ml，振摇，静置使分层，将正庚烷层通过无水硫酸钠干燥，作为供试品溶液；分别称取棕榈酸甲酯与硬脂酸甲酯对照品适量，加正庚烷制成每 1ml 中分别约含 15mg 与 10mg 的溶液，作为对照品溶液。照气相色谱法（通则 0521）试验。用聚乙二醇（或极性相近）为固定相的毛细管柱，起始柱温 70℃，维持 2min，以每分钟 5℃ 的速率升温至 240℃，维持 5min；进样口温度为 220℃，检测器温度为 260℃。取对照品溶液 1μl 注入气相色谱仪，棕榈酸甲酯峰与硬脂酸甲酯峰的分离度应大于 3.0。精密量取供试品溶液 1ml，置 100ml 量瓶中，用正庚烷稀释至刻度，摇匀，取 1μl 注入气相色谱仪，调节检测灵敏度，使棕榈酸甲酯峰与硬脂酸甲酯峰应能检出。再取供试品溶液 1μl 注入气相色谱仪，记录色谱图，按下式面积归一化法计算硬脂酸镁中硬脂酸在脂肪酸中的含量。

$$含量 = \frac{A}{B} \times 100\% \tag{7-1}$$

式中　A——供试品中硬脂酸甲酯的峰面积；

　　　B——供试品中所有脂肪酸酯的峰面积。

同法计算硬脂酸镁中棕榈酸在总脂肪酸中的含量。硬脂酸相对含量不得低于40%，硬脂酸与棕榈酸相对含量的总和不得低于90%。

【含量测定】　取本品约0.2g，精密称定，加正丁醇-无水乙醇（1∶1）50ml，加浓氨溶液5ml与氨-氯化铵缓冲液（pH10.0）3ml，再精密加乙二胺四乙酸二钠滴定液（0.05mol/L）25ml与铬黑T指示剂少许，混匀，在40~50℃水浴上加热至溶液澄清，用锌滴定液（0.05mol/L）滴定至溶液自蓝色转变为紫色，并将滴定的结果用空白试验校正。每1ml乙二胺四乙酸二钠滴定液（0.05mol/L）相当于1.215mg的Mg。

三、中间体质量检测技术

1. 概述

一种产品从初级产品加工到提供最终消费要经过一系列生产过程，在没有成为最终产品之前处于加工过程中的产品统称为中间体。药品中间体指完成部分加工步骤的产品，尚需进一步加工方可成为待包装产品。

中间体质量标准是企业内部控制药品质量的标准，它是生产企业根据本企业的实际，制定的高于或等于法定标准的产品质量标准，是企业组织生产、判别产品能否出厂的合格品标准，目的是保证出厂产品的高质量、有效性和稳定性。

产品企业的内控标准能够反映出一个企业产品质量的水平。企业为使自己产品永久地占领市场，发挥本企业的产品质量优势，制定内控标准，确保竞争得胜，所以产品企业内控标准对外是保密的。从总体上讲，一个产品的企业内控标准所反映的质量水平肯定要高于法定标准，检验项目要根据成品检验项目进行重点筛选，表现在增加项目，或至少有一项以上质量标准高于法定标准，要根据本企业实际情况而定，但必须代表中间体的固有性质。如原料药应检查性状、干燥失重、特殊杂质、含量测定等；辅料应检查适于药用的特性指标等；片剂应检查性状、重量差异、硬度、溶出度或崩解时限、含量测定等；注射剂应检查性状、pH值、可见异物、装量差异、装量或最低装量、含量测定等；颗粒剂应检查性状、粒度、溶出度、含量测定等；胶囊剂应检查性状、重量差异、溶出度或崩解时限、含量测定等。

2. 中间体质量检测示例

（1）罗红霉素颗粒中间体的质量检测

【性状】本品为混悬颗粒或包衣颗粒。如为包衣颗粒，除去包衣后显白色或类白色。

【检查】

溶出度

a.非包衣颗粒　取本品，依法测定（通则0931第二法），以乙酸盐缓冲液（取0.04mol/L乙酸钠溶液，用冰醋酸调节pH值至5.5）900ml为溶出介质（50mg规格溶出介质为600ml，25mg规格溶出介质为500ml），转速为50r/min，依法操作。经30min时，取溶液适量，滤过，取续滤液，精密量取20μl注入液相色谱仪，记录色谱图。另取罗红霉素对照品适量，精密称定，加上述溶出介质溶解并定量稀释制成每1ml中约含0.16mg（75mg和50mg规格为0.08mg；25mg规格为0.05mg）的溶液，同法测定，计算出每袋的溶出量。限度为标示量的80%，应符合规定。

b. 包衣颗粒 取本品，依法测定（通则0931第一法），以盐酸溶液（1→1000）900ml为溶出介质（50mg规格的溶出介质为600ml，25mg规格溶出介质为500ml），转速为100r/min，依法操作，经45min时，取溶液适量，滤过，取续滤液作为供试品溶液，照含量测定项下的方法测定。另精密称取罗红霉素对照品适量，加上述溶出介质溶解并定量稀释制成每1ml中约含0.16mg（75mg和50mg规格为0.08mg；25mg规格为0.05mg）的溶液，同法测定，计算出每袋的溶出量。限度为标示量的70%，应符合规定。

粒度 取本品，照粒度和粒度分布测定法（通则0982第二法）检查，不能通过一号筛和能通过五号筛的总和不得超过10%。

【含量测定】 取装量差异项下的内容物，研细，精密称取适量（约相当于罗红霉素50mg），加流动相适量，超声20min助溶，再用流动相定量稀释制成每1ml中约含罗红霉素0.5mg的溶液，滤过，取续滤液，精密量取20μl注入液相色谱仪，记录色谱图。另取罗红霉素对照品，同法测定。按外标法以峰面积计算，即得。本品含罗红霉素（$C_{41}H_{76}N_2O_{15}$）应为标示量的99.0%～101.0%。

(2) 硫酸阿托品片中间体的质量检测

【性状】 本品为白色片。

【检查】

重量差异 取本品20片，照片剂制剂通则（通则0101）检查，应符合规定。

崩解时限 取本品6片，照崩解时限检查法（通则0921）检查，应符合规定。

硬度 取本品6片，用硬度计检查，应符合规定。

【含量测定】 取本品20片，精密称定，研细，精密称取适量（约相当于硫酸阿托品2.5mg），置50ml量瓶中，加水振摇使硫酸阿托品溶解并稀释至刻度，滤过，取续滤液，作为供试品溶液。另取硫酸阿托品对照品约25mg，精密称定，置25ml量瓶中，加水溶解并稀释至刻度，摇匀，精密量取5ml，置100ml量瓶中，用水稀释至刻度，摇匀，作为对照品溶液。

精密量取供试品溶液与对照品溶液各2ml，分别置预先精密加入三氯甲烷10ml的分液漏斗中，各加溴甲酚绿溶液（取溴甲酚绿50mg与邻苯二甲酸氢钾1.021g，加0.2mol/L氢氧化钠溶液6.0ml使溶解，再用水稀释至100ml，摇匀，必要时滤过）2.0ml，振摇提取2min后，静置使分层，分取澄清的三氯甲烷液，照紫外-可见分光光度法（通则0401），在420nm的波长处分别测定吸光度，计算，并将结果乘以1.027，即得。本品含硫酸阿托品[$(C_{17}H_{23}NO_3)_2 \cdot H_2SO_4 \cdot H_2O$]为标示量的99.0%～101.0%。

技能训练

技能训练十四 氯化钠的分析

氯化钠为无色立方结晶或白色结晶。溶于水、甘油，微溶于乙醇、液氨，不溶于盐酸。在空气中微有潮解性，可用于制造纯碱和烧碱、矿石冶炼、食品工业和渔业等。作为一种原料药，临床上制成氯化钠注射液，属于电解质补充药。氯化钠静脉注射后直接进入血液循环，在体内广泛分布，但主要存在于细胞外液。

【仪器与用具】

试管、托盘天平、镊子、药匙、酒精灯、瓷蒸发皿、称量瓶、电热恒温干燥箱、干燥器、水浴锅、砷盐装置、纳氏比色管、量瓶、移液管、烧杯、量筒、胶头滴管、滴定管等。

【试药与试液】

溴麝香草酚蓝指示液、氢氧化钠滴定液（0.02mol/L）、盐酸滴定液（0.02mol/L）、淀粉混合液、0.025mol/L硫酸溶液、0.01%的氯胺T溶液、0.1mol/L的硫代硫酸钠溶液、标准溴化钾溶液、苯酚红混合液、标准硫酸钾溶液、钼酸铵硫酸溶液、稀盐酸、25%氯化钡溶液、标准磷酸盐溶液、标准铝溶液、乙酸-乙酸铵缓冲液（pH6.0）、三氯甲烷、稀硫酸、氨试液、草酸铵试液、氢氧化钠试液、0.05%太坦黄溶液、标准镁溶液、稀乙酸、四苯硼钠溶液、标准铁溶液、30%硫氰酸铵溶液、标准铅溶液、乙酸盐缓冲液（pH3.5）、过硫酸铵、硫代乙酰胺试液、标准砷溶液、碘化钾试液、酸性氯化亚锡试液、锌粒、溴化汞试纸、2%糊精溶液、2.5%硼砂溶液、荧光黄指示液、硝酸银滴定液（0.1mol/L）、纯化水、氯化钠（供注射用）等。

【操作步骤】

(1) **查阅标准** 本品的质量标准内容在《中国药典》（2020年版）二部品种正文第一部分，1629页。

(2) **取样操作** 按照请验单的内容与原料的标签进行核对，无误后方可取样；取样的准备工作、取样过程和结束阶段操作均应执行企业制定的《取样标准操作规程》（参见附录二）。

(3) **性状** 本品为无色、透明的立方形结晶或白色结晶性粉末；无臭。本品在水中易溶，在乙醇中几乎不溶。

(4) **鉴别** 本品显钠盐与氯化物的鉴别反应（通则0301）。

(5) **检查**

① **酸碱度** 取本品5.0g，加水50ml溶解后，加溴麝香草酚蓝指示液2滴，如显黄色，加氢氧化钠滴定液（0.02mol/L）0.10ml，应变为蓝色；如显蓝色或绿色，加盐酸滴定液（0.02mol/L）0.20ml，应变为黄色。

② **溶液的澄清度与颜色** 取本品5.0g，加水25ml溶解后，溶液应澄清无色。

③ **碘化物** 取本品的细粉5.0g，置瓷蒸发皿内，滴加新配制的淀粉混合液（取可溶性淀粉0.25g，加水2ml，搅匀，再加沸水至25ml，随加随搅拌，放冷，加0.025mol/L硫酸溶液2ml、亚硝酸钠试液3滴与水25ml，混匀）适量使晶粉湿润，置日光下（或日光灯下）观察，5min内晶粒不得显蓝色痕迹。

④ **溴化物** 取本品2.0g，置100ml量瓶中，加水溶解并稀释至刻度，摇匀，精密量取5ml，置10ml比色管中，加苯酚红混合液[取硫酸铵25mg，加水235ml，加2mol/L氢氧化钠溶液105ml，加2mol/L乙酸溶液135ml，摇匀，加苯酚红溶液（取苯酚红33mg，加2mol/L氢氧化钠溶液1.5ml，加水溶解并稀释至100ml，摇匀，即得）25ml，摇匀，必要时，调节pH至4.7] 2.0ml和0.01%的氯胺T溶液（临用新制）1.0ml，立即混匀，准确放置2min，加0.1mol/L的硫代硫酸钠溶液0.15ml，用水稀释至刻度，摇匀，作为供试品溶液。另取标准溴化钾溶液（精密称取在105℃干燥至恒重的溴化钾30mg，加水使溶解成100ml，摇匀，精密量取1ml，置100ml量瓶中，用水稀释至刻度，摇匀，即得。每1ml溶液相当于2μg的Br）5.0ml，置10ml比色管中，自"加苯酚红混合液"起，制备方法同供试品溶液，作为对照溶液。取对照溶液和供试品溶液，照紫外-可见分光光度法（通则

0401），以水为空白，在590nm处测定吸光度，供试品溶液的吸光度不得大于对照溶液的吸光度（0.01%）。

⑤ 硫酸盐　取本品5.0g，依法检查（通则0802），与标准硫酸钾溶液1.0ml制成的对照液比较，不得更浓（0.002%）。

⑥ 亚硝酸盐　取本品1.0g，加水溶解并稀释至10ml，照紫外-可见分光光度法（通则0401），在354nm波长处测定吸光度，不得过0.01。

⑦ 磷酸盐　取本品0.40g，加水溶解并稀释至100ml，加钼酸铵硫酸溶液［取钼酸铵2.5g，加水20ml使溶解，加硫酸溶液（56→100）50ml，用水稀释至100ml，摇匀］4ml，加新配制的氯化亚锡盐酸溶液［取酸性氯化亚锡试液1ml，加盐酸溶液（18→100）10ml，摇匀］0.1ml，摇匀，放置10min，如显色，与标准磷酸盐溶液（精密称取在105℃干燥2h的磷酸二氢钾0.716g，置1000ml量瓶中，加水溶解并稀释至刻度，摇匀，精密量取1ml，置100ml量瓶中，用水稀释至刻度，摇匀，即得。每1ml相当于5μg的PO_4^{3-}）2.0ml用同一方法制成的对照液比较，不得更深（0.0025%）。

⑧ 亚铁氰化物　取本品2.0g，加水6ml，超声处理使溶解，加混合液［取硫酸铁铵溶液（取硫酸铁铵1g，加0.05mol/L硫酸溶液100ml使溶解）5ml与1%硫酸亚铁溶液95ml，混匀］0.5ml，摇匀，10min内不得显蓝色。

⑨ 铝盐（供制备血液透析液、血液过滤液或腹膜透析液用）　照荧光分光光度法（通则0405）测定。

取本品20.0g加水100ml溶解，再加入醋酸-醋酸铵缓冲液（pH6.0）10ml。将上述溶液移至分液漏斗中，加入0.5%的8-羟基喹啉三氯甲烷溶液提取三次（20ml、20ml、10ml），合并提取液置50ml量瓶中，加三氯甲烷至刻度，摇匀，作为供试品溶液；取铝标准溶液［精密量取铝单元素标准溶液适量，用2%硝酸溶液定量稀释制成每1ml含铝（Al）2μg的溶液］2.0ml，加水98ml和醋酸-醋酸铵缓冲液（pH6.0）10ml。自"将上述溶液移至分液漏斗中"起，制备方法同供试品溶液，作为对照溶液；分别将上述三种溶液移至分液漏斗中，分别加入醋酸-醋酸铵缓冲液（pH6.0）10ml，加水100ml。自"将上述溶液移至分液漏斗中"起，制备方法同供试品溶液，作为空白溶液。

测定法　取上述三种溶液，在激发波长392nm、发射波长518nm处分别测定荧光强度。

限度　供试品溶液的荧光强度应不大于对照溶液的荧光强度（0.00002%）。

⑩ 钡盐　取本品4.0g，加水20ml溶解后，滤过，滤液分为两等份，一份中加稀硫酸2ml，另一份中加水2ml，静置15min，两液应同样澄清。

⑪ 钙盐　取本品2.0g，加水10ml使溶解，加氨试液1ml，摇匀，加草酸铵试液1ml，5min内不得发生浑浊。

⑫ 镁盐　取本品1.0g，加水20ml使溶解，加氢氧化钠试液2.5ml与0.05%太坦黄溶液0.5ml，摇匀；生成的颜色与标准镁溶液（精密称取在800℃炽灼至恒重的氧化镁16.58mg，加盐酸2.5ml与水适量使溶解成1000ml，摇匀）1.0ml用同一方法制成的对照液比较，不得更深（0.001%）。

⑬ 钾盐　取本品5.0g，加水20ml溶解后，加稀乙酸2滴，加四苯硼钠溶液（取四苯硼钠1.5g，置乳钵中，加水10ml研磨后，再加水40ml，研匀，用致密的滤纸滤过，即得）2ml，加水使成50ml，如显浑浊，与标准硫酸钾溶液12.3ml用同一方法制成的对照液比较，不得更浓（0.02%）。

⑭ 干燥失重　取本品,依法检查(通则0831),在105℃干燥至恒重,减失重量不得过0.5%。

⑮ 铁盐　取本品5.0g,依法检查(通则0807),与标准铁溶液1.5ml制成的对照液比较,不得更深(0.0003%)。

⑯ 重金属　取本品5.0g,加水20ml溶解后,加乙酸盐缓冲液(pH3.5)2ml与水适量使成25ml,依法检查(通则0821第一法),含重金属不得过百万分之二。

⑰ 砷盐　取本品5.0g,加水23ml溶解后,加盐酸5ml,依法检查(通则0822第一法),应符合规定(0.00004%)。

(6) 含量测定　取本品约0.12g,精密称定,加水50ml溶解后,加2%糊精溶液5ml、2.5%硼砂溶液2ml与荧光黄指示液5～8滴,用硝酸银滴定液(0.1mol/L)滴定。每1ml硝酸银滴定液(0.1mol/L)相当于5.844mg的氯化钠(NaCl)。

结果计算:

$$含量 = \frac{VTF}{m_s \times (1-干燥失重百分比)} \times 100\%$$

式中　V——供试品消耗硝酸银滴定液(0.1mol/L)的体积,ml;

　　　T——滴定度,mg/ml;

　　　F——硝酸银滴定液(0.1mol/L)的校正系数;

　　　m_s——供试品的取样量,g。

允许误差:平行测定两份,相对偏差不得过0.3%。

(7) 填写检验原始记录及检验报告单

【注意事项】

① 比色或比浊时应将比色管内的溶液充分混合均匀。

② 在滴定过程中应充分振摇,并在暗处滴定避免硝酸银滴定液见光分解。

③ 滴定过程中加入糊精溶液使生成的氯化银沉淀保持胶体溶液的状态存在,防止沉淀凝聚。

技能训练十五　盐酸的分析

盐酸,学名氢氯酸,是氯化氢(化学式:HCl)的水溶液,是一元酸。盐酸是一种强酸,具有极强的挥发性,因此盛有浓盐酸的容器打开后能在上方看见白雾,是由于氯化氢挥发后与空气中的水蒸气结合产生了盐酸小液滴。盐酸是一种常见的化学品,在一般情况下,含氯化氢的质量分数在38%左右。盐酸与某些金属、金属氧化物、金属氢氧化物以及大多数金属盐类(如碳酸盐、亚硫酸盐等),都能发生反应,生成盐酸盐。目前很多有机药物,如盐酸普鲁卡因、盐酸硫胺(维生素B_1的制剂),都是用盐酸制成的。由于盐酸显酸性,在药品生产中,还可用来调节药液的pH值。

本品含氯化氢(HCl)应为36.0%～38.0%(质量分数)。

【仪器与用具】

韦氏比重秤、移液管、比色管、瓷坩埚、试管、酒精灯、量筒、烧杯、水浴锅、具塞锥形瓶、碱式滴定管等。

【试药与试液】

含锌碘化钾淀粉指示液、三氯甲烷、0.002mol/L高锰酸钾溶液、碳酸钠试液、标准硫酸钾溶液、碘化钾、0.005mol/L碘溶液、淀粉指示液、硫酸、标准铁溶液、乙酸盐缓冲液

(pH3.5)、盐酸、甲基红指示液、氢氧化钠滴定液（1mol/L）、纯化水、盐酸（药用级）等。

【操作步骤】

（1）**查阅标准** 本品的质量标准内容在《中国药典》（2020年版）四部药用辅料，714页。

（2）**取样操作** 按照请验单的内容与辅料的标签进行核对，无误后方可取样；取样的准备工作、取样过程和结束阶段操作均应执行企业制定的《取样标准操作规程》（参见附录二）。

（3）**性状** 本品为无色发烟的澄清液体；有强烈的刺激臭。

（4）**鉴别**

① 本品显氯化物的鉴别反应（通则0301）。

② 用玻璃棒沾湿氨试液接触到本品表面，产生明显白烟。

③ 取盐酸溶液（1→100），可使蓝色石蕊试纸变红。

（5）**检查**

① 游离氯或溴 取本品5ml，加水稀释至20ml，放冷，加含锌碘化钾淀粉指示液0.2ml，10min内溶液不得显蓝色。

② 溴化物或碘化物 取本品3ml，加水稀释至10ml，放冷，加三氯甲烷1ml与0.002mol/L高锰酸钾溶液1滴，振摇，三氯甲烷层应无色。

③ 硫酸盐 取本品25ml，加碳酸钠试液2滴，置水浴上蒸干；残渣加水20ml溶解后，依法检查（通则0802），与标准硫酸钾溶液1.5ml制成的对照液比较，不得更浓（0.0005％）。

④ 亚硫酸盐 取新沸过的冷水50ml，加碘化钾1g、0.005mol/L碘溶液0.15ml与淀粉指示液1.5ml，摇匀；另取本品5ml，加新沸过的冷水50ml稀释后，加至上述溶液，摇匀，溶液的蓝色不得完全消失。

⑤ 炽灼残渣 取本品50ml，加硫酸2滴，蒸干后，依法检查（通则0841），遗留残渣不得过1.2mg（0.002％）。

⑥ 铁盐 取本品25ml，置水浴上蒸干，残渣加水25ml，依法检查（通则0807），与标准铁溶液3.0ml制成的对照液比较，不得更深（0.0001％）。

⑦ 重金属 取本品8.5ml，置水浴上蒸干，加乙酸盐缓冲液（pH3.5）2ml与水适量使成25ml，依法检查（通则0821第一法），含重金属不得过百万分之二。

⑧ 砷盐 取本品1.7ml，加水22ml稀释后，加盐酸5ml，依法检查（通则0822第一法），应符合规定（0.0001％）。

（6）**含量测定** 取本品约3ml，置贮有水约20ml并已精密称定重量的具塞锥形瓶中，精密称定，加水25ml与甲基红指示液2滴，用氢氧化钠滴定液（1mol/L）滴定。每1ml氢氧化钠滴定液（1mol/L）相当于36.46mg的HCl。

结果计算：

$$含量 = \frac{VTF}{m_s} \times 100\%$$

式中 V——供试品消耗氢氧化钠滴定液（1mol/L）的体积，ml；

T——滴定度，mg/ml；

F——氢氧化钠滴定液（1mol/L）的校正系数；

m_s——供试品的取样量，g。

允许误差：平行测定两份，相对偏差不得过 0.3%。

(7) 填写检验原始记录及检验报告单

【注意事项】

① 盐酸有刺激性，操作时应在通风橱内进行。

② 盐酸有腐蚀性，使用时应戴手套。

③ 炽灼残渣检查时应戴手套、口罩、护目镜，并在通风橱内进行；拿取炽热的坩埚应用坩埚钳夹取，避免烫伤，所有操作均应保持用具干燥，防止触电。

技能训练十六　葡萄糖注射液中间体的分析

葡萄糖注射液主要成分是葡萄糖，是调节水盐、电解质及酸碱平衡的药，是人体内新陈代谢不可缺少的营养物质，可以补充能量和体液，用于各种原因引起的进食不足或大量体液丢失（如呕吐、腹泻）；亦可用于治疗低血糖症、高钾血症，可作为高渗溶液用作组织脱水剂等。

葡萄糖化学式为 $C_6H_{12}O_6$，是自然界分布最广且最为重要的一种单糖，它是一种多羟基醛，有还原性。纯净的葡萄糖为无色晶体，有甜味但甜味不如蔗糖，易溶于水，微溶于乙醇，不溶于乙醚。溶液旋光向右，故亦称右旋糖，所以《中国药典》（2020 年版）二部采用旋光法测定其含量。本品为葡萄糖或无水葡萄糖的灭菌水溶液的中间体，含葡萄糖（$C_6H_{12}O_6 \cdot H_2O$）应为标示量的 99.0%～101.0%（各企业自行制定）。

【仪器与用具】

pH 计、自动指示旋光仪、可见异物检测仪、紫外-可见分光光度计、移液管、试管、量筒、量瓶等。

【试药与试液】

苯二甲酸盐标准缓冲液、磷酸盐标准缓冲液、饱和氯化钾溶液、氨试液、纯化水、葡萄糖注射液中间体（500ml : 25g）等。

【操作步骤】

(1) 查阅标准　本标准是制药生产企业依据《中国药典》（2020 年版）二部品种正文第一部分 1516 页制定的葡萄糖注射液中间体质量检查项目和标准。

(2) 取样操作　按照请验单的内容与中间体的标签进行核对，无误后方可取样；取样的准备工作、取样过程和结束阶段操作均应执行企业制定的《取样标准操作规程》（参见附录二）。

(3) 性状　本品为无色或几乎无色的澄明液体。

(4) 检查

① pH 值　取本品，依法检查（通则 0631），pH 值应为 4.0～4.3。

② 5-羟甲基糠醛　精密量取本品适量（约相当于葡萄糖 1.0g），置 100ml 量瓶中，用水稀释至刻度，摇匀，照紫外-可见分光光度法（通则 0401），在 284nm 的波长处测定，吸光度不得大于 0.30。

③ 装量　取本品 3 瓶，照最低装量检查法（通则 0942）检查，装量应全部在 505～510ml。

④ 可见异物　取本品 20 瓶，照可见异物检查法（通则 0904）检查，均不得检出明显可见异物。如检出可见异物的供试品仅有 1 瓶，应另取 20 支同法复试，均不得检出。

(5) **含量测定** 精密量取本品适量（约相当于葡萄糖 10g），置 100ml 量瓶中，加氨试液 0.2ml（10%或 10%以下规格的本品可直接取样测定），用水稀释至刻度，摇匀，静置 10min，在 25℃时，依法测定旋光度（通则 0621），与 2.0852 相乘，即得供试品中含有 $C_6H_{12}O_6 \cdot H_2O$ 的重量（g）。

结果计算：

$$\bar{\alpha} = \frac{\alpha_1 + \alpha_2 + \alpha_3}{3}$$

$$标示量 = \frac{\bar{\alpha} \times 2.0852}{cL} \times 100\%$$

式中 $\bar{\alpha}$——供试品测得的旋光度的平均值；

2.0852——常数；

c——每 100ml 溶液中含葡萄糖的重量，g；

L——旋光管的长度，dm。

允许误差：平行测定两份，相对偏差不得过 3.0%。

(6) 填写中间体检验记录

【注意事项】

① 旋光仪接通电源后需预热 15～20min。每次测定前后应用溶剂做空白校正。

② 配制溶液及测定浓度，均应调节温度至 20℃±0.5℃（除另有规定外）。

③ 供试溶液应澄清，如显浑浊或含有混悬的小粒，应预先滤过，并弃去初滤液。

拓展知识

一、药用辅料

二、制药过程分析技术与分析仪器

自我提高

必 备 知 识

（一）**A 型题（最佳选择题）** 每题的备选答案中只有一个最佳答案

1. 原料药是用于药物制剂的主要成分，根据来源分为化学合成药和（　　）两大类。

　　A. 抗生素　　　　　　　B. 生物化学药　　　　　C. 植物化学药

　　D. 有机合成药　　　　　E. 天然化学药

2. 抗生素属于生物化学范畴制药，一般是由（　　）制得。
   A. 有机合成　　　　　　　B. 生物化学反应　　　　　C. 植物提取
   D. 微生物发酵　　　　　　E. 无机合成

3. 原料药中（　　）的品种、产量及产值所占比例最大，是化学制药工业的主要支柱。
   A. 半合成抗生素　　　　　B. 生物化学药　　　　　　C. 有机合成药
   D. 天然化学药　　　　　　E. 无机合成药物

4. 原料药质量检测依据的质量标准是（　　）。
   A. 国家标准　　　　　　　B. 临床标准　　　　　　　C. 暂行标准
   D. 地方标准　　　　　　　E. 试行标准

5. 片剂的中间体应考虑检查（　　）。
   A. 性状、重量差异、硬度、含量测定
   B. 重量差异、硬度、溶出度、含量测定
   C. 性状、重量差异、崩解时限、含量测定
   D. 重量差异、硬度、溶出度、含量测定
   E. 性状、重量差异、硬度、溶出度或崩解时限、含量测定

6. 注射剂的中间体应考虑检查（　　）。
   A. 性状、可见异物、装量、含量测定
   B. 性状、pH、可见异物、最低装量
   C. 性状、pH、可见异物、装量差异、装量或最低装量、含量测定
   D. 性状、可见异物、最低装量、含量测定
   E. 性状、pH、可见异物、装量、含量测定

7. 根据不同的生产工艺及用途，药用辅料的（　　）应符合要求。
   A. 热原或细菌内毒素、无菌
   B. 残留溶剂与微生物限度
   C. 残留溶剂、微生物限度或无菌
   D. 热原或细菌内毒素
   E. 微生物限度或无菌

8. 原料药的物理常数的测定结果不仅对药品具有鉴别意义，也能反映该药品的（　　）。
   A. 纯净程度　　　　　　　B. 杂质限量　　　　　　　C. 杂质含量
   D. 含量高低　　　　　　　E. 内在质量

9. 在原料药鉴别的试验中，常常采用仪器分析的（　　）鉴别有机化学药。
   A. 高效液相色谱法　　　　B. 红外光谱法　　　　　　C. 气相色谱法
   D. 薄层色谱法　　　　　　E. 紫外吸收光谱法

10. 原料药常用的含量测定方法包括化学分析法和（　　）。
    A. 重量分析法　　　　　　B. 滴定分析法　　　　　　C. 仪器分析法
    D. 容量分析法　　　　　　E. 光谱分析法

（二）B型题（配伍选择题）每题只有一个正确答案，每个备选答案可重复选用，也可不选用

[1～5] 重量分析法的检测步骤通常包括：
　　　　A. 过滤　　　　　　　　B. 称量　　　　　　　　C. 烘干
　　　　D. 洗涤　　　　　　　　E. 计算

1. 第一步（　　）。
2. 第二步（　　）。
3. 第三步（　　）。

4. 第四步（　　）。
5. 第五步（　　）。

[6～10] 下列中间产品质量控制的项目对应的是：
    A. 粒度   B. 可见异物   C. 干燥失重
    D. 硬度   E. 特性指标

6. 注射剂（　　）。
7. 颗粒剂（　　）。
8. 片剂（　　）。
9. 原料药（　　）。
10. 辅料（　　）。

（三）X 型题（多项选择题）每题的备选答案中有 2 个或 2 个以上答案

1. 原料药性状检查的内容一般包括（　　）。
  A. 外观 B. 状态 C. 稳定性 D. 颜色 E. 溶解度

2. 原料药的检验记录一定要保持内容的（　　）。
  A. 正确性 B. 规范性 C. 全面性 D. 可靠性 E. 原始性

3. 按照 GMP 质量管理的要求，下面对检验原始记录的要求正确的是（　　）。
  A. 检验记录不得随意涂改，需修改要符合规定
  B. 记录要原始
  C. 记录可以补记
  D. 记录可以转抄
  E. 记录可以用铅笔书写

4. 对中间体质量控制关键项目的基本要求是（　　）。
  A. 快速 B. 准确 C. 灵活
  D. 及时 E. 粗测

5. 《中国药典》（2020 年版）二部规定，原料药含量测定时如规定上限为 100% 以上时，系指（　　）。
  A. 用药典规定的方法测定可能达到的数值
  B. 药典规定的限度
  C. 非真实含有量
  D. 杂质有干扰
  E. 药典允许的测定偏差

6. 原辅料的质量检测内容一般包括（　　）。
  A. 鉴别 B. 物理常数 C. 检查
  D. 性状 E. 含量测定

7. 中间体的质量检测标准是各制药企业依据（　　）自行制定的。
  A. 省级标准 B. GMP C. 国家标准
  D. 局颁标准 E. 《中国药典》（2020 年版）二部

8. 中间体制定的各项质量控制指标要求（　　）。
  A. 等于国家标准 B. 不超出国家标准 C. 不少于国家标准
  D. 低于国家标准 E. 高于国家标准

9. 原辅料的质量检测的意义包括（　　）。
  A. 保证药品质量的基础，是全面控制药品质量的第一步，为各种制剂质量合格提供依据
  B. 原辅料的质量控制对保证药物制剂的质量是非常重要的
  C. 原辅料的质量检测标准处于本类药物检测的第一位
  D. 中间体的质量检测包括性状、检查（主要是常规项目）和含量测定

E. 原料药对纯度的要求比较高

10. 原料药的含义包括（　　）。

　　A. 用于药品制造中的任何一种物质或物质的混合物

　　B. 在用于制药时，成为药品的一种活性成分

　　C. 是加工成药物制剂的主要原料，根据它的来源分为化学合成药和天然化学药两大类

　　D. 在药品生产中，原料药指用于生产各类制剂的原料药物，是制剂中的有效成分

　　E. 由化学合成或植物提取的粉末、结晶、浸膏等，但病人无法直接服用的物质

（四）简答题

1. 原料药质量检测的意义是什么？
2. 原料药常用的含量测定方法有哪些？
3. 试举例说明注射液中间体质量控制的项目及要求。
4. 简述原料药质量检测的内容与要求。
5. 简述药用辅料的分类与用途。

综 合 知 识

1. 配制盐酸（1mol/L）500ml，应取相对密度为 1.18，含盐酸 37.0%（质量分数）的盐酸多少毫升？

2. 取对乙酰氨基酚 0.0404g，精密称定，置于 250ml 量瓶中，加 0.4% 氢氧化钠溶液 50ml 溶解后，加水至刻度，摇匀，精密量取 5ml，置 100ml 量瓶中，加 0.4% 氢氧化钠溶液 10ml，加水至刻度，摇匀，在 257nm 波长处测得 A 值为 0.551，求供试品的含量（%）。（已知：$E_{1cm}^{1\%}=715$）《中国药典》（2020 年版）二部规定本品含对乙酰氨基酚（$C_8H_9NO_2$）应为 98.0%～102.0%。计算本品的含量是否符合规定的含量限度。

项目八 片剂质量检测技术

知识目标

1. 熟悉片剂的概念、分类方法及主要的组成成分。
2. 掌握片剂的取样操作方法、检测步骤、质量控制项目及相关要求。
3. 掌握《中国药典》(2020年版) 四部通则中片剂的常规检查内容。
4. 掌握片剂中常见附加剂对含量测定的干扰及其排除方法。
5. 掌握片剂的含量测定过程与结果计算公式的推导方法。

能力目标

会依据《中国药典》(2020年版) 二部的质量标准检测碳酸氢钠片和维生素 B_1 片的质量。

必备知识

为了预防、治疗、诊断疾病或有目的地调节人体的生理功能,为了更好地发挥药物的疗效,降低药物毒性或副作用,为了便于药物的使用、贮存和运输,原料药必须经过一定的生产工艺才能制成药物的各种剂型。原料药经过一定的生产工艺制成适当的剂型,称为药物制剂。到目前为止,几乎所有的药物都被制成制剂提供给患者。药物制剂是一类为了适应医疗需要,直接提供给广大消费者使用的产品,因此药物制剂出厂前必须进行严格的质量控制,其质量控制的依据是药品质量标准。《中国药典》(2020年版) 对各种制剂剂型质量控制通过其附录的制剂通则来实现。按照《中国药典》(2020年版) 制剂通则中常规检查项下的方法也要求逐项检测,遵守制剂通则的各项规定是保证生产合格药品的前提条件,只有各检验项目全部符合《中国药典》(2020年版) 的规定要求,该制剂才能被批准出厂。只要有一项检查不符合规定,即可判断该药为不合格产品。

药物制剂质量的检测是利用物理、化学、物理化学、仪器分析或生物学等方法对不同剂型的药物质量进行全面的分析与检测,以确定其是否符合药品质量标准的过程。药物制剂的质量检测包括性状、鉴别、检查和含量测定等内容。其中性状、鉴别和含量测定结果都与主药的性质有关系,但检测的同时必须要考虑药物中共存的辅料或其他有效成分的干扰;检查项目的内容具体包括检查制剂生产过程或贮存过程产生的特殊杂质、《中国药典》(2020年版) 中制剂通则的有关内容以及生物检定项目的要求。常规检查是以各种剂型的通性为指标,对药物制剂的质量进行控制和评价。剂型的通性是指其所有品种均应具有的基本属性,不同的剂型,检查项目也不同,各种制剂的质量均应符合《中国药典》(2020年版)四部通则中的相关规定。

片剂系指原料药物与适宜的辅料混匀压制而成的圆片状或异形片状的固体制剂。片剂以口服普通片为主,另有含片、舌下片、口腔贴片、咀嚼片、分散片、可溶片、泡腾片、阴道片、阴道泡腾片、缓释片、控释片、肠溶片与口崩片等。从总体上看,片剂是由两大类物质构成的:一类是发挥治疗作用的药物(即主药),另一类是没有生理活性的一些物质。它们所起的作用主要包括:填充作用、黏合作用、崩解作用和润滑作用,有时还起到着色作用、矫味作用以及美观作用等。

片剂的剂量准确,片剂内药物含量差异较小;质量稳定,片剂为干燥固体,且某些易氧化变质及易潮解的药物可借包衣加以保护,光线、空气、水分等对其影响较小;服用、携带、运输等较方便;机械化生产,产量大,成本低,卫生标准容易达到。缺点是片剂中需加入若干赋形剂,并经过压缩成型,溶出速度较散剂及胶囊剂慢,有时影响其生物利用度;儿童及昏迷病人不易吞服;含挥发性成分的片剂贮存较久时含量会下降。

本项目重点介绍片剂(口服普通片)的质量检测技术及控制方法。

片剂的分析步骤包括:性状(外观色泽、臭味等)、鉴别、检查(常规检查及杂质检查)和含量测定。

一、片剂的常规检查项目及要求

《中国药典》(2020年版)四部规定片剂的常规检查包括:重量差异、崩解时限、溶出度与释放度、含量均匀度及微生物限度检查。另外,部分片剂还需进行发泡量(如阴道泡腾片)、分散均匀性(如分散片)等检查。

1. 重量差异

(1) 概述 重量差异是指按规定称量方法测得片剂每片的重量与平均片重之间的差异程度。不同品种的片剂在生产时都制定有不同的规格,但在生产过程中,由于设备、工艺等原因,都可能引起重量的差异,重量差异大,意味着每片的主药含量不一,对治疗可能产生影响。因此,为了保证片剂的质量,药典规定片剂应检查重量差异。

(2) 仪器与用具 分析天平(感量0.1mg适用于平均片重0.30g以下的片剂或感量1mg适用于平均片重0.30g或0.30g以上的片剂)、称量瓶和平头镊子。

(3) 检查方法 取供试品20片,精密称定,得到平均片重。将称定总重量的20片供试品,依次用镊子取出,分别精密称定重量,得到各片重量。凡无含量测定的片剂,每片重量应与标示片重比较。按表8-1中的规定,超出重量差异限度的不得多于2片,并不得有1片超出限度1倍。

表8-1 片剂重量差异限度要求

平均片重或标示片重	重量差异限度
0.30g以下	±7.5%
0.30g或0.30g以上	±5%

(4) 注意事项

① 在称量前后,均应仔细查对药片数。称量过程中,应避免用手直接接触供试品。已

取出的药片，不得再放回供试品原包装容器内。

② 遇有检出超出重量差异限度的药片，宜另器保存，供必要时的复核用。

③ 糖衣片应在包衣前检查片芯的重量差异，符合规定后方可包衣。包衣后不再检查重量差异。

④ 薄膜衣片在包衣后也应检查重量差异。

⑤ 凡规定检查含量均匀度的片剂，一般不再进行重量差异检查。

(5) 记录与计算

① 记录分析天平的型号，记录称量室的温度与湿度。

② 记录20片的总重量，记录每片的重量，记录超出限度的数据。

③ 求出平均片重，保留三位有效数字。

④ 根据平均片重和重量差异限度规定计算出允许差异的限度范围。

⑤ 计算超出限度范围的片数及超出数据。遇有超出允许片重范围并处于边缘者，应再与平均片重相比较，计算出该片重量差异的百分率，再根据表8-1规定的重量差异限度作为判定依据（避免在计算允许重量范围内受数值修约的影响）。

片剂重量差异检查

(6) 结果与判定

① 20片中超出重量差异限度的不多于2片，但均未超出限度1倍的，判为符合规定。

② 20片中超出重量差异限度的多于2片，判为不符合规定。

③ 20片中有1片超出重量差异限度且超出限度1倍的，判为不符合规定。

> [示例8-1] 安乃近片重量差异检查
>
> 供试品：安乃近片（0.5g/片）。
>
> 仪器及规格：分析天平（FA-214）。
>
> 标准规定：超出重量差异限度的不得多于2片，并不得有1片超出限度1倍。
>
> 检查结果：
>
> (1) 20片供试品总重 10.7792g；
>
> (2) 平均片重 10.7792g/20＝0.539g；
>
> (3) 允许片重范围 0.539g±0.539g×5.0％＝0.512～0.566g；
>
> (4) 精密称定每片的重量 0.531g、0.528g、0.530g、0.528g、0.541g、0.538g、0.541g、0.533g、0.530g、0.535g、0.550g、0.551g、0.549g、0.553g、0.551g、0.561g、0.534g、0.543g、0.522g、0.528g。
>
> 结果判定：符合规定。

2. 崩解时限

(1) 概述 本法用于检查口服固体制剂在规定的条件下的崩解情况。

崩解系指口服固体制剂在规定条件下全部崩解溶散或碎成颗粒，除不溶性包衣材料或破碎的胶囊壳外，应全部通过筛网。如有少量不能通过筛网，但已软化或轻质上漂且无硬心者，可作符合规定论。片剂口服后，需经崩散、溶解，才能为机体吸收而达到治疗目的。为控制产品质量，保证疗效，药典规定本检查项目。崩解时限系指固体制剂在规定的液体介质中，以规定的检查方法进行测定，完成崩解所需时间的限度，不同类型的片剂有不同的崩解要求，见表8-2。下面以普通片为例进行介绍。

(2) 仪器与用具

① 升降式崩解仪　能升降的金属支架与下端镶有筛网的吊篮，并附有挡板。

② 烧杯　1000ml。

表8-2　不同片剂的崩解要求

片剂种类	介质	温度	崩解时限
普通片	水	37℃±1℃	15min
薄膜衣片	盐酸溶液(9→1000)	37℃±1℃	30min
糖衣片	水	37℃±1℃	1h
肠溶衣片	① 盐酸溶液(9→1000)	37℃±1℃	2h内不得有裂缝、崩解或软化现象
	② 磷酸盐缓冲液(pH6.8)	37℃±1℃	1h
含片	水	37℃±1℃	10min内均不应全部崩解或溶化
舌下片	水	37℃±1℃	5min内崩解并溶化
可溶片	水	15～25℃	3min内崩解并溶化
结肠定位肠溶片	① 盐酸溶液(9→1000)	37℃±1℃	不释放或不崩解
	② pH6.8的磷酸盐缓冲液	37℃±1℃	不释放或不崩解
	③ pH7.5～8.0的磷酸盐缓冲液	37℃±1℃	1h内释放或崩解，片心应崩解
泡腾片	水	15～25℃	有气泡放出，无气泡逸出时，应溶解或分散，无聚集颗粒

③ 温度计　分度值1℃。

(3) 检查方法　将吊篮通过上端的不锈钢轴悬挂于金属支架上，浸入1000ml烧杯中，并调节吊篮位置使其下降时筛网距烧杯底部25mm，烧杯内盛有温度为37℃±1℃的水（或规定介质），调节液面高度使吊篮上升时筛网在液面下15mm处。

除另有规定外，取供试品6片，分别置上述吊篮的玻璃管中，每管各加1片，启动崩解仪进行检查，各片均应在15min内全部崩解。如有1片不能完全崩解，应另取6片复试，均应符合规定。

(4) 注意事项

① 在测试过程中，除另有规定外，烧杯内的水温（或介质温度）应保持在37℃±1℃。

② 每测试一次后，应清洗吊篮的玻璃管内壁及筛网、挡板等，并重新更换水或规定介质。

③ 咀嚼片不进行崩解时限检查。

④ 凡规定检查溶出度、释放度、融变时限或分散均匀性的片剂，一般不再进行崩解时限检查。

⑤ 初试时不用加挡板，如需加入挡板，应使挡板V形槽呈正方向，复试时需加挡板。

(5) 记录　应记录崩解仪型号、片剂类型及测试条件（如包衣、肠溶或薄膜衣、介质等）、崩解或溶散时限及现象；肠溶衣片则应记录在盐酸溶液中有无裂缝、崩解或软化现象等。初试不符合规定者，应记录不符合规定的片数及现象、复试结果等。

(6) 结果与判定

① 供试品6片，每片均能在规定的时限内全部崩解，判为符合规定。

② 初试结果，到规定时限后有1片不能完全崩解，另取6片复试，各片在规定时限内

均能全部崩解，仍判为符合规定。

③ 初试结果中如有 2 片或 2 片以上不能完全崩解；或在复试结果中有 1 片或 1 片以上不能完全崩解，即判为不符合规定。

④ 肠溶衣片在盐酸溶液（9→1000）中检查时，如发现有裂缝、崩解或软化，即判为不符合规定。肠溶衣片初试结果中，在磷酸盐缓冲液（pH6.8）或人工肠液介质中如有 2 片或 2 片以上不能完全崩解，即判为不符合规定；如仅有 1 片不能完全崩解，应另取 6 片复试，均应符合规定。

> [示例 8-2] 对乙酰氨基酚片崩解时限检查
> 供试品：对乙酰氨基酚片（0.3g/片）。
> 仪器及规格：崩解时限仪（LB-2D）。
> 标准规定：15min 内应全部崩解。
> 检查结果：6 片的崩解时间为 6min、9min、8min、7min、8min、8min。
> 结果判定：符合规定。

3. 溶出度与释放度

(1) 概述 溶出度系指活性药物从片剂、胶囊剂或颗粒剂等固体制剂在规定条件下溶出的速率和程度。在缓释制剂、控释制剂、肠溶制剂及透皮贴剂等制剂中也称释放度。固体制剂中的药物只有溶解之后，才能被机体吸收，而崩解只是药物溶出的最初阶段，还不能客观反映药物在体内溶出的全过程。药物在体内吸收的速度通常由溶解的快慢决定，因此，溶出度是评价药物口服固体制剂质量的一个指标，是一种模拟口服固体制剂在胃肠道中崩解和溶出的体外简易的试验方法。

虽然溶出度试验不一定和体内的生物利用度试验结果有相关性，但对控制处方和生产过程中各种因素的变化是一种有效的方法，同时与药物在体内药效的真实情况仍有一定的相关性。

溶出度测定法是将一定量某种固体制剂置于溶出度仪的转篮（或烧杯）中，在 37℃±0.5℃ 恒温下，在规定的转速、溶剂中依法操作，在规定的时间内测定其溶出的量。目前片剂溶出度的测定主要用于溶解度小于 0.1%～1% 的难溶性药物，也可用于治疗量与中毒量接近的药物，或因制剂工艺造成溶出差异、临床疗效不稳定的口服固体制剂，及控制药物缓慢释放的制剂品种。

国内外药典普遍采用篮法或桨法测定溶出度。为了测定小剂量制剂的溶出度，《中国药典》（2020 年版）四部收载了第一法（篮法）、第二法（桨法）、第三法（小杯法）、第四法（桨碟法）、第五法（转筒法）、第六法（流池法）和第七法（往复筒法）。下面以第一法（篮法）为例进行介绍。

(2) 仪器装置

① 仪器应装有 6 套测定装置，可一次测定供试品 6 片。主要结构为转篮（分篮体与篮轴两部分）、溶出杯和电动机。规格尺寸参见药典规定。

② 取样器 注射器（5ml、10ml、15ml、20ml）及取样针头。

③ 滤过器 滤头及滤膜（≤0.8μm）。

(3) 检查方法

① 溶出仪的调试 每次使用前应检查转轴是否垂直，与溶出杯的轴线间偏离在 ±2mm

范围内，旋转应平稳、无颤动；稳速误差不得超过±4%；水浴的温度应能使溶出杯内溶剂的温度保持在37℃±0.5℃；转篮法的转篮在旋转时的摆动幅度不得超过±1.0mm，取样点位置应在转篮上端距液面的中间、离烧杯壁10mm处。

② 测定前准备　按各药品项下的规定，量取规定量的经煮沸放冷或经脱气处理的溶剂，置1000ml溶出杯内；水浴加温，使杯内溶剂温度保持在37℃±0.5℃；调节转速100r/min；调节轴高度，使转篮底部与溶出杯底部的距离为25mm±2mm。

③ 测定　取供试品6片（粒、袋），分别投入6个干燥的转篮内，将转篮降入溶出杯中，注意供试品表面上不要有气泡，按各品种项下规定的转速启动仪器，计时；至规定的取样时间（实际取样时间与规定时间的差异不得超过±2%），吸取溶出液适量（取样位置应在转篮或桨叶顶端至液面的中点，距溶出杯内壁10mm处；需多次取样时，所量取溶出介质的体积之和应在溶出介质的1%之内，如超过总体积的1%时，应及时补充相同体积的温度为37℃±0.5℃的溶出介质，或在计算时加以校正），立即用适当的微孔滤膜（滤孔应不大于0.8μm，并使用惰性材料制成滤器，以免吸附活性成分或干扰分析测定）滤过，自取样至滤过应在30s内完成。取澄清滤液，照该品种项下规定的方法测定，计算每片（粒、袋）的溶出量。

(4) 注意事项

① 分散片应进行溶出度检查。凡检查溶出度的制剂，不再进行崩解时限的检查。

② 在达到该药品规定的溶出时间时，应在仪器开动的情况下取样。自6杯中完成取样，时间一般应在30s以内。

③ 篮法在供试品进入溶剂后，立即开启仪器并同时计时。

④ 滤膜应浸渍在蒸馏水中，至少浸泡1d以上。

⑤ 水浴中的水应保持清洁，并定期更换；水浴液面应略高于溶出杯内溶剂的液面。

⑥ 检查每个圆底烧杯内溶剂的温度应为37℃±0.5℃，为保证恒温，实验时应加有机玻璃盖，各杯之间温差最大不超过0.5℃。

⑦ 溶剂的pH值应使用pH计进行检测。

⑧ 溶剂须经脱气，因为气体的存在可干扰测定结果。

⑨ 用滤膜滤过时有吸附作用的供试品，要用其他无吸附的滤材滤过。对照品溶液须用相同的滤材滤过后再进行测定。

⑩ 实验结束后，应将篮轴、篮体从电动机上取下，用纯化水冲洗。晾干后妥善保存。

(5) 记录与计算

① 记录内容应包括：测定方法、溶剂及加入量、转速、温度、取样时间、取样体积、滤材等。

② 测定方法如为紫外分光光度法，应记录测定波长与吸光度。用对照品时，应记录称取量与稀释倍数。

③ 测定方法如为高效液相色谱法应记录色谱条件与峰面积，对照品的称取量与稀释倍数。

④ 计算出溶出度的6个值后再求出平均值。

⑤ 计算溶出度以相当于标示量的百分数表示（%）。

以吸收系数法计算：

$$溶出量 = \frac{\frac{A}{E_{1cm}^{1\%} \times 100} V_0 D}{m_{标示}} \times 100\% \tag{8-1}$$

以对照品法计算：

$$溶出量 = \frac{ADm_r}{A_r D_r m_{标示}} \times 100\%\tag{8-2}$$

式中 A——供试品吸光度；

$E_{1cm}^{1\%}$——供试品的吸收系数；

V_0——供试品初次稀释的体积，ml；

D——供试品稀释倍数；

A_r——对照品吸光度；

D_r——对照品稀释倍数；

m_r——对照品的重量，mg；

$m_{标示}$——供试品的标示量，g/片。

(6) 结果与判定 符合下述条件之一者，可判为符合规定。

① 6片（粒、袋）中，每片（粒、袋）的溶出量按标示含量计算，均应不低于规定限度（Q）。

② 6片（粒、袋）中，如有1～2片（粒、袋）低于Q，但不低于$Q-10\%$，且其平均溶出量不低于Q。

③ 6片（粒、袋）中，有1～2片（粒、袋）低于Q，其中仅有1片（粒、袋）低于$Q-10\%$，但不低于$Q-20\%$，且其平均溶出量不低于Q时，应另取6片（粒、袋）复试；初、复试的12片（粒、袋）中有1～3片（粒、袋）低于Q，其中仅有1片（粒、袋）低于$Q-10\%$，但不低于$Q-20\%$，且其平均溶出量不低于Q。

以上结果判断中所示的10%、20%是指相对于标示量的百分率（%）。除另有规定外，限度（Q）为标示量的70%。

［示例8-3］对乙酰氨基酚片溶出度检查

供试品：对乙酰氨基酚片（0.3g/片）。

仪器及规格：药物溶出度仪（RCZ-6B1）。

标准规定：

① 6片中，每片的溶出量按标示含量计算，均应不低于规定限度（Q）；

② 6片中，如有1～2片低于Q，但不低于$Q-10\%$，且其平均溶出量不低于Q；

③ 6片中，有1～2片低于Q，其中仅有1片低于$Q-10\%$，但不低于$Q-20\%$，且其平均溶出量不低于Q时，应另取6片复试；初、复试的12片中有1～3片低于Q，其中仅有1片低于$Q-10\%$，但不低于$Q-20\%$，且其平均溶出量不低于Q。

对乙酰氨基酚片规定限度（Q）为标示量的80%。

检查结果：吸光度0.327、0.377、0.375、0.364、0.356、0.366。

每片溶出量76%、88%、87%、85%、83%、85%。

平均溶出量84%。

结果判定：符合规定。

4. 微生物限度

以动物、植物、矿物来源的非单体成分制成的片剂、生物制品片剂，以及黏膜、皮肤炎症或腔道等局部用片剂（如口腔贴片、外用可溶片、阴道片、阴道泡腾片等），照非无菌产品微生物限度检查（通则 1105、1106、1107），应符合规定。规定检查杂菌的生物制品片剂，可不进行微生物限度检查。

二、片剂的含量测定

1. 含量测定方法

片剂的含量测定采用的方法有许多，常用方法有容量分析法、紫外-可见分光光度法、高效液相色谱法、电位法、荧光法、抗生素微生物检定法等。

2. 含量计算方法

片剂的含量以标示量的百分数表示，如下式所示：

$$标示量 = \frac{实际含量}{理论含量} \times 100\%$$

三、片剂中常见附加剂的干扰及其排除方法

片剂中附加剂会对测定产生干扰，需要选择适当方法排除（表 8-3）。片剂中存在的辅料常干扰主药的含量测定。但当含主药的量较大，采用的方法不受辅料的影响或其影响可以忽略不计时，一般采用直接测定的方法。如两步酸碱滴定法测定阿司匹林片、碘量法测定安乃近片、银量法测定苯巴比妥片、亚硝酸钠法测定磺胺嘧啶片、配位滴定法测定乳酸钙片等，都不需分离辅料，而是直接进行测定。当辅料的存在对主药的含量测定有干扰时，应根据辅料的性质和特点，采取必要的措施消除其干扰后再进行测定。

表 8-3　片剂中常用辅料的干扰及其排除方法

附加剂的种类	排除方法
糖类（淀粉、糊精、蔗糖、乳糖等）	糖类水解产物均含葡萄糖，测主药含量时可先提取主药后测定或选取不干扰测定的方法
硬脂酸镁	对配位滴定法和非水溶液滴定法产生干扰。当采用非水溶液滴定法测定主药含量时，若主药含量大，硬脂酸镁含量少，则对测定的影响不大，可直接测定；而在主药含量少，硬脂酸镁含量较大时，可采用： ① 用缓冲盐溶液调节酸碱度，选择适当的 pH 条件； ② 若主药为脂溶性，可用有机溶剂提取主药，然后将提取液蒸干或蒸去部分溶剂后，再采用非水溶液滴定法进行测定； ③ 加入无水草酸或酒石酸的乙酸酐溶液，使之掩蔽，再进行测定； ④ 若片剂中含主药量很少时，可采用溶解过滤后，用紫外-可见分光光度法测定含量
钙盐	一般可加入掩蔽剂或分离除去或采用其他方法进行测定
滑石粉	用紫外-可见分光光度法、比浊法及旋光法等测定片剂中主药含量时，可根据主药的溶解性确定排除干扰的方法

总之，在考虑辅料对片剂含量测定的干扰与排除时，应注意下列几个因素。

① 附加剂的理化性质　应根据附加剂的性质和特点，采取相应的措施消除其干扰。

② 附加剂与主药含量的配比　主药量大，附加剂量小时，干扰影响较小，甚至可以忽略；如果主药量小、附加剂量大，则干扰影响就大。

③ 测定主药方法的选择　测定方法的专属性强，附加剂的干扰就小，主药量很少时，可选用灵敏度高的测定方法，如紫外-可见分光光度法和色谱法等。

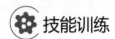

技能训练

技能训练十七　碳酸氢钠片的分析

碳酸氢钠片是一种抗酸药，用于缓解胃酸过多引起的胃痛、胃灼热感（烧心）、反酸。口服后可迅速中和胃酸，解除胃酸过多或烧心症状，但作用较弱、持续时间较短。

本品主要成分为碳酸氢钠，碳酸氢钠属于弱酸盐、显碱性，分子式为 $NaHCO_3$，可与盐酸定量发生中和反应。因碱性较弱，故含量测定时，用甲基红-溴甲酚绿指示液来指示终点。

本品为白色片，含碳酸氢钠（$NaHCO_3$）应为标示量的 95.0%～105.0%。

【仪器与用具】

崩解时限测定仪、电炉、研钵、分析天平、碘量瓶、量筒、酸式滴定管、漏斗、滤纸、烧杯等。

【试药与试液】

酚酞指示液、盐酸滴定液（0.5mol/L）、甲基红-溴甲酚绿混合指示液、纯化水、碳酸氢钠片（0.5g/片）等。

【操作步骤】

(1) 查阅标准　本品的质量标准内容在《中国药典》(2020年版) 二部品种正文第一部分，1779页。

(2) 取样操作　按照请验单的内容与成品的标签进行核对，无误后方可取样；取样的准备工作、取样过程和结束阶段操作均应执行企业制定的《取样标准操作规程》(参见附录二)。

(3) 性状　本品为白色片。

(4) 鉴别　取本品的细粉适量，加水振摇，滤过，滤液显钠盐与碳酸氢盐的鉴别反应（通则0301）。

(5) 检查

① 碳酸盐　取本品，研细，精密称取适量（相当于碳酸氢钠1.00g），加新沸过并用冰冷却的水100ml，轻轻旋摇使碳酸氢钠溶解，加酚酞指示液4～5滴，如显红色，立即加盐酸滴定液（0.5mol/L）1.30ml，应变为无色。

② 崩解时限　取本品，依法检查（通则0921），在人工胃液中进行检查，应在30min内全部崩解。

③ 其他　应符合片剂项下有关的各项规定（通则0101）。

(6) 含量测定　取本品10片，精密称定，研细，精密称取适量（约相当于碳酸氢钠1g），加水50ml，振摇使碳酸氢钠溶解，加甲基红-溴甲酚绿混合指示液10滴，用盐酸滴定液（0.5mol/L）滴定至溶液由绿色转变为紫红色，煮沸2min，放冷。继续滴定至溶液由绿色变为暗紫色。每 1ml 盐酸滴定液（0.5mol/L）相当于 42.00mg 的 $NaHCO_3$。

结果计算：

$$标示量 = \frac{VTF\overline{W}}{m_s \times m_{标示}} \times 100\%$$

式中　V——供试品消耗盐酸滴定液（0.5mol/L）的体积，ml；

　　　T——滴定度，mg/ml；

　　　F——盐酸滴定液（0.5mol/L）的校正系数；

　　　$\overline{W}$——碳酸氢钠片的平均片重，g；

　　　m_s——供试品的取样量，g；

　　　$m_{标示}$——供试品的标示量，g/片。

允许误差：平行测定两份，相对偏差不得过 0.3%。

(7) 填写检验原始记录及检验报告单

【注意事项】

① 供试品取出后及时加盖，防止挥发损失。

② 滴定时，应溶解 1 份滴定 1 份，避免溶液放置时间过长，碳酸氢钠分解，使碱度增加。

③ 在滴定操作中，CO_2 的影响不可忽略，因为溶液中的 CO_2 与碱发生中和反应，增加碱的消耗量，从而影响滴定结果，所以近终点时应加热 2min，以除去溶液中的 CO_2。

技能训练十八　维生素 B_1 片的分析

维生素 B_1 片适用于维生素 B_1 缺乏的预防和治疗，如维生素 B_1 缺乏所致的脚气病或 Wernicke 脑病。亦用于周围神经炎、消化不良等的辅助治疗；全胃肠道外营养或摄入不足引起的营养不良时维生素 B_1 的补充。维生素 B_1 又称盐酸硫胺，分子式为 $C_{12}H_{17}ClN_4OS \cdot HCl$。维生素 B_1 是由氨基嘧啶环和噻唑环通过亚甲基连接而成的季铵化合物，噻唑环上季铵及嘧啶环上氨基为两个碱性基团，可与酸成盐；分子中含有的两个杂环（嘧啶环和噻唑环），可与某些生物碱沉淀试剂（如碘化汞钾、三硝基酚、碘溶液、硅钨酸等）反应，生成组成恒定的沉淀。作为含硫化合物，本品在碱性中遇氧化剂，如铁氰化钾，可被氧化为具有荧光的硫色素，后者溶于正丁醇中呈蓝色荧光。

维生素 B_1 分子结构中含有共轭双键结构，故具有紫外吸收，其盐酸溶液（9→1000）在 246nm 波长处的吸收系数（$E_{1cm}^{1\%}$）为 406～436。该片剂的溶液经干燥滤纸滤过，辅料不再干扰测定。

本品为白色片，含维生素 B_1（$C_{12}H_{17}ClN_4OS \cdot HCl$）应为标示量的 90.0%～110.0%。

【仪器与用具】

恒温干燥箱、量筒、量瓶、分析天平、移液管、吸量管、紫外-可见分光光度计、试管、研钵、漏斗、滤纸、蒸发皿、称量瓶、电炉、恒温水浴锅、干燥箱、酒精灯、红外分光光度计、高效液相色谱仪等。

【试药与试液】

氢氧化钠试液、铁氰化钾试液、正丁醇、甲基红-溴甲酚绿混合指示液、盐酸溶液（9→1000）、纯化水、维生素 B_1 片（10mg/片）等。

【操作步骤】

(1) 查阅标准　本品的质量标准内容在《中国药典》（2020 年版）二部品种正文第一部

分，1474页。

（2）**取样操作** 按照请验单的内容与成品的标签进行核对，无误后方可取样；取样的准备工作、取样过程和结束阶段操作均应执行企业制定的《取样标准操作规程》（参见附录二）。

（3）**性状** 本品为白色片。

（4）**鉴别** 取本品细粉适量，加水搅拌，滤过，滤液蒸干后，照维生素B_1鉴别项下试验，显相同的反应：

① 取本品约5mg，加氢氧化钠试液2.5ml溶解后，加铁氰化钾试液0.5ml与正丁醇5ml，强力振摇2min，放置使分层，上面的醇层显强烈的蓝色荧光；加酸使成酸性，荧光即消失；再加碱使成碱性，荧光又显出。

② 本品的水溶液显氯化物鉴别（1）的反应（通则0301）。

（5）**检查**

① 有关物质 取本品细粉适量，加流动相适量，振摇使维生素B_1溶解，用流动相稀释制成每1ml中含维生素B_1 1mg的溶液，滤过，取续滤液作为供试品溶液；精密量取1ml供试品溶液，置100ml量瓶中，用流动相稀释至刻度，摇匀，作为对照溶液。照维生素B_1有关物质项下的方法试验，供试品溶液色谱图中如有杂质峰，各杂质峰面积的和不得大于对照溶液主峰面积的1.5倍（1.5%）。

② 其他 应符合片剂项下有关的各项规定（通则0101）。

（6）**含量测定** 取本品20片，精密称定，研细，精密称取适量（约相当于维生素B_1 25mg），置100ml量瓶中，加盐酸溶液（9→1000）约70ml，振摇15min使维生素B_1溶解，用上述溶剂稀释至刻度，摇匀，用干燥滤纸滤过，精密量取续滤液5ml，置另一100ml量瓶中，再加上述溶剂稀释至刻度，摇匀。照紫外-可见分光光度法（通则0401），在246nm的波长处测定吸光度，按$C_{12}H_{17}ClN_4OS \cdot HCl$的吸收系数（$E_{1cm}^{1\%}$）为421计算，即得。

结果计算：

$$标示量 = \frac{\frac{A}{E_{1cm}^{1\%} \times 100} \times V_0 \times D \times \overline{W}}{m_s \times m_{标示}} \times 100\%$$

式中 A——供试品溶液测得的吸光度；

V_0——供试品初次稀释的体积，ml；

D——供试品稀释倍数；

$E_{1cm}^{1\%}$——供试品的吸收系数；

$\overline{W}$——维生素B_1片的平均片重，g；

m_s——供试品的取样量，g；

$m_{标示}$——供试品的标示量，g/片。

允许误差：平行测定两份，相对偏差不得过3.0%。

维生素B_1片的含量测定

（7）**填写检验原始记录及检验报告单**

【**注意事项**】

① 样品溶解时应充分，确保测定结果准确。

② 用于盛装样品和参比溶液的吸收池必须配对使用。

③ 取吸收池时，手指拿毛玻璃两侧。装盛液体以池体积的4/5为度，透光面用擦镜纸

自上而下擦拭干净。吸收池放入样品室应注意每次方向一致。

拓展知识

一、含量均匀度检查法

二、药物制剂稳定性试验指导原则

自我提高

必 备 知 识

（一）**A 型题（最佳选择题）** 每题的备选答案中只有一个最佳答案

1. 利用酸和碱在水溶液中中和反应进行滴定的分析方法称为（　　）。
   A. 沉淀滴定法　　　　　　B. 酸碱滴定法　　　　　　C. 氧化还原滴定法
   D. 配位滴定法　　　　　　E. 非水滴定法

2. 在滴定分析中，指示剂在变色这一点称为（　　）。
   A. 等当点　　　　　　　　B. 滴定分析　　　　　　　C. 化学计量点
   D. 滴定终点　　　　　　　E. 滴定误差

3. 强碱滴定弱酸，化学计量点时溶液显碱性，可选择的指示剂为（　　）。
   A. 酚酞　　　　　　　　　B. 甲基红　　　　　　　　C. 甲基橙
   D. 溴甲酚绿　　　　　　　E. 溴酚蓝

4. 紫外测定中的空白对照试验为（　　）。
   A. 将溶液盛装在与样品池相同的参比池内，调节仪器，使透光率为 100%，然后测定样品池的吸光度
   B. 将溶剂盛装在石英吸收池内，以空气为空白，测定其吸光度
   C. 将溶剂盛装在玻璃吸收池内，以空吸收池为空白，测定其吸光度
   D. 将溶剂盛装在玻璃吸收池内，以水为空白，测定其吸光度
   E. 将溶剂装在吸收池内，以水为空白，测定其吸收度，然后从样品吸收中减去此值

5. 已检查释放度的片剂，不再要求检查的项目为（　　）。
   A. 重量差异　　　　　　　B. 硬度　　　　　　　　　C. 崩解时限
   D. 溶出度　　　　　　　　E. 均匀度

6. 片剂溶出度检查操作中，加入每个溶出杯内溶出液的温度应为（　　）。
   A. 室温　　　　　　　　　B. 25℃　　　　　　　　　C. 30℃
   D. 37℃±0.1℃　　　　　　E. 37℃±0.5℃

7. 阿司匹林片（规格：0.5g/片）的重量差异限度为（　　）。
   A. ±7.5％　　　　　　　　B. ±5.0％　　　　　　　　C. ±10％
   D. ±8％　　　　　　　　　E. ±20％

8. 醋酸泼尼松龙片（规格：5mg/片）重量差异限度为（　　）。
   A. ±7.5％　　　　　　　　B. ±5.0％　　　　　　　　C. ±10％
   D. ±8％　　　　　　　　　E. ±20％

9. 普通片剂的崩解时限为（　　）。
   A. 15min　　　　　　　　B. 1h　　　　　　　　　　C. 45min
   D. 30min　　　　　　　　E. 5min

10. 片剂的常规质量检查项目是（　　）。
    A. 脆碎度　　　　　　　　B. 融变时限　　　　　　　C. 装量
    D. 粒度　　　　　　　　　E. 黏度

（二）B型题（配伍选择题）每题只有一个正确答案，每个备选答案可重复选用，也可不选用

[1～5] 片剂崩解时限对应的溶剂与时间要求：
   A. 水为溶剂，15min 崩解
   B. 水为溶剂，1h 崩解
   C. 盐酸溶液（9→1000）为溶剂，30min 崩解
   D. 盐酸溶液（9→1000）为溶剂，2h 内不得有裂缝、崩解或软化现象；磷酸盐缓冲液（pH6.8）1h
   E. 盐酸溶液（9→1000）为溶剂，不释放或不崩解；pH6.8 的磷酸盐缓冲液为溶剂，不释放或不崩解；pH7.5～8.0 的磷酸盐缓冲液为溶剂，1h 内释放或崩解，片心应崩解

1. 肠溶衣片（　　）。
2. 糖衣片（　　）。
3. 薄膜衣片（　　）。
4. 普通片（　　）。
5. 结肠定位肠溶片（　　）。

[6～10] 片剂的取样数量：
   A. 20 片　　　B. 10 片　　　C. 6 片　　　D. 20 片或 10 片　　　E. 2 片

6. 崩解时限（　　）。
7. 溶出度（　　）。
8. 重量差异（　　）。
9. 含量测定（　　）。
10. 含量均匀度（　　）。

（三）X型题（多项选择题）每题的备选答案中有2个或2个以上答案

1. 片剂分析的步骤一般包括（　　）。
   A. 外观检查　　　　　　　B. 鉴别试验　　　　　　　C. 常规检查
   D. 杂质检查　　　　　　　E. 含量测定

2. 常被用作药物制剂的赋形剂或矫味剂的物质有（　　）。
   A. 葡萄糖　　　　　　　　B. 硬脂酸镁　　　　　　　C. 蔗糖
   D. 乳糖　　　　　　　　　E. 淀粉

3. 制剂检查中片剂按规定包括（　　）。
   A. 性状检验　　　　　　　B. 鉴别实验　　　　　　　C. 含量测定
   D. 片剂通则规定的检查项目　　　E. 热原检查

4. 《中国药典》（2020年版）四部通则中收载的溶出度检查方法有（　　）。
   A. 篮法　　　　　　　　　B. 桨法　　　　　　　　　C. 小杯法

D. 浆碟法　　　　　　　　　　E. 转筒法

5. 阿司匹林片中的特殊杂质有（　　）。
　A. 苯酚　　　　　　　　B. 游离水杨酸　　　　　　C. 易炭化物
　D. 乙酸苯酯　　　　　　E. 水杨酸苯酯

6. 针对抗氧剂对测定方法干扰的排除方法有（　　）。
　A. 加入掩蔽剂　　　　　B. 加酸分解　　　　　　　C. 加入还原剂
　D. 加入弱氧化剂　　　　E. 加碱分解

7. 硬脂酸镁对下列（　　）含量测定方法无干扰。
　A. 非水溶液滴定法　　　B. 旋光法　　　　　　　　C. 碘量法
　D. 亚硝酸钠滴定法　　　E. 汞量法

8. 检查微生物限度的制剂有（　　）。
　A. 片剂　　　　　　　　B. 胶囊剂　　　　　　　　C. 颗粒剂
　D. 散剂　　　　　　　　E. 注射剂

9. （　　）片剂需做溶出度检查。
　A. 含有在消化液中难溶药物的片剂
　B. 与其他成分容易发生相互作用药物的片剂
　C. 药效强、剂量小药物的片剂
　D. 久贮后溶解度降低药物的片剂
　E. 副作用大药物的片剂

10. 片剂的重量差异采用（　　）检查。
　A. 分析天平（万分之一）　　B. 台秤　　　　　　　C. 分析天平（百万分之一）
　D. 架盘天平　　　　　　　　E. 电子天平（万分之一）

（四）简答题
1. 不同片剂（如普通片、薄膜衣片、肠溶片等）的崩解时限是如何规定的？
2. 片剂的常规检查项目有哪些？各检查内容的基本要求是什么？
3. 测定溶出度时必须严格控制哪些实验条件？
4. 简述片剂中常见辅料对分析的干扰及其排除方法。

综合知识

1. 取维生素 C 片（规格：100mg/片）10 片，称出总质量为 1.5640g，研细，称出 0.3216g，按药典方法，用碘滴定液（0.0970mol/L）滴定至蓝色并持续 30s 不褪即为终点，消耗体积为 22.75ml。每 1ml 碘滴定液（0.1mol/L）相当于 8.806mg 的维生素 C($C_6H_8O_6$)。《中国药典》（2020 年版）二部规定本品含维生素 C($C_6H_8O_6$) 应为标示量的 90.0%～110.0%。计算本品的含量是否符合规定的含量限度。

2. 取维生素 B_1 片（规格：10mg/片）15 片，总质量为 1.2156g，研细，称出 0.4082g，按药典规定用紫外分光光度法测定。先配成 100ml 溶液，滤过后，取续滤液 1ml 稀释为 50ml，照分光光度法在 246nm 波长处测定吸光度为 0.407。按 $C_{12}H_{17}ClN_4OS \cdot HCl$ 的吸收系数（$E_{1cm}^{1\%}$）为 421 计算，《中国药典》(2020 年版）二部规定本品含维生素 B_1（$C_{12}H_{17}N_4ClOS \cdot HCl$）应为标示量的 90.0%～110.0%。计算本品的含量是否符合规定的含量限度。

项目九 注射剂质量检测技术

知识目标

1. 熟悉注射剂的概念、分类方法及主要的组成成分。
2. 掌握注射剂的取样操作方法、检测步骤、质量控制项目及相关要求。
3. 掌握《中国药典》(2020 年版) 四部通则中注射剂的常规检查内容。
4. 掌握注射剂中常见附加剂对含量测定的干扰及其排除方法。
5. 掌握注射剂的含量测定过程与结果计算公式的推导方法。

能力目标

会依据《中国药典》(2020 年版) 二部的质量标准要求检测维生素 C 注射液和盐酸普鲁卡因胺注射液的质量。

必备知识

注射剂成品均为无菌产品。溶液型注射剂应澄明,所有溶剂必须安全无害,并不得影响疗效和质量。注射剂可分为注射液(其中供静脉滴注用的大体积注射液也称静脉输液)、注射用无菌粉末与注射用浓溶液。

本项目重点介绍注射剂(包括注射液、注射用无菌粉末和注射用浓溶液)的质量检测技术及控制方法。

一、注射剂的质量检测步骤

注射剂系指原料药物与适宜的辅料,制成的供注入体内的无菌制剂,可分为注射液、注射用无菌粉末与注射用浓溶液等。

注射剂作用迅速可靠,不受 pH、酶、食物等影响,无首过效应,可发挥全身或局部定位作用,适用于不宜口服药物和不能口服的病人,但注射剂的研制和生产过程复杂,安全性及机体适应性差,成本较高。注射剂成品均为无菌产品需要严格控制质量。注射剂检测步骤为:

性状→鉴别→常规检查与杂质检查(包括卫生学检查)→含量测定

二、注射剂的常规检查项目及要求

《中国药典》(2020 年版) 四部通则规定注射剂的常规检查包括注射液的装量或最低装

量、无菌粉末的装量差异、可见异物、不溶性微粒、渗透压摩尔浓度、热原或细菌内毒素和无菌等。

1. 装量

(1) **概述**　本法适用于标示装量为 50ml 及 50ml 以下的单剂量注射液的装量检查,其目的在于保证单剂量注射液的注射用量不少于标示量,以达到临床用药剂量要求。

标示装量为 50ml 以上的注射液和注射用浓溶液,按最低装量检查法标准操作规范检查,应符合规定。

凡规定检查含量均匀度的注射液,可不再进行装量检查。

(2) **检查方法**　标示装量为 2ml 或 2ml 以下者取供试品 5 支,2ml 以上至 50ml 者取供试品 3 支。擦净瓶外壁,轻弹瓶的颈部使液体全部下落,小心开启应注意避免药液损失,将每支内容物分别用相应体积的干燥注射器(包括注射针头)抽尽,然后注入预经标化的干燥量入式量筒内,在室温下检视,均应符合规定。测定油溶液和混悬液的装量时,检测前应先加微温摇匀,再同上法操作,并放冷后,检视,应符合规定。

(3) **记录与计算**

① 记录室温(℃)、抽取供试品的数量(支)、供试品的标示装量(ml)及每支供试品的实测装量(ml)。

② 计算每个容器装量之和除以 5(或者 3),求得平均装量。

(4) **注意事项**

① 检查时,供试品的温度若比较高,应使供试品的温度与室温尽量接近或一致。

② 检查所用注射器或量筒应洁净、干燥并经过定期校正;其最大容量应与供试品的标示装量一致或尽量接近,量筒的体积应使待测体积至少占其额定体积的 40%。

③ 注射器应配上适宜号数的注射针头,其大小与临床使用情况相近为宜。

(5) **结果判定**　每支注射液的装量均不得少于其标示装量;如有少于其标示装量者,即判为不符合规定。

> [示例 9-1] 葡萄糖注射液的最低装量检查
> 供试品:葡萄糖注射液(50ml:5g)3 瓶。
> 仪器及规格:100ml 量筒(干燥、洁净并经过校正)。
> 标准规定:每瓶装量均不得少于 50ml。
> 测定结果:50.10ml、50.20ml、50.20ml,平均装量为 50.15ml。
> 结果判定:符合规定。

2. 最低装量

(1) **概述**　本法适用于注射液及注射用浓溶液的最低装量检查。

除制剂通则中规定检查重(装)量差异的制剂及放射性药品外,按下述方法检查应符合规定。

(2) **检查方法**　除另有规定外,取供试品 5 个(50ml 以上者 3 个),开启时注意避免损失,将内容物转移至预经标化的干燥量入式量筒中(量具的大小应使待测体积至少占其额定体积的 40%)。黏稠液体倾出后,除另有规定外,将容器倒置 15 分钟,尽量倾净。2ml 及以下者用预经标化的干燥量入式注射器抽尽。读出每个容器内容物的装量,并求其平均装量,均应符合下表的有关规定。如有 1 个容器装量不符合规定,则另取 5 个（50ml 以上者 3 个）复试,应全部符合表 9-1 的规定。

表 9-1 注射剂最低装量限度

标示装量	普通液体		黏稠液体	
	平均装量	每个容器装量	平均装量	每个容器装量
20ml 以下	—	—	不少于标示装量	不少于标示装量 93%
20～50ml	—	—	不少于标示装量	不少于标示装量 95%
50ml 以上	不少于标示装量	不少于标示装量 97%	不少于标示装量	不少于标示装量 97%

（3）记录与计算

① 记录室温（℃）、抽取供试品的数量（支）、供试品的标示装量（ml）、仪器及其规格和每个容器内容物的读数（ml）。

② 读出每个容器内容物的装量,并求其平均装量。

③ 按照标示装量计算出平均装量与每个容器装量相当于标示装量的百分率。

（4）注意事项 同装量检查项下的要求。

（5）结果判定

① 每个容器的装量均不得少于允许最低装量,且平均装量不少于标示装量（黏稠液体不少于允许最低平均装量）,判定为符合规定。

② 如有一个容器的装量不符合规定,则另取 5 个（50ml 以上者取 3 个）复试,复试结果全部符合规定,仍可以判定为符合规定。

③ 若初试结果的平均装量少于标示装量（黏稠液体少于允许最低平均装量）,或有 1 个以上容器的装量不符合规定,或在复试中仍不能全部符合规定,均应判定为不符合规定。

> [示例 9-2] 维生素 C 注射液的装量检查
> 供试品：维生素 C 注射液（20ml：2.5g）5 支。
> 仪器及规格：20ml 注射器或量筒（干燥、洁净并经过校正）。
> 标准规定：每支装量均不得少于 20.0ml,平均装量不得少于 20.0ml。
> 检查结果：20.10ml、20.10ml、20.14ml、20.14ml、20.10ml,平均装量为 20.12ml。
> 结果判定：符合规定。

3. 装量差异

（1）概述 本法适用于注射用无菌粉末的装量差异检查。本项检查目的在于控制各瓶之间装量的一致性,以保证使用剂量的准确。

凡规定检查含量均匀度的注射用无菌粉末,可不再进行装量差异检查。

由于药品的性质、生产工艺、设备以及管理方面的因素影响,药品每个剂量的装量（重量）在一定限度范围内允许存在偏差；但如果超限,则难以保证临床用药的准确剂量。剂量过小,不能达到预期的疗效；剂量过大,可能会引起严重的不良反应,甚至导致中毒事故。因此，检查注射用无菌粉末的装量差异，对于保证临床用药的安全性和有效性十分必要。

(2) 仪器及要求　分析天平：百万分之一（即感量为0.1mg，适用于平均装量为0.15g及其以下的粉针剂）；万分之一（即感量为1mg，适用于平均装量为0.15g以上的粉针剂）。

(3) 检查方法　取供试品5瓶（支），除去标签（若为纸标签，用水润湿后除去纸屑；若为直接在玻璃上印字标签，用适当的有机溶剂擦除字迹），容器外壁用乙醇洗净，置于干燥器内干燥1～2h后，待干燥后，除去铝盖，分别编号，依次放置于固定位置。

轻叩橡皮塞或安瓿颈，使其上附着的粉末全部落下，开启时注意避免玻璃屑等异物落入容器中，分别迅速精密称定每1瓶（支）的重量。倾出内容物，容器可用水、乙醇洗净，依次放置于原固定位置，在适宜条件下干燥后，再分别称定每1瓶（支）空容器的重量，即可求出每1瓶（支）的装量与平均装量，均应符合表9-2的规定。

表9-2　注射用无菌粉末装量差异限度

平均装量	装量差异限度/%	平均装量	装量差异限度/%
0.05g及0.05g以下	±15	0.15g以上至0.50g	±7
0.05g以上至0.15g	±10	0.50g以上	±5

(4) 记录与计算

① 记录室温（℃）、抽取供试品数量（支）、供试品的标示装量（g）和每次称量的数据（g）。
② 根据每瓶（支）的重量与其空瓶重量之差，计算求出每瓶（支）内容物的重量。
③ 每瓶（支）内容物的重量之和除以5（复试时除以10），即求得平均装量。
④ 按照表9-2规定的装量差异限度，求出允许装量范围。

(5) 注意事项

① 开启安瓿粉针时，应注意避免玻璃屑等异物落入容器中或粉末溅失；开启橡皮塞铝盖玻璃瓶装粉针时，应先稍打开橡皮塞使内外的气压平衡后，再盖紧后称重。
② 用水、乙醇洗涤倾去内容物的容器时，慎将瓶外的字迹擦掉，避免影响称量结果；并将空容器与原瓶的橡皮塞或安瓿瓶颈配对放于原固定位置，依次称定。
③ 空瓶的干燥，可以采用60～70℃加热1～2h，也可在干燥器内干燥4h以上（预先沥干水分）。

(6) 结果判定

① 每1瓶（支）的装量均未超出允许装量范围；或其装量差异均未超过表9-2的规定，均判定为符合规定。
② 每1瓶（支）的装量与平均装量相比较，超出装量差异限度的粉针多于1瓶者，判定为不符合规定。
③ 初试结果如仅有1瓶（支）的装量差异超过装量差异限度时，应另取10瓶（支）复试。复试检查结果每1瓶（支）的装量差异与装量差异限度相比较，均未超过者，可判为符合规定；若仍有1瓶（支）或1瓶（支）以上超出装量差异限度，则可判为不符合规定。

> [示例 9-3] 注射液用青霉素钠装量差异检查
> 供试品：注射液用青霉素钠（100万单位，0.6g/瓶）5 支。
> 称量结果：瓶＋内容物的总重（1#～5#） 20.7160g、20.7145g、20.8075g、
> 　　　　　20.5855g、20.7296g。
> 　　　　　空瓶重量（1#～5#） 20.0995g、20.0813g、20.1395g、19.9425g、
> 　　　　　20.1089g。
> 　　　　　瓶内容物的重量（1#～5#） 0.6165g、0.6332g、0.6680g、0.6430g、
> 　　　　　0.6207g。
> 平均装量：0.6364g。
> 允许范围：应为 0.605～0.668g。
> 结果判定：符合规定。

4. 可见异物

（1）概述 本法适用于注射剂（即溶液型注射液、溶液型注射用无菌粉末及注射用浓溶液）可见异物的检查。可见异物系指存在于注射剂中，在规定条件下目视可以观测到的任何不溶性物质，其粒径或长度通常大于 $50\mu m$。可见异物主要有玻璃屑、纤维、白点、白块、毛发、色点、色块、金属屑等。注射剂的生产应在符合《药品生产质量管理规范》（GMP）的条件下进行，产品在出厂前应采用适宜的方法逐一检查并同时剔除不合格产品。如果注射剂中含有的可见异物达到一定数量，注入人体内会引起不良反应，影响用药安全。

（2）检查方法 《中国药典》（2020 年版）四部通则中收载的可见异物检查法有灯检法和光散射法两种。在药品生产中常用灯检法；而灯检法不适用的品种（如深色透明容器包装或液体色泽较深的品种）应选用光散射法。灯检法还可用于光散射法检出可见异物的供试品的复核确认。灯检法分为自检和抽检两种。自检是在生产过程中的检查，应逐支（瓶）进行。抽检是药检部门进行的检查。灯检操作应在暗室中进行。

① 检查装置 灯检操作时，实验室应避免引入可见异物。当制备注射用无菌粉末的供试品溶液时或供试液的容器（如为不透明、不规则形状容器时）不适于检查时，需要转移至专用玻璃容器中时，均应在 B 级的洁净环境（如层流净化台）中操作。如图 9-1 所示为装有

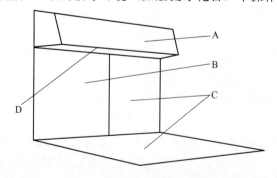

图 9-1 灯检法伞棚式检查装置
A—带有遮光板的日光灯光源，照度可在 1000～4000lx 范围内调节；
B—不反光的黑色背景；C—白色不反光的白色背景和底部
（供检查有色异物）；D—反光的白色背景（指遮光板内侧）

日光灯的伞棚式装置。

② 光源　采用带遮光板的日光灯，如图9-1。检查用无色透明容器包装的无色供试品溶液时，观察处所在的光照度应为1000～1500lx；检查用透明塑料容器或用棕色透明容器包装的供试品溶液或有色供试品溶液时，观察处所在的照度应为2000～3000lx；乳状液或混悬型供试液观察处所在的光照度应为4000lx。

③ 背景　不反光的黑色面作为检查无色或白色异物的背景；不反光的白色面作为检查有色异物的背景。

④ 检查人员条件　要求远距离和近距离视力测验，均应为4.9或4.9以上（矫正后视力应为5.0或5.0以上）；应无色盲。

⑤ 检视距离　检查人员调节距离，使供试品位于眼部的明视距离处（指供试品至人眼的清晰观测距离，通常为25cm）。

⑥ 检查法　除另有规定外，除去容器标签，擦净容器外壁，手持容器颈部（装量在10ml及10ml以下的供试品每次可手持2支）轻轻旋转和翻转容器，使药液中存在的可见异物悬浮（注意不能使药液产生气泡），必要时将药液转移至洁净透明的专用玻璃容器内；置供试品于遮光板边缘处，在明视距离，分别在黑色和白色背景下，用目检视，重复3次，总时限为20s。液体制剂中如有结晶析出，可参照药品说明书中溶解结晶的方法先进行处理，再检查可见异物。

(3) **记录**　记录光照度（lx）、检查供试品的数量（支或瓶）及异物存在情况。

(4) **注意事项**

① 检查目视时间　一般要求不少于5s。

② 操作步骤　操作人员按照直、横、倒三步法旋转检视。

③ 避免人为因素的影响，较难判定的情况采用光散射法辅助判定。

(5) **结果判定**　各类注射剂经过一定时间静置后，轻轻旋转时均不得检出烟雾状微粒沉积物，且不得检出金属屑、玻璃屑、长度或最大粒径超过2mm的纤维和块状等明显可见异物，微细可见异物（如点状物、2mm以下的短纤维和块状物等）。如有检出，除另有规定外，应符合以下规定。

① 溶液型静脉用注射液、注射用浓溶液　20支（瓶）检查的供试品中，均不得检出明显可见异物。如也未检出微细可见异物，判为符合规定；如检出微细可见异物的供试品仅有1支（瓶），另取20支（瓶）同法复试，均未检出可见异物，判为符合规定；如仍有1支（瓶）或1支（瓶）以上供试品检出可见异物，判为不符合规定。

② 溶液型非静脉用注射液　20支（瓶）供试品中，均不得检出明显可见异物。如也未检出微细可见异物，判为符合规定；如检出微细可见异物的供试品超过2支（瓶），判为不符合规定；如不超过2支（瓶），则另取20支（瓶）同法复试，初、复试的40支（瓶）供试品中，检出微细可见异物的供试品不超过2支（瓶），判为符合规定，否则判为不符合规定。

③ 混悬型、乳状液型注射液　20支（瓶）供试品中，均不得检出金属屑、玻璃屑、色块（与药品颜色明显不同的固体物质）、纤维等明显可见异物。

④ 注射用无菌粉末　5支（瓶）供试品中，均不得检出明显可见异物。如检出微细可见异物，每支（瓶）供试品中检出微细可见异物的数量应符合表9-3的规定；如仅有1支（瓶）不符合规定，另取10支（瓶）同法复试，均符合表9-3的规定，判为符合规定；如仍

有1支（瓶）或1支（瓶）以上供试品不符合表9-3的规定，判为不符合规定。配有专用溶剂的注射液无菌粉末，专用溶剂应符合相应的溶液型注射液的规定。

表9-3 注射用无菌粉末可见异物限度

类别		每支(瓶)中微细可见异物限度
生物制品	复溶体积50ml及以下	≤3个
	复溶体积50ml以上	≤5个
非生物制品	冻干	≤3个
	非冻干	≤5个

[示例9-4] 盐酸普鲁卡因注射液可见异物的检查
供试品：盐酸普鲁卡因注射液（2ml：40mg）20支。
检查方法：灯检法（通则0904第一法）。
检查结果：均未检出可见异物。
结果判定：符合规定。

5. 不溶性微粒

（1）概述 本法系在可见异物检查符合规定后，用以检查溶液型静脉用注射剂（溶液型静脉注射液、注射用无菌粉末及注射用浓溶液）及供静脉注射用无菌原料药中不溶性微粒的大小及数量。可见异物检查由于采用目视检查的方法只能检出粒径超过 $50\mu m$ 的微粒，较小的则难以检出。

（2）检测原理 当液体中的微粒通过一窄小的检测区时，与液体流向垂直的入射光，由于被微粒阻挡而减弱，因此由传感器输出的信号降低。这种信号变化与微粒的截面积成正比，根据通过检测区供试液的体积，计算出每 1ml 供试液中含有 $10\mu m$ 以上及含有 $25\mu m$ 以上的不溶性微粒数，光阻法检查注射剂中不溶性微粒即依据此原理。

（3）检查方法 《中国药典》（2020年版）四部通则中规定了不溶性微粒检查的两种方法：光阻法和显微计数法。除另有规定外，不溶性微粒检查法一般先采用光阻法（第一法）；当光阻法测定结果不符合规定或供试品不适于用光阻法测定时，应采用显微计数法（第二法）进行复验或测定，并以显微计数法的测定结果作为判定依据。本节重点介绍光阻法。

① 实验环境 实验操作环境应不得带入外来微粒，测定前的操作应在层流净化台中进行。玻璃仪器和其他所需的用品均应洁净、无微粒。本法所用微粒检查用水（或其他适宜溶剂），使用前须经不大于 $1.0\mu m$ 的微孔滤膜滤过。

a. 层流净化台。高效空气过滤器孔径 $0.45\mu m$，气流方向由里向外，应定期检查风速及净化台上空气中的微粒数。

b. 仪器装置。不溶性微粒检测仪通常包括定量取样器、传感器和数据处理器三部分。测量粒度范围应为 $2\sim 100\mu m$，检测微粒浓度为 $0\sim 10000$ 个/ml。不溶性微粒检测仪应定期校正与检定（至少每6个月校正一次），并符合规定。

② 检查操作 供试品检查前的准备：取50ml微粒检查用水（或其他适宜溶剂），经微孔滤膜（一般孔径为 $0.45\mu m$）滤过，置于适宜的容器中，旋转使可能存在的微粒均匀，静置待气泡消失。按光阻法项下的检查法检查，每10ml中含 $10\mu m$ 以上的不溶性微粒应在10

粒以下，含 25μm 以上的不溶性微粒应在 2 粒以下。否则表明微粒检查用水（或其他适宜溶剂）、玻璃仪器或实验环境不适于进行微粒检查，应重新处理，检测符合规定后方可进行供试品检查。

供试品应事先除去外包装，并用净化水将容器外壁冲洗干净，置适宜实验环境中备用。

a. 标示量为 25ml 或 25ml 以上的静脉用注射液或注射用浓溶液。除另有规定外，取供试品至少 4 个，用水将容器外壁洗净，小心翻转 20 次，使溶液混合均匀，立即小心开启容器，先倒出部分供试品溶液冲洗开启口及取样杯，再将供试品溶液倒入取样杯中，静置 2min 或适当时间脱气，置于取样器上（或将供试品容器直接置于取样器上）。开启搅拌，使溶液混匀（避免气泡产生），依法测定至少 3 次，每次取样应不少于 5ml，记录数据；弃第一次测定数据，取后续测定数据的平均值作为测定结果。

b. 标示量为 25ml 以下的静脉用注射液或注射用浓溶液。除另有规定外，取供试品至少 4 个，用水将容器外壁洗净，小心翻转 20 次，使溶液混合均匀，静置 2min 或适当时间脱气泡，立即小心开启容器，将供试品容器直接置于取样器上。开启搅拌，使溶液混匀（避免气泡产生），由仪器直接抽取适量溶液（以不吸入气泡为限），测定并记录数据；弃第一次测定数据，取后续测定数据的平均值作为测定结果。

也可采用适宜的方法，在洁净工作台小心合并至少 4 个供试品的内容物（使总体积不少于 25ml），置于取样杯中，静置 2min 或适当时间脱气泡，置于取样器上。开启搅拌，使溶液混匀（避免气泡产生），依法测定至少 4 次，每次取样应不少于 5ml。弃第一次测定数据，取后续 3 次测定数据的平均值作为测定结果，根据取样体积与每个容器的标示装量体积，计算每个容器所含的微粒数。

c. 静脉注射用无菌粉末。除另有规定外，取供试品至少 4 个，用水将容器外壁洗净，小心打开瓶盖，精密加入适量微粒检查用水（或适宜的溶剂），小心盖上瓶盖，缓缓振摇使内容物溶解，静置 2min 或适当时间脱气。小心开启容器，直接将供试品容器置于取样器上，开启搅拌或以手缓缓转动，使溶液混匀（避免气泡产生），由仪器直接抽取适量溶液（以不吸入气泡为限），测定记录数据；弃第一次测定数据，取后续测定数据的平均值作为测定结果。

也可采用适宜的方法，取至少 4 个供试品，在洁净工作台上用水将容器外壁洗净，小心开启瓶盖，分别精密加入适量微粒检查用水（或适宜的溶剂），缓缓振摇使内容物溶解，小心合并容器中的溶液（使总体积不少于 25ml），置于取样杯中，静置 2min 或适当时间脱气泡，置于取样器上。开启搅拌，使溶液混匀（避免气泡产生），依法测定至少 4 次，每次取样应不少于 5ml，弃第一次测定数据，取后续测定数据的平均值作为测定结果。

(4) 记录与计算 记录应包括仪器型号、样品包装情况、检品数量（支或瓶）以及注射用无菌粉末的溶解情况等，根据微粒测定仪数据处理机打印出的原始数据，计算得出供试品每 1ml（或每个容器或每份样品）中所含有 10μm 以上及含有 25μm 以上的不溶性微粒数。

(5) 注意事项

① 光阻法不适用于黏度过高和易析出结晶的制剂（如乳剂、胶体溶液、混悬液、脂肪乳、甘露醇注射液），也不适用于进入传感器时容易产生气泡的制剂（如碳酸盐缓冲液制成的制剂）。

② 对于黏度过高，采用两种方法都无法直接测定的注射液，可用适宜的溶剂稀释后测定。

③ 小容量注射液可以采用直接取样法测定，也可以采用多支内容物合并法测定，但检查时一定要避免产生及吸入气泡（采用较粗的针头抽取溶液，可减少气泡的产生）；并在打开安瓿和取出内容物时，避免引入微粒。

④ 注射用无菌粉末一般先用微粒检查用水或适宜的溶剂溶解后，再采用直接取样法或合并取样法测定。如某些品种（头孢替唑钠、头孢曲松钠）的正文项下规定了不溶性微粒测试溶液的浓度，应依法操作以保证平行测定样品的准确性。

(6) 结果判定

① 标示装量为 100ml 或 100ml 以上的静脉用注射液　除另有规定外，每 1ml 中含 $10\mu m$ 及 $10\mu m$ 以上的微粒不得超过 25 粒，含 $25\mu m$ 及 $25\mu m$ 以上的微粒不得超过 3 粒。

② 标示装量为 100ml 以下的静脉用注射液、静脉注射用无菌粉末、注射用浓溶液及供注射用无菌原料药　除另有规定外，每个供试品容器中含 $10\mu m$ 及 $10\mu m$ 以上的微粒不得过 6000 粒，含 $25\mu m$ 及 $25\mu m$ 以上的微粒不得过 600 粒。

> [示例 9-5]　甲硝唑注射液氯化钠不溶性微粒的检查
> 供试品：甲硝唑氯化钠注射液（100ml：甲硝唑 0.5g 与氯化钠 0.9g）3 瓶。
> 仪器型号：GWJ-4A 智能微粒检测仪。
> 样品包装情况：完好。
> 检查方法：光阻法（通则 0903 第一法）。
> 检查结果：第 1 瓶　$\geqslant 10\mu m$ 40 粒，$\geqslant 25\mu m$ 0 粒；
> 　　　　　第 2 瓶　$\geqslant 10\mu m$ 45 粒，$\geqslant 25\mu m$ 1 粒；
> 　　　　　第 3 瓶　$\geqslant 10\mu m$ 41 粒，$\geqslant 25\mu m$ 0 粒；
> 　　　　　平均值为　$\geqslant 10\mu m$ 43 粒，$\geqslant 25\mu m$ 0.3 粒；
> 　　　　　取样体积 10ml，计算后得到 $\geqslant 10\mu m$、4.3 粒/ml，$\geqslant 25\mu m$、0.03 粒/ml。
> 结果判定：符合规定。

6. 渗透压摩尔浓度

(1) 概述　生物膜，如人体的细胞膜或毛细血管壁，一般具有半透膜的性质，溶剂通过半透膜由低浓度溶液向高浓度溶液扩散的现象称为渗透，阻止渗透所需施加的压力，即为渗透压。在涉及溶质的扩散或通过生物膜的液体转运各种生物过程中，渗透压都起着极其重要的作用。因此，在制备注射剂、液体型眼用制剂等药物制剂时，必须关注其渗透压。凡处方中添加了渗透压调节剂的制剂，均应控制其渗透压摩尔浓度。静脉输液、营养液、电解质或渗透利尿药（如甘露醇注射液）等制剂，应在药品说明书上标明其渗透压摩尔浓度，以便临床医生根据实际需要对所用制剂进行适当的处置。正常人体血液的渗透压摩尔浓度范围为 285～310mOsmol/kg，0.9%氯化钠溶液或 5%葡萄糖溶液的渗透压摩尔浓度与人体血液相当。虽然人体本身具有一定的渗透压调节能力，但静脉输液、眼用溶液应尽可能与血液等渗。

渗透压与渗透压摩尔浓度的关系：溶液的渗透压，依赖于溶液中粒子的数量，是溶液的依数性之一，通常以渗透压摩尔浓度（Osmolality）来表示，它反映的是溶液中各种溶质对溶液渗透压贡献的总和。渗透压摩尔浓度的单位，通常以每千克溶剂中溶质的毫渗透压摩尔来表示，可按下列公式计算毫渗透压摩尔浓度（mOsmol/kg）。

毫渗透压摩尔浓度(mOsmol/kg)＝(每千克溶剂中溶解的溶质克数/分子量)$\times n \times 1000$

(9-1)

式中 n——一个溶质分子溶解并解离时形成的粒子数。

在理想溶液中，例如葡萄糖 $n=1$，氯化钠或硫酸镁 $n=2$，氯化钙 $n=3$，枸橼酸钠 $n=4$。

（2）仪器及要求 采用冰点下降的原理设计的渗透压摩尔浓度测定仪通常由制冷系统、用来测定电流或电位差的热敏探头和振荡器（或金属探针）组成。测定时将测定探头浸入供试溶液的中心，并降至仪器的冷却槽中。启动制冷系统，当供试溶液的温度降至凝固点以下时，仪器采用振荡器（或金属探针）诱导溶液结冰，自动记录冰点下降的温度。仪器显示的测定值可以是冰点下降的温度，也可以是渗透压摩尔浓度。

（3）测定方法

① 渗透压摩尔浓度的测定

a.标准溶液的制备。取基准氯化钠试剂，于500～650℃干燥40～50min，置干燥器（硅胶）中放冷至室温。根据需要，按表9-4所列数据精密称取适量，溶于1kg水中，摇匀。

表9-4 渗透压摩尔浓度测定仪校正用标准溶液

每1kg水中氯化钠的质量/g	毫渗透压摩尔浓度/(mOsmol/kg)	冰点下降温度 $\Delta T/℃$
3.087	100	0.186
6.260	200	0.372
9.463	300	0.558
12.684	400	0.744
15.916	500	0.930
19.147	600	1.116
22.380	700	1.302

b.供试品溶液的制备。供试品如为液体，通常可直接测定，但如其渗透压摩尔浓度大于700mOsmol/kg或为浓溶液，可用适宜的溶剂（通常为注射用水）稀释至表9-4中测定范围内；如为固体（如注射用无菌粉末），可采用药品标签或说明书中的规定溶剂溶解并稀释至表9-4测定范围内。

需特别注意的是，溶液经稀释后，粒子间的相互作用与原溶液有所不同，一般不能简单地将稀释后溶液渗透压的测定值乘以稀释倍数来计算原溶液的渗透压摩尔浓度。例如，甘露醇注射液、氨基酸注射液等高渗溶液和注射用无菌粉末可用适宜的溶剂（如注射用水、5％葡萄糖注射液或0.9％氯化钠注射液等）经溶解、稀释后测定，并应按照正文品种各论项下规定的具体溶解或稀释方法。

c.测定法。按仪器说明书操作，首先选取适量新沸放冷的水调节仪器零点，然后由表9-4中选择两种标准溶液校正仪器，再测定供试品溶液的渗透压摩尔浓度比或冰点下降值。

注：供试品溶液的渗透压摩尔浓度比应介于两种标准溶液之间；在0～100mOsmol/kg测定范围内，水（0mOsmol/kg）可以作为一个标准溶液的使用。

② 渗透压摩尔浓度比的测定 供试品溶液与0.9％（质量浓度）氯化钠标准溶液的渗透压摩尔浓度比率称为渗透压摩尔浓度比。用渗透压摩尔浓度测定仪分别测定供试品溶液与

0.9%（质量浓度）氯化钠标准溶液的渗透压摩尔浓度 O_T 与 O_s，方法同渗透压摩尔浓度测定法，并用下列公式计算渗透压摩尔浓度比。

$$渗透压摩尔浓度比 = O_T/O_s \tag{9-2}$$

式中　O_T——供试品溶液的渗透压摩尔浓度；
　　　O_s——0.9%（质量浓度）氯化钠标准溶液的渗透压摩尔浓度。

渗透压摩尔浓度比的测定用标准溶液的制备：精密称取经 500~650℃ 干燥 40~50min，并置干燥器（硅胶）中放冷的基准氯化钠 0.900g，加水使溶解并稀释至 100ml，摇匀。

（4）注意事项

① 为了使测定结果准确并有良好的重现性，应按各仪器说明书规定的取样体积准确取样至测定管中，避免测定溶液中存在气泡。在每次测定后应用水清洗热敏探头并用滤纸吸干。

② 如重复测定一份样品，需重新取样至另一干净的测定管中，因为降至冰点再融化的溶液，溶质可能已不是均匀分布于溶剂中，易导致过早结晶，影响测定结果的重现性。

7. 热原

详细内容见项目五。

8. 细菌内毒素

详细内容见项目五。

9. 无菌

详细内容见项目五。

三、注射剂的含量测定

1. 含量测定方法

① 注射剂含主药量大，附加成分不干扰测定者，可直接蒸干后，用重量法或按与原料药相同的方法测定。如酸碱滴定法测定碳酸氢钠注射液；亚硝酸钠法（永停滴定仪）测定盐酸普鲁卡因注射液。

② 注射剂含主药量较小，若采用测定原料药的方法，所消耗的供试品量太多时，可选用微量、灵敏的方法，如马来酸氯苯那敏、盐酸利多卡因的原料药采用非水溶液滴定法测定，而马来酸氯苯那敏注射液、盐酸利多卡因注射液则分别采用紫外分光光度法和高效液相色谱法测定。

③ 若附加成分对主药的含量测定有干扰时，应排除干扰后再进行测定。

2. 含量计算方法

注射剂的含量以标示量百分含量表示，计算公式为：

$$标示量 = \frac{实际含量}{理论含量} \times 100\%$$

详细内容见项目六。

四、注射剂中常见附加剂的干扰及其排除方法

附加剂的干扰和排除见表 9-5。

表 9-5　注射剂中常见附加剂的干扰及其排除方法

附加剂的种类	排除方法
抗氧剂(如亚硫酸钠、亚硫酸氢钠、焦亚硫酸钠)	加入掩蔽剂、加酸加热使抗氧剂分解、加弱氧化剂氧化或选择适当测定波长
等渗溶液(如氯化钠)	根据不同的情况采用适宜的方法(如离子交换法)予以排除
助溶剂(氢氧化钙)	制备过程中控制钙盐的用量
溶剂(水)	先采用适宜的方法(加热或提取后)除水再测定
溶剂(油)	用有机溶剂稀释法或提取后再测定

技能训练

技能训练十九　维生素 C 注射液的分析

维生素 C 又称为 L-抗坏血酸，分子式为 $C_6H_8O_6$，是一种水溶性维生素，是常用的维生素类药。维生素 C 分子结构中含烯二醇基，化学性质较活泼，具有强还原性，能被空气中的氧、亚甲蓝和碘等物质氧化为二酮基，称为去氢抗坏血酸；本品的水溶液呈酸性，且极不稳定，极易氧化而降解变黄，并随着时间增加颜色变深，因此处方中加入还原剂（焦亚硫酸钠）作为注射液的稳定剂；通入惰性气体以驱除溶液中溶解的氧气并置换液面上方空间的空气，以增加本品的稳定性；同时加入碳酸氢钠或碳酸钠用于 pH 调节。

本品为维生素 C 的灭菌水溶液，含维生素 C（$C_6H_8O_6$）应为标示量的 93.0%～107.0%。

【仪器与用具】

硅胶 GF_{254} 薄层板、紫外灯、分析天平、酸度计、量筒、比色管、不溶性微粒检测仪、可见异物检测仪、移液管、量瓶、点样毛细管、色谱展开缸、喉头喷雾器、紫外-可见分光光度计及石英比色皿、滴定管、锥形瓶等。

【试药与试液】

0.1mol/L 盐酸溶液、0.05% 亚甲蓝乙醇溶液、维生素 C 对照品、乙酸乙酯、乙醇、标准缓冲溶液（pH6.8 和 pH4.0）、氯化钙试液、草酸、丙酮、稀乙酸、淀粉指示液、碘滴定液（0.05mol/L）、纯化水、维生素 C 注射液（20ml：2.5g）等。

【操作步骤】

(1) **查阅标准**　本品的质量标准内容在《中国药典》(2020 年版) 二部品种正文第一部分，1482 页。

(2) **取样操作**　按照请验单的内容与成品的标签进行核对，无误后方可取样；取样的准备工作、取样过程和结束阶段操作均应执行企业制定的《取样标准操作规程》（参见附录二）。

(3) **性状**　本品应为无色至微黄色的澄明液体。

(4) **鉴别**

① 取本品适量，加水稀释制成 1ml 中含维生素 C 10mg 的溶液，取 4ml 加入 0.1mol/L 盐酸溶液 4ml，混匀，加 0.05% 亚甲蓝乙醇溶液 4 滴，置于 40℃ 水浴中加热，3min 内溶液应由深蓝色变为浅蓝色或完全褪色。

② 取本品适量，加水稀释制成 1ml 中含维生素 C 1mg 的溶液，作为供试品溶液；另取

维生素C对照品,加水溶解并稀释制成1ml中约含1mg的溶液,作为对照品溶液。照薄层色谱法(通则0502)试验,吸取上述两种溶液各2μl,分别点于同一硅胶GF_{254}薄层板上,以乙酸乙酯-乙醇-水(5∶4∶1)为展开剂,展开,晾干,立即(1h内)置紫外灯(254nm)下检视,供试品溶液所显主斑点的位置和颜色应与对照品溶液的主斑点相同。

(5) **检查**

① pH值 取本品2支,依法检查(通则0631),测定结果应为5.0～7.0。

② 最低装量 取本品5支,依法检查(通则0942),开启时注意避免损失,将内容物分别倾入干燥并预经标化过的量筒中,尽量倾净,读出每个容器内容物的装量,并求得平均装量。

③ 不溶性微粒 取本品3支,依法检查(通则0903第一法),应符合规定。

④ 可见异物 取本品20支,依法检查(通则0904第一法),应符合规定。

⑤ 颜色 取本品适量,加水稀释成每1ml中含维生素C 50mg的溶液,依法检查(通则0401),在420nm波长处测定,吸光度应≤0.06。

⑥ 草酸 取本品,加水稀释成每1ml中含维生素C 50mg的溶液,精密量取5ml,加稀乙酸1ml与氯化钙试液0.5ml,摇匀,放置1h,作为供试品溶液;精密称取草酸75mg,置500ml量瓶中,加水溶解并稀释至刻度,摇匀,精密量取5ml,加稀乙酸1ml与氯化钙试液0.5ml,摇匀,放置1h,作为对照品溶液。供试品溶液产生的浑浊不得浓于对照品溶液(0.3%)。

⑦ 其他 应符合注射剂项下各有关规定(通则0102)。

(6) **含量测定** 精密量取本品适量(约相当于维生素C 0.2g),加水15ml与丙酮2ml,摇匀,放置5min,加稀乙酸4ml与淀粉指示液1ml,用碘滴定液(0.05mol/L)滴定,至溶液显蓝色并持续30s不褪。每1ml碘滴定液(0.05mol/L)相当于8.806mg的$C_6H_8O_6$。

结果计算:

$$标示量 = \frac{VTF}{V_s m_{标示}} \times 100\%$$

式中 V——供试品消耗碘滴定液(0.05mol/L)的体积,ml;

T——滴定度,mg/ml;

F——碘滴定液(0.05mol/L)的校正系数;

V_s——供试品的取样体积,ml;

$m_{标示}$——供试品的标示量,g/ml。

允许误差:平行测定两份,相对偏差不得过0.3%。

(7) **填写检验原始记录及检验报告单**

【**注意事项**】

① 维生素C注射液不稳定,见光极易分解,颜色渐变成微黄色,操作时需避光并迅速完成。

② 为了减少水中溶解氧对测定结果的影响,测定含量时需加入新沸过并放冷至室温的水。

③ 加入稀乙酸的目的是保证滴定在酸性介质中进行,使本品受空气中的氧的氧化作用减慢。

技能训练二十 盐酸普鲁卡因胺注射液的分析

盐酸普鲁卡因胺是一种抗心律失常药,分子结构中具有芳伯氨基,芳伯氨基在稀盐酸中,与亚硝酸钠生成重氮盐,显重氮化-偶合反应,加碱性β-萘酚发生偶合反应,生成猩红色的偶氮化合物；还具有酰胺键可发生水解，水解产物主要为对氨基苯甲酸（PABA），在一定条件下，对氨基苯甲酸可进一步脱羧生成有毒的苯胺；盐酸普鲁卡因胺注射液容易被氧化而变色，pH 值、温度、紫外线、氧和金属离子均可加速氧化变色，应注意遮光、密闭保存。

本品为盐酸普鲁卡因胺的灭菌水溶液，含盐酸普鲁卡因胺（$C_{13}H_{21}N_3O \cdot HCl$）应为标示量的 95.0%～105.0%。

【仪器与用具】

紫外-可见分光光度计及适应比色皿、移液管、量瓶、试管、滤纸、漏斗、酒精灯、酸度计、量筒、不溶性微粒检测仪、可见异物检测仪、托盘天平、电炉、永停滴定仪及铂-铂电极、滴定管等。

【试药与试液】

稀盐酸、β-萘酚试液、氨试液、稀硝酸、硝酸银试液、二氧化锰、硫酸、碘化钾淀粉试纸、标准缓冲溶液（pH6.8 和 pH4.0）、盐酸溶液（1→2）、溴化钾、亚硝酸钠滴定液（0.1mol/L）、纯化水、盐酸普鲁卡因胺注射液（2ml∶0.2g）等。

【操作步骤】

(1) **查阅标准** 本品的质量标准内容在《中国药典》（2020 年版）二部品种正文第一部分，1316 页。

(2) **取样操作** 按照请验单的内容与成品的标签进行核对，无误后方可取样；取样的准备工作、取样过程和结束阶段操作均应执行企业制定的《取样标准操作规程》（参见附录二）。

(3) **性状** 本品应为无色的澄明液体。

(4) **鉴别**

① 取本品适量，加水制成每 1ml 中含盐酸普鲁卡因胺 5μg 的溶液，照紫外-可见分光光度法（通则 0401）测定，在 280nm 波长处有最大吸收。

② 本品显芳香第一胺类的鉴别反应（通则 0301）和氯化物鉴别（1）的反应（通则 0301）。

(5) **检查**

① pH 值 取本品 2 支，依法检查（通则 0631），测定结果应为 3.5～6.0。

② 最低装量 取本品 5 支，依法检查（通则 0942），开启时注意避免损失，将内容物分别倾入干燥并预标化过的量筒中，尽量倾净，读出每个容器内容物的装量。

③ 可见异物 取本品 20 支，依法检查（通则 0904 第一法），应符合规定。

④ 不溶性微粒 取本品 3 支，依法检查（通则 0903 第一法），应符合规定。

⑤ 其他 应符合注射剂项下有关的各项规定（通则 0102）。

(6) **含量测定** 精密量取本品 5ml，加水 40ml 与盐酸溶液（1→2）10ml，迅速煮沸，立即冷却至室温，照永停滴定法（通则 0701），置电磁搅拌器上，搅拌均匀；再加入溴化钾 2g 溶解后，插入铂-铂电极，在 15～20℃用亚硝酸钠滴定液（0.1mol/L）迅速滴定。滴定时将滴定管尖端插入液面下，约 2/3 处，随滴随搅拌；至近终点时，将滴定管尖端提出液面，用少量水冲洗滴定管尖端，洗液并入溶液中，继续缓缓滴定，至电流计指针突然偏转，并不再回复，即为滴定终点。1ml 亚硝酸钠滴定液（0.1mol/L）相当于 27.18mg 的 $C_{13}H_{21}N_3O \cdot HCl$。

结果计算:

$$标示量 = \frac{VTF}{V_s m_{标示}} \times 100\%$$

式中　V —— 供试品消耗亚硝酸钠滴定液(0.1mol/L)的体积,ml;
　　　T —— 滴定度,mg/ml;
　　　F —— 亚硝酸钠滴定液(0.1mol/L)的校正系数;
　　　V_s —— 供试品的取样体积,ml;
　　　$m_{标示}$ —— 供试品的标示量,g/ml。

允许误差:平行测定两份,相对偏差不得过0.3%。

(7) 填写检验原始记录及检验报告单

【注意事项】

① 重氮化-偶合反应为分子反应,反应速率较慢,滴定过程中应充分搅拌;近终点时,盐酸普鲁卡因胺的浓度极小,反应速率减慢,应缓缓滴定,并不断搅拌。

② 滴定时电磁搅拌的速度不宜过快,以不产生漩涡为宜。

③ 电极极易钝化,每次滴定前应使用新鲜配制的含少量氯化铁的硝酸(滴加1~2滴氯化铁试液)清洁浸洗活化。

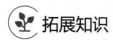

不溶性微粒检查第二法——显微计数法

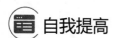

必　备　知　识

(一) A型题(最佳选择题)　每题的备选答案中只有一个最佳答案

1. 若供试品的标示装量为2ml,则供试品的最低装量检查宜采用(　　)。
　　A. 2ml量筒　　　　　　B. 5ml注射器　　　　C. 2ml注射器
　　D. 5ml量筒　　　　　　E. 无明确规定

2. 注射用粉针剂的常规检查项目不包括(　　)。
　　A. pH值　　　　　　　　B. 无菌　　　　　　　C. 可见异物
　　D. 溶出度　　　　　　　E. 热原

3. 注射剂的含量以(　　)表示。
　　A. 制剂的重量或体积　　B. 制剂的浓度　　　　C. 标示量百分含量
　　D. 以单剂为片、支、袋等　E. 百分含量

4. 《中国药典》(2020年版)二部测定维生素B_1注射液含量采用的方法是(　　)。
　　A. 碘量法　　　　　　　B. 重氮化法　　　　　C. 银量法
　　D. 紫外分光光度法　　　E. 红外分光光度法

5. 用碘量法测定维生素C注射液的含量时，滴定前应加入（　　）作为掩蔽剂。
   A. 乙醇　　　　　　　B. 草酸　　　　　　　C. 盐酸
   D. 氯化钠　　　　　　E. 丙酮

6. 碘量法测定维生素C的含量时，精密量取维生素C注射液1.6ml宜使用（　　）。
   A. 5ml刻度吸管　　　　B. 2ml量筒　　　　　C. 2ml刻度吸管
   D. 5ml量筒　　　　　　E. 5ml移液管

7. 注射剂无菌检查的培养基容器按规定的温度培养，时间为（　　）。
   A. 24h　　　　　　　　B. 7d　　　　　　　　C. 14d
   D. 48h　　　　　　　　E. 72h

8. 属于注射剂常规检查项目的是（　　）。
   A. 崩解时限　　　　　　B. 可见异物　　　　　C. 溶出度
   D. 微生物限度　　　　　E. 粒度

9. 取盐酸普鲁卡因注射液13.64ml，照永停滴定法，在15～20℃，用亚硝酸钠滴定液（0.05mol/L）滴定，消耗亚硝酸滴定液（0.05mol/L）20.00ml。每1ml亚硝酸钠滴定液（0.05mol/L）相当于13.64mg的盐酸普鲁卡因。计算相当于标示量的百分含量（本品规格为2ml：40mg），结果为（　　）。
   A. 100％　　　　　　　B. 99.9％　　　　　　C. 98.56％
   D. 100.0％　　　　　　E. 101.0％

10. 《中国药典》（2020年版）四部通则中采用（　　）法检查药物中热原。
    A. 家兔　　　　　　　B. 白鼠　　　　　　　C. 豚鼠
    D. 鲎试剂　　　　　　E. 猫

（二）B型题（配伍选择题）每题只有一个正确答案，每个备选答案可重复选用，也可不选用

[1～5]　注射剂的常规检查项目对应的内容：
　　　A. 最低装量　　　B. 装量　　　　C. 装量差异
　　　D. 可见异物　　　E. 不溶性微粒

1. 本法适用于标示装量为50ml及50ml以下的单剂量注射液的检查（　　）。
2. 本法适用于50ml以上注射液及注射用浓溶液的检查（　　）。
3. 本法适用于注射用无菌粉末的检查（　　）。
4. 本检查法包括光阻法和显微计数法（　　）。
5. 本检查法包括灯检法和光散射法两种，检查粒径大于50μm（　　）。

[6～10]　注射剂的质量检测步骤包括：
　　　A. 性状　　　　　B. 含量测定　　　C. 常规检查
　　　D. 杂质检查　　　E. 鉴别

6. 检测外观、色泽的是（　　）。
7. 检查药品的杂质的是（　　）。
8. 测定有效成分的是（　　）。
9. 确定药品真伪的是（　　）。
10. 按照药典制剂通则检查的是（　　）。

（三）X型题（多项选择题）每题的备选答案中有2个或2个以上答案

1. （　　）需要检查不溶性微粒。
   A. 注射用无菌粉末　　　B. 口服液　　　　　　C. 大容量注射剂
   D. 装量在100ml以下的注射液　　　　　　　　E. 装量为10ml的注射液

2. 注射剂中含有亚硫酸钠或亚硫酸氢钠等抗氧剂时，易干扰含量测定的有（　　）。
   A. 碘量法　　　　　　　B. 银量法　　　　　　C. 铈量法

D. 亚硝酸钠滴定法　　　　　E. 中和法

3. 控制药物中引起体温异常升高的杂质的检查是（　　）。
   A. 热原　　　　　　　　B. 细菌内毒素　　　　　C. 无菌
   D. 热原或细菌内毒素　　　E. 微生物限度

4. 《中国药典》（2020年版）四部通则中收载的不溶性微粒检查方法有（　　）。
   A. 显微计数法　　　　　B. 灯检法　　　　　　　C. 可见异物检查法
   D. 光阻法　　　　　　　E. 结晶性检查法

5. 甲硝唑注射液检查项下的"其他"内容是指检查（　　）。
   A. 装量　　　　　　　　B. 可见异物　　　　　　C. 细菌内毒素
   D. 不溶性微粒　　　　　E. 无菌

6. 当注射剂中含有亚硫酸氢钠或焦亚硫酸钠抗氧剂干扰测定时，可以用（　　）解除干扰。
   A. 加入丙酮作掩蔽剂　　　　　　　　　　B. 加入甲酸作掩蔽剂
   C. 加入甲醛作掩蔽剂　　　　　　　　　　D. 加盐酸酸化，加热使分解
   E. 加入氢氧化钠，加热使分解

7. 配制50%某注射液，按其含量限度应为97.0%～103.0%，如下数据含量合格者为（　　）。
   A. 10.0%　　　　　　　B. 48.8%　　　　　　　C. 52.0%
   D. 48.6%　　　　　　　E. 51.5%

8. 注射剂质量检测的步骤包括（　　）这几部分。
   A. 性状　　　　　　　　B. 检查　　　　　　　　C. 鉴别
   D. 含量测定　　　　　　E. 取样

9. 《中国药典》（2020年版）四部通则中收载的可见异物检查方法有（　　）。
   A. 显微计数法　　　　　B. 灯检法　　　　　　　C. 目视检查法
   D. 光阻法　　　　　　　E. 光散射法

10. 注射用粉针剂的装量差异采用（　　）检查。
    A. 分析天平（万分之一）　　　　　　　　B. 台秤
    C. 分析天平（百万分之一）　　　　　　　D. 架盘天平
    E. 电子天平（万分之一）

（四）简答题

1. 比较下列概念：

项目	测定意义	适用范围	检查方法	结果判定
装量				
最低装量				
装量差异				

2. 注射剂的常规检查项目有哪些？检查操作时应注意哪些问题？
3. 使用酸度计测定注射剂的pH值时，需要做好哪些准备工作？
4. 简述注射剂的不溶性微粒检查的意义、检查方法及结果判定。
5. 注射剂的质量检测与原料药的质量检测有哪些区别和联系？

综 合 知 识

1. 精密量取本品维生素 B_1 注射液（规格：2ml∶100mg）1ml，置200ml量瓶中，加水稀释至刻度，摇匀；精密量取5ml，置100ml量瓶中，用盐酸溶液（9→1000）稀释至刻度，摇匀。照分光光度法，在264nm波长处测得吸光度为0.417，按 $C_{12}H_{17}N_4ClOS \cdot HCl$ 的吸收系数（$E_{1cm}^{1\%}$）为421计算，《中国药典》（2020年版）二部规定本品含维生素 B_1（$C_{12}H_{17}N_4ClOS \cdot HCl$）应为标示量的93.0%～107.0%。计算本

品的含量是否符合规定的含量限度。

2.精密量取维生素C注射液（规格：5ml：0.5mg）2ml，加水15ml与丙酮2ml，摇匀，放置5min，加稀乙酸4ml与淀粉指示液1ml，用碘滴定液（0.1mo/L）滴定至蓝色并持续30s不褪即为终点，消耗体积为20.76ml。每1ml碘滴定液（0.1mol/L）相当于8.806mg的维生素C（$C_6H_8O_6$）。《中国药典》（2020年版）二部规定本品含维生素C（$C_6H_8O_6$）应为标示量的90.0%～110.0%。计算本品的含量是否符合规定的含量限度。

项目十 复方制剂质量检测技术

📘 知识目标

1. 熟悉复方制剂的概念及分析方法的特点。
2. 掌握复方制剂的取样操作方法、检测步骤、质量控制项目及相关要求。
3. 掌握复方制剂的含量测定过程与结果计算公式的推导方法。

📘 能力目标

会依据《中国药典》(2020年版) 二部的质量标准要求检测复方氯化钠注射液和复方卡托普利片的质量。

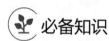

一、复方制剂的概念及分析方法的特点

复方制剂是指含有两种或两种以上有效成分的药物制剂。

复方制剂分析的特点是干扰多,因此其检测方法比单方制剂及原料药复杂得多。其干扰不仅来自附加剂和赋形剂,也来自有效成分之间的相互干扰。如果复方制剂中各有效成分之间不发生干扰,就可以不经分离直接测出各成分的含量;如果各有效成分之间相互有干扰,则可根据它们的理化性质,采取适当的分离方法处理后,再分别进行测定。色谱法,如高效液相色谱法、气相色谱法等,同时具有分离和定量的功能,是目前复方制剂质量检测中应用最广泛的方法。

鉴于复方制剂的特点,其检测方法主要根据其是否需要分离测定进行分类。

1. 不经分离直接测定的理化性质

(1) 同一种方法,不同条件下进行测定　当复方制剂中的两种有效成分既有共性,又有一定差异时,可考虑选用同一种方法,通过控制不同条件(如pH值不同、指示剂不同)分别测定各主药的含量。

(2) 采用专属性较强的方法测定各组分的含量　利用复方制剂中各成分的物理化学性质的差异,采用互不干扰的方法测定其含量。

(3) 采用不同的方法分析后通过简单计算求得各自含量

2. 经分离测定复方制剂中主要成分的含量

复方制剂中主要成分相互间若存在干扰,可预先分离处理后,再分别进行测定。例如复方甲苯咪唑片（含甲苯咪唑、盐酸左旋咪唑和辅料），用非水滴定法测定盐酸左旋咪唑的含量时，甲苯咪唑和辅料都干扰测定，因为它们消耗少量的高氯酸滴定液，导致测定结果偏高。故测定时，可先加入定量的水使盐酸左旋咪唑完全溶解，滤过，定量吸取滤液，加碱碱化后，生成游离左旋咪唑，用三氯甲烷提取后，再用非水滴定法测定。

3. 只测定制剂中少数主要成分的含量

某些复方制剂所含成分难以逐个测定，或某些成分尚无适当的测定方法，因此，在质量标准中规定只测定其中少数主要成分的含量。如复方十一烯酸锌软膏（含十一烯酸锌、十一烯酸和基质）的含量测定，《中国药典》（2020年版）二部规定选用配位滴定法测定十一烯酸锌的含量。

二、常见复方制剂的分析示例

1. 复方阿司匹林片的分析

复方阿司匹林片含阿司匹林、非那西丁、咖啡因三种有效成分，可分别用酸碱滴定法、亚硝酸钠滴定法和剩余碘量法进行测定。

(1) 测定原理 阿司匹林结构中具有羧基，呈酸性，可用酸碱滴定法测定其含量。非那西丁是中性物质，咖啡因是弱碱性物质，故对阿司匹林的测定无干扰。但制备片剂时加入的枸橼酸、酒石酸等稳定剂以及阿司匹林本身水解产生的少量水杨酸及乙酸等对此方法有干扰，如果直接滴定会使测定结果偏高。因此需先用三氯甲烷提取，将辅料和水溶性酸分离。但由于水杨酸略溶于三氯甲烷，如果样品中游离水杨酸量较高，就会对测定结果造成较大影响。为避免这种干扰，可采用两步酸碱滴定法（第一步加碱中和酸类，第二步加碱使阿司匹林水解，再用酸回滴剩余碱）测定复方阿司匹林片中的阿司匹林。

非那西丁结构中有乙醚氨基，在酸性条件下，水解生成游离芳伯氨基，用亚硝酸钠测定含量，在此条件下阿司匹林的水解产物水杨酸由于不溶于酸而析出，滤过，可以将辅料和水杨酸除去。在此条件下测定非那西丁，咖啡因不产生干扰。

咖啡因属生物碱类药物，但其碱性极弱（$K_b=0.7\times10^{-14}$），1%的水溶液pH为6.9，近于中性，故用一般生物碱的含量测定方法均不适用。但咖啡因可在酸性条件下与碘定量生成沉淀，故可用剩余碘量法测定其含量。

用碘量法测定咖啡因含量时，片剂中存在的非那西丁和淀粉都有干扰，故测定前先加稀硫酸充分振摇，使咖啡因溶解，滤过，除去辅料、阿司匹林和非那西丁。本法操作过程中应尽量避免碘液的挥发损失。

(2) 测定方法

① 阿司匹林的测定　精密称取本品细粉适量（约相当于阿司匹林0.4g），置于分液漏斗中，加水15ml，摇匀，用三氯甲烷振摇提取4次（20ml、10ml、10ml、10ml）；提取三氯甲烷液用同一份10ml水洗涤，合并三氯甲烷液，置水浴上蒸干。残渣加中性乙醇（对酚酞指示液显中性）20ml溶解后，加酚酞指示液3滴，用氢氧化钠滴定液（0.1mol/L）滴定，即得。

② 非那西丁的测定　精密称取本品细粉适量（约相当于非那西丁0.3g），置锥形瓶中，加稀硫酸25ml，缓缓加热回流40min，放冷至室温，将析出的水杨酸滤过，滤渣与锥形瓶用盐酸溶液（1→2）40ml，分数次洗涤，每次5ml，合并滤液与洗液。加溴化钾3g，溶解后，用亚硝酸钠滴定液（0.1mol/L）滴定，以永停滴定法指示终点，即得。

③ 咖啡因的测定　精密称取本品细粉适量（约相当于咖啡因50mg），加稀硫酸（含H_2SO_4 9.5%～10.5%）5ml，振摇数分钟使咖啡因溶解，滤过。滤液置于50ml量瓶中，滤器与滤渣用水洗涤3次，每次5ml，合并滤液与洗液，精密加入碘滴定液（0.1mol/L）25ml，用水稀释至刻度，摇匀，在约25℃避光放置15min，滤过，弃去初滤液。精密量取续滤液25ml置碘量瓶中，用硫代硫酸钠滴定液（0.05mol/L）滴定，至近终点时，加淀粉指示液，继续滴定至蓝色消失，并将滴定结果用空白试验校正，即得。

2. 复方磺胺甲噁唑片的分析

复方磺胺甲噁唑片含磺胺甲噁唑和甲氧苄啶两种有效成分。本品含磺胺甲噁唑（$C_{10}H_{11}N_3O_3S$）与甲氧苄啶（$C_{14}H_{18}N_4O_3$）应为标示量的90.0%～110.0%。

(1) 性状　本品为白色片。

(2) 鉴别

① 取本品的细粉适量（约相当于甲氧苄啶50mg），加稀硫酸10ml，微热使甲氧苄啶溶解后，放冷，滤过，滤液加碘试液0.5ml，即生成棕褐色沉淀。

② 取本品的细粉适量（约相当于磺胺甲噁唑0.2g），加甲醇10ml，振摇，滤过，取滤液作为供试品溶液；另取磺胺甲噁唑对照品0.2g与甲氧苄啶对照品40mg，加甲醇10ml溶解，作为对照品溶液。照薄层色谱法（通则0502）试验，吸取上述两种溶液各5μl，分别点于同一硅胶GF_{254}薄层板上，以三氯甲烷-甲醇-N,N'-二甲基甲酰胺（20∶2∶1）为展开剂，展开，晾干，置紫外光灯（254nm）下检视。供试品溶液所显两种成分的主斑点的位置和颜色应与对照品溶液的主斑点相同。

③ 在含量测定项下记录的色谱图中，供试品溶液两主峰的保留时间应与对照品溶液相应的两主峰的保留时间一致。

④ 取本品的细粉适量（约相当于磺胺甲噁唑50mg），显芳香第一胺类的鉴别反应（通则0301）。

以上②、③两项可选做一项。

(3) 检查

① 溶出度　取本品6片，依法测定（通则0931第二法），以0.1mol/L盐酸溶液900ml为溶出介质，转速为75r/min，依法操作，经30min时，取溶液适量，滤过，取续滤液作为供试品溶液，照含量测定项下的方法，依法测定，计算每片中磺胺甲噁唑和甲氧苄啶的溶出量。限度应为标示量的70%，均应符合规定。

② 其他　应符合片剂项下有关的各项规定（通则0101）。

(4) 含量测定　照高效液相色谱法（通则0512）测定。

① 色谱条件与系统适用性试验　用十八烷基硅烷键合硅胶为填充剂，以水-乙腈-三乙胺（799∶200∶1）（用氢氧化钠试液或冰醋酸调节pH值为5.9）为流动相，检测波长为240nm。理论板数按甲氧苄啶峰计算不低于4000，磺胺甲噁唑峰和甲氧苄啶峰的分离度应符合要求。

② 测定方法　取本品10片，精密称定，研细，精密称取适量（约相当于磺胺甲噁唑44mg），置于100ml量瓶中，加0.1mol/L盐酸溶液适量，超声处理使主成分溶解，用0.1mol/L盐酸溶液稀释至刻度，摇匀，滤过。精密量取续滤液10μl，注入液相色谱仪，记录色谱图。另取磺胺甲噁唑对照品和甲氧苄啶对照品各适量，精密称定，加0.1mol/L盐酸

溶液溶解并定量稀释制成每 1ml 中含磺胺甲噁唑 0.44mg 与甲氧苄啶 89μg 的溶液，摇匀，按外标法以峰面积计算，即得。

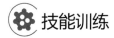技能训练

技能训练二十一　复方氯化钠注射液的分析

复方氯化钠注射液为复方制剂，内含氯化钠 0.85%、氯化钾 0.03%、氯化钙 0.033%。可以缓解各种原因所致的失水，包括低渗性、等渗性和高渗性失水，高渗性非酮症糖尿病昏迷，低氯性代谢性碱中毒。复方氯化钠注射液是一种调节水盐、电解质及酸碱平衡药，用于补充体液及离子，这些离子是体液中重要的电解质，对维持正常的血液和细胞外液的容量和渗透压起着非常重要的作用。

本品总氯量测定采用银量法，以硝酸银为滴定液，测定能与 Ag^+ 生成沉淀的物质，根据消耗滴定液的浓度与体积，计算出被测物质的含量；氯化钾测定采用重量法；氯化钙测定采用配位滴定法，以乙二胺四乙酸二钠为滴定液，与金属离子发生络合反应，根据消耗滴定液的浓度与体积，计算出被测物质的含量。

本品为氯化钠、氯化钾与氯化钙混合制成的灭菌水溶液。含总氯量（Cl^-）应为 0.52%～0.58%（质量浓度），含氯化钾（KCl）应为 0.028%～0.032%（质量浓度），含氯化钙（$CaCl_2 \cdot 2H_2O$）应为 0.031%～0.035%（质量浓度）。

【仪器与用具】

比色管、烧杯、pH 计、蒸发皿、量筒、恒温水浴锅、恒温干燥箱、4 号垂熔玻璃坩埚、分析天平、移液管、锥形瓶、酸式滴定管等。

【试药与试液】

乙酸盐缓冲液（pH3.5）、盐酸、2% 糊精溶液、2.5% 硼砂溶液、荧光黄指示液、硝酸银滴定液（0.1mol/L）、四苯硼钠滴定液（0.02mol/L）、冰醋酸、四苯硼钾饱和溶液、1mol/L 氢氧化钠溶液、羟基萘酚蓝指示液、乙二胺四乙酸二钠滴定液（0.025mol/L）、纯化水、复方氯化钠注射液（500ml）等。

【操作步骤】

(1) **查阅标准**　本品的质量标准内容在《中国药典》（2020 年版）二部品种正文第一部分，988 页。

(2) **取样操作**　按照请验单的内容与成品的标签进行核对，无误后方可取样；取样的准备工作、取样过程和结束阶段操作均应执行企业制定的《取样标准操作规程》（参见附录二）。

(3) **性状**　本品为无色的澄明液体。

(4) **鉴别**　①本品显钠盐鉴别 (1) 钾盐与氯化物鉴别 (1) 的反应（通则 0301）。

② 取本品 100ml，蒸发至 20ml，显钙盐 (2) 的鉴别反应（通则 0301）。

(5) **检查**

① pH 值　取本品适量，依法测定（通则 0631），pH 值应为 4.5～7.5。

② 重金属　取本品 50ml，蒸发至约 20ml，放冷，加乙酸盐缓冲液（pH3.5）2ml 与水适量使成 25ml，依法检查（通则 0821 第一法），含重金属不得过千万分之三。

③ 砷盐　取本品 20ml，加水 3ml 与盐酸 5ml，依法检查（通则 0822 第一法），应符合规定（0.00001%）。

④ 渗透压摩尔浓度　取本品适量，依法检查（通则0632），渗透压摩尔浓度应为260～320mOsmol/kg。

⑤ 细菌内毒素　取本品，依法检查（通则1143），每1ml中含内毒素的量应小于0.50EU。

⑥ 无菌　采用薄膜过滤法处理，以金黄色葡萄球菌为阳性对照菌，依法检查（通则1101），应符合规定。

⑦ 其他　应符合注射剂项下有关的各项规定（通则0102）。

(6) 含量测定

① 总氯量　精密量取本品10ml，加水40ml、2%糊精溶液5ml、2.5%硼砂溶液2ml与荧光黄指示液5～8滴，用硝酸银滴定液（0.1mol/L）滴定。每1ml硝酸银滴定液（0.1mol/L）相当于3.545mg的Cl。

结果计算：

$$总氯含量(Cl^-, g/ml) = \frac{VTF}{V_s \times 1000}$$

式中　V——消耗硝酸银滴定液（0.1mol/L）的体积，ml；

F——硝酸银滴定液（0.1mol/L）的校正系数；

T——滴定度，mg/ml；

V_s——供试品的取样体积，ml。

允许误差：平行测定两份，相对偏差不得过0.3%。

② 氯化钾　取四苯硼钠滴定液（0.02mol/L）60ml，置烧杯中，加冰醋酸1ml与水25ml，准确加入本品100ml，置50～55℃水浴中保温30min，放冷，再在冰浴中放置30min，用105℃恒重的4号垂熔玻璃坩埚滤过，沉淀用澄清的四苯硼钾饱和溶液20ml分4次洗涤，再用少量水洗，在105℃干燥至恒重，精密称定，所得沉淀重量与0.2081相乘，即得供试品中含有KCl的重量。

结果计算：

$$氯化钾含量(KCl, g/ml) = \frac{(m - m_0) \times 0.2081}{V_s}$$

式中　m——坩埚与沉淀的重量，g；

m_0——坩埚的重量，g；

0.2081——常数；

V_s——供试品的取样体积，ml。

允许误差：平行测定两份，相对偏差不得过0.5%。

③ 氯化钙　精密量取本品100ml，置200ml锥形瓶中，加1mol/L氢氧化钠溶液15ml和羟基萘酚蓝指示液（取羟基萘酚蓝0.1g，加氯化钠9.9g，研磨均匀，取0.5g，加水50ml使溶解，加0.1mol/L氢氧化钠溶液2滴，摇匀，即得）3ml，用乙二胺四乙酸二钠滴定液（0.025mol/L）滴定至溶液由紫红色变为纯蓝色。每1ml乙二胺四乙酸二钠滴定液（0.025mol/L）相当于3.676mg的$CaCl_2 \cdot 2H_2O$。

结果计算：

$$氯化钙含量(CaCl_2 \cdot 2H_2O, g/ml) = \frac{VTF}{V_s \times 1000}$$

式中　V——消耗 EDTA 滴定液（0.025mol/L）的体积，ml；

　　　F——EDTA 滴定液（0.025mol/L）的校正系数；

　　　T——滴定度，mg/ml；

　　　V_s——供试品的取样体积，ml。

允许误差：平行测定两份，相对偏差不得过 0.3%。

(7) 填写检验原始记录及检验报告单

【注意事项】

① 氯化钾含量测定时在酸性（pH2.0～6.5）中进行。

② 氯化钙含量测定时应控制反应的 pH，采用 pH10 的氯化铵缓冲液最为适宜，因为在此条件下，溶液中的金属离子几乎完全被配位，且钙离子也不会水解而沉淀。

技能训练二十二　复方卡托普利片的分析

复方卡托普利片是复方制剂，每片内含卡托普利（巯甲丙脯酸）10mg、氢氯噻嗪 6mg，为抗高血压药，是竞争性血管紧张素转换酶抑制剂，使血管紧张素Ⅰ不能转化为血管紧张素Ⅱ，从而降低外周血管阻力，并通过抑制醛固酮分泌，减少水钠潴留。本品还可通过干扰缓激肽的降解扩张外周血管。对心力衰竭患者，本品也可降低肺毛细血管楔压及肺血管阻力，增加心排血量及运动耐受时间。本品可通过乳汁分泌，可以通过胎盘。用于高血压和心力衰竭患者。

本品含卡托普利（$C_9H_{15}NO_3S$）与氢氯噻嗪（$C_7H_8ClN_3O_4S_2$）均应为标示量的 90.0%～110.0%。

【仪器与用具】

研钵、试管、漏斗、滤纸、电热恒温干燥箱、电炉、比色管、水浴锅、分析天平、量瓶、量筒、溶出仪、高效液相色谱仪等。

【试药与试液】

碱性亚硝基铁氰化钠试液、氢氧化钠试液、变色酸试液、甲醇、盐酸、纯化水、复方卡托普利片（卡托普利 10mg/氢氯噻嗪 6mg）等。

【操作步骤】

(1) **查阅标准**　本品的质量标准内容在《中国药典》（2020 年版）二部正文第一部分。963 页。

(2) **取样操作**　按照请验单的内容与成品的标签进行核对，无误后方可取样；取样的准备工作、取样过程和结束阶段操作均应执行企业制定的《取样标准操作规程》（参见附录二）。

(3) **性状**　本品为白色或类白色片。

(4) **鉴别**

① 取本品 1 片，研细，加水 5ml，摇匀。加碱性亚硝基铁氰化钠试液适量，即显紫红色。

② 取本品 3 片，研细，加水 15ml，振摇使卡托普利溶解，滤过，取滤渣烘干，置试管中，加氢氧化钠试液 10ml，振摇使氢氯噻嗪溶解，滤过，取滤液 3ml，煮沸 5min，放冷，加变色酸试液 5ml，置水浴上加热，应显蓝紫色。

③ 在含量测定项下记录的色谱图中，供试品溶液两主峰的保留时间应与对照品溶液相应的两主峰保留时间一致。

(5) **检查**

① 卡托普利二硫化物（卡托普利杂质Ⅰ）　避光操作。精密称取本品的细粉适量（约相

当于卡托普利25mg），置50ml量瓶中，加流动相适量，超声处理15min，放冷，用流动相稀释至刻度，摇匀，滤过，取续滤液作为供试品溶液（8h内使用）；另取卡托普利与卡托普利杂质Ⅰ对照品，精密称定，加甲醇适量溶解，用流动相定量稀释制成每1ml中约含15μg的溶液，作为对照品溶液。照卡托普利二硫化物项下的方法测定，供试品溶液的色谱图中如有与卡托普利杂质Ⅰ峰保留时间一致的色谱峰，按外标法以峰面积计算，不得过卡托普利标示量的3.0%。

② 含量均匀度 取本品1片，置100ml量瓶中，加流动相适量，超声处理使溶解，放冷，加流动相稀释至刻度，摇匀，滤过，取续滤液照含量测定项下的方法测定，应符合规定（通则0941）。

③ 溶出度 取本品，依法测定（通则0931第一法），以盐酸溶液（稀盐酸24→1000）900ml为溶出介质，转速为100r/min。依法操作，经30min时，取溶液10ml，滤过，取续滤液作为供试品溶液。另精密称取卡托普利与氢氯噻嗪对照品适量，用溶出介质溶解并定量稀释制成每1ml中约含卡托普利10μg与氢氯噻嗪6μg的混合溶液，作为对照品溶液。照含量测定项下的方法测定，计算每片中卡托普利和氢氯噻嗪的溶出量。限度均为标示量的70%，应符合规定。

④ 其他 应符合片剂项下有关的各项规定（通则0101）。

(6) 含量测定 照高效液相色谱法（通则0512）测定。

① 色谱条件与系统适用性试验 用十八烷基硅烷键合硅胶为填充剂；以0.01mol/L磷酸二氢钠溶液-甲醇-乙腈（70∶25∶5）（用磷酸调节pH值至3.0）为流动相；检测波长为215nm；柱温40℃；进样体积50μl。

② 测定法 取本品20片，精密称定，研细，精密称取适量（约相当于卡托普利10mg），置100ml量瓶中，加流动相适量，超声处理20min使卡托普利与氢氯噻嗪溶解，放冷，加流动相稀释至刻度，摇匀，滤过，取续滤液10μl，注入液相色谱仪，记录色谱图；另取卡托普利对照品与氢氯噻嗪对照品，精密称定，加流动相溶解并定量稀释制成每1ml中约含卡托普利0.1mg与氢氯噻嗪0.06mg的溶液，同法测定。按外标法以峰面积计算，即得。

结果计算：

$$标示量 = \frac{c_r \times \dfrac{A_x}{A_r} \times V \times \overline{W}}{m_s \times m_{标示}} \times 100\%$$

式中 A_x——供试品的峰面积；

A_r——对照品的峰面积；

c_r——对照品的浓度，g/ml；

V——供试品稀释的体积，ml；

$\overline{W}$——供试品的平均片重，g；

m_s——供试品的质量，g；

$m_{标示}$——供试品每片的标示量，g/片。

允许误差除另有规定外，相对偏差不大于3.0%。

(7) 填写检验原始记录及检验报告单

【注意事项】

① 用高纯度的试剂配制流动相，必要时照紫外-可见分光光度法进行溶剂检查，应符合

要求。

② 凡规定 pH 的流动相,应使用精密 pH 计进行调节,除另有规定外,偏差在±0.2pH 单位范围内。

③ 流动相一般贮存于玻璃、聚四氟乙烯等容器内,不能贮存在塑料容器中。

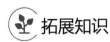 拓展知识

一、薄层色谱法

二、化学药物复方制剂杂质研究的思路

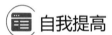 自我提高

必 备 知 识

(一) A 型题（最佳选择题）每题的备选答案中只有一个最佳答案

1. 药物制剂中杂质的来源是（　　）。
   A. 原料　　　　　　　B. 储藏过程　　　　　C. 体内溶出过程
   D. 体外溶出过程　　　E. 外包装材料

2. 药物制剂的检验内容应包括（　　）。
   A. 规格　　　　　　　B. 规格、性状　　　　C. 性状、鉴别
   D. 性状、鉴别、检查　E. 性状、鉴别、检查、含量测定

3. 选用药物制剂含量测定方法的依据是（　　）。
   A. 药物的理化性质、药物含量的多少等　　　B. 对测定结果的要求
   C. 测定方法的多样性　D. 滴定液的性质　　　E. 药物的百分含量

4. 干扰注射剂含量测定的附加剂有（　　）。
   A. 抗氧剂　　　　　　B. 助溶剂　　　　　　C. 抑菌剂
   D. 渗透压调节剂　　　E. pH 调节剂

5. 复方阿司匹林片中咖啡因的含量测定方法是（　　）。
   A. 滴定法　　　　　　B. 剩余碘量法　　　　C. 配位滴定法
   D. 银量法　　　　　　E. 以上都不是

6. 为了防止阿司匹林的水解,在制备复方阿司匹林片时,常加入（　　）作稳定剂。
   A. 水杨酸　　　　　　B. 柠檬酸　　　　　　C. 乙酸
   D. 甘露醇　　　　　　E. 淀粉

7. 下列关于溶出度的叙述错误的是（　　）。
   A. 溶出度检查法分为篮法和桨法
   B. 溶出度检查主要适用于难溶性药物
   C. 溶出度检查法规定的温度为37℃
   D. 凡检查溶出度的片剂，不再进行崩解时限检查
   E. 溶出度与体内的生物利用度直接相关

8. 注射剂中可加入的抗氧剂有许多，下列答案不属于抗氧剂的是（　　）。
   A. 亚硫酸钠　　　　B. 焦亚硫酸钠　　　　C. 硫代硫酸钠
   D. 连四硫酸钠　　　E. 亚硫酸氢钠

9. 制剂分析含量测定结果按（　　）表示。
   A. 百分含量　　　　B. 相当于标示量的百分含量
   C. 效价　　　　　　D. 浓度　　　　　　E. 质量

10. 非水滴定中，硬脂酸镁干扰的排除采用（　　）。
    A. 草酸　　　　　　B. 盐酸　　　　　　C. 乙酸
    D. 硫酸　　　　　　E. 柠檬酸

（二）B 型题（配伍选择题）每题只有一个正确答案，每个备选答案可重复选用，也可不选用

[1~5] 根据下列选项选择：
   A. 溶出度　　　　　B. 可见异物　　　　C. 粒度
   D. 装量差异　　　　E. 融变时限

1. 胶囊剂检查（　　）。
2. 注射剂检查（　　）。
3. 颗粒剂检查（　　）。
4. 栓剂检查（　　）。
5. 片剂检查（　　）。

[6~10] 根据下列选项选择：
   A. 常规片剂　　　　B. 小剂量规格的片剂　　　　C. 两者均需要
   D. 两者均不需要　　E. A 或 B 需要

6. 重量差异检查（　　）。
7. 含量均匀度检查（　　）。
8. 含量测定（　　）。
9. 装量限度检查（　　）。
10. 崩解时限检查（　　）。

（三）X 型题（多项选择题）每题的备选答案中有 2 个或 2 个以上答案

1. HPLC 法与 GC 法用于药物复方制剂的分析时，其系统适用性试验系指（　　）。
   A. 测定拖尾因子　　B. 测定回收率　　　　C. 测定保留时间
   D. 测定分离度　　　E. 测定柱的理论板数

2. 进行复方片剂分析时，应考虑排除的干扰有（　　）。
   A. 淀粉　　　　　　B. 滑石粉　　　　　　C. 丙酮
   D. 药物之间　　　　E. 亚硫酸氢钠

3. 复方对乙酰氨基酚片中各组分的测定所用方法为（　　）。
   A. 剩余碘量法　　　B. 亚硝酸钠滴定法　　C. 提取中和法
   D. 直接滴定法　　　E. 紫外分光光度法

4. 复方制剂分析时应考虑的影响因素有（　　）。
   A. 附加剂影响　　　B. 药物间相互影响　　C. 药物的稳定性

    D. 药物的溶解度　　　　　　E. 药物的理化特性
5. 复方碘口服液中应测定碘与碘化钾的含量，应用方法为（　　）。
    A. 铈量法　　　　　　B. 滴定碘法　　　　　　C. 银量法
    D. 配位滴定法　　　　E. HPLC 法
6. 规定检查崩解时限的制剂应为（　　）。
    A. 一般片剂　　　　　B. 糖衣片剂　　　　　　C. 肠溶衣片剂
    D. 薄膜衣片剂　　　　E. 含片
7. 药物制剂的检查是保证药物的（　　）。
    A. 均一性　　　　　　B. 稳定性　　　　　　　C. 安全性
    D. 有效性　　　　　　E. 合理性
8. 药物制剂分析的特点为（　　）。
    A. 检查项目较原料药多
    B. 含量测定方法的专属性要高
    C. 测定方法多为仪器分析法
    D. 含量测定结果以相当于标示量的百分率表示
    E. 杂质多，药物的稳定性不好
9. 以下制剂中规定不要求检查崩解时限的为（　　）。
    A. 含片　　　　　　　B. 泡腾片　　　　　　　C. 栓剂
    D. 滴丸剂　　　　　　E. 阴道片
10. 《中国药典》（2020 年版）四部通则中规定检查重量差异的制剂为（　　）。
    A. 片剂　　　　　　　B. 胶囊剂　　　　　　　C. 丸剂
    D. 注射剂　　　　　　E. 栓剂

(四) 简答题

1. 复方制剂与单方制剂比较，有什么特点？
2. 复方制剂一般可采用哪些方法进行检测？需要什么条件？
3. 什么情况下可采用专属性较强的试验来测定各主要成分的含量？
4. 复方阿司匹林片中含有哪几种有效成分？各成分如何进行测定？

综　合　知　识

1. 复方制剂分析中不经分离而直接测定的有哪些方法？
2. 简述复方碘口服液的含量测定过程。

项目十一　中药制剂质量检测技术

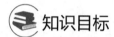

1. 熟悉中药制剂的概念和特点。
2. 掌握中药制剂的取样操作方法、检测步骤、质量控制项目及相关要求。
3. 掌握《中国药典》（2020年版）四部通则中关于中药制剂的常规检查内容。

能力目标

会依据《中国药典》（2020年版）一部的质量标准检测双黄连口服液和银翘解毒颗粒的质量。

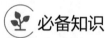

一、中药制剂的概念及特点

1. 中药制剂的概念

中药制剂是在中医药理论指导下，以中药为原料，按规定的处方和方法加工成一定的剂型，用于防病、治病的药品。中药制剂又称为中成药。对于此类药品，在生产领域中常称其为中药制剂，而在经营使用中则习惯称之为中成药。

2. 中药制剂的特点

（1）**中药制剂化学成分的复杂性与多样性**　任何一种中药的化学成分都十分复杂，包括各类型的有机和无机化合物，由几味乃至几十味药组成的复杂中药制剂所含成分更为复杂；中药制剂化学成分可以是不同类别的，如生物碱、黄酮等，在相同类别的成分中可能含有性质相近的多种同系物；中药制剂中所含成分的含量高低差别很大，含量高者可达百分之几十，低者可至千分之几；有些化学成分还会相互影响，含量发生较大变化，给质量分析增加难度。

（2）**中药制剂有效成分的非单一性**　中药制剂产生的疗效不是某单一成分作用的结果，也不是某些成分简单作用的加和，而是各成分之间的协同作用。用一种成分衡量其质量优劣有失偏颇，某单一成分的含量高低并不一定与其临床作用效果具有简单的线性关系，检测任何一种活性成分均不能反映它所体现的整体疗效。

（3）**中药制剂原料药材质量的差异性**　原料药材的品种、规格、产地、生长环境、药用部位、采收季节、加工方法等均会影响药材中有效成分的含量，从而影响中药制剂的质量和临床疗效。

中药经加工炮制后，其化学成分、性味、药理作用等方面都会发生一定的变化，为了保证中药制剂的质量，药材应严格遵守中药炮制规范，对炮制工艺、成品质量都要严格把关，才能保证中药制剂质量稳定、可靠。

（4）**以中医药理论为指导原则，评价中药制剂质量** 中药制剂的组方原则有君、臣、佐、使之分，在进行质量分析时，首先进行组方分析，按功能主治分出"君""臣""佐""使"药味，选择合适的化学成分为指标来评价中药制剂的质量。由于中药成分的复杂性、药理作用的多方面性，较难以某个或某些成分的含量评价中药制剂质量。目前多根据制剂中单味药有效成分的特性建立控制制剂中单味药质和量的检测方法，随方分析主药或药群的有效成分，进行质量评价。在检测成分上也要注意中医临床功能主治与现代药理学相结合进行研究。

（5）**中药制剂工艺及辅料的特殊性** 同一种中药制剂，由于不同生产厂家生产工艺上的差别，将会影响到制剂中化学成分的含量。中药制剂的剂型种类繁多，制备方法各异，工艺较为复杂，很多在单味中药鲜品中存在的化学成分，经过炮制或制备工艺中的加热处理后，结构发生变化，已不复存在或含量甚微，有些则在制备过程中因挥发、分解、沉淀等原因使质量分析更加困难。中药制剂所用辅料各式各样，如蜂蜜、蜂蜡、糯米粉、植物油、铅丹等都可作为辅料，这些辅料的存在，则对质量分析有一定的影响，需选择合适的方法，将其干扰排除，才能获得准确的分析结果。

（6）**中药制剂杂质来源的多途径性** 中药制剂的杂质来源要比化学制剂复杂得多，如由生产过程中带入的；药材中非药用部位及未除净的泥沙；药材中所含的重金属及残留农药；包装、保管不当所产生的霉变、走油、泛糖、虫蛀等；洗涤原料的水质二次污染等途径。所以中药制剂易含有较高的重金属、砷盐、残留农药等杂质。

二、影响中药制剂质量的因素

中药制剂检验是控制、评价中药制剂质量的重要技术手段。作为中药制剂检验人员不仅能对制剂成品作出合格与否的判断，还应较全面地了解影响制剂质量的各种因素，从而通过质量检验，分析解决生产中存在的质量问题，为实现药品质量管理提供科学依据和技术保障。

影响中药制剂质量的因素颇多，其中有效成分的含量是一个重要的方面。因此，在生产过程中需特别注意那些影响有效成分的因素，尽可能多地使有效成分进入制剂。影响因素主要有以下几方面。

1. 原料药材的影响

原料药材的品种、产地、采收时间、药用部位和加工方法的不同，对有效成分的含量有较大的影响。例如，广州道地药材石牌广藿香，其挥发油中的抗菌成分广藿香酮含量较高，但海南产的广藿香中广藿香酮含量则甚微；槐米（花蕾）中芦丁含量高达 23.5%，而槐花中仅含 13%，《中国药典》（2020 年版）一部规定槐花中的芦丁含量不得少于 6.0%；第四季度采收的丹参质量较好，丹参酮ⅡA 及丹参酮Ⅰ的含量比其他季节采收的高出 2~3 倍，《中国药典》（2020 年版）一部规定丹参中丹参酮ⅡA 含量不得少于 0.20%；益母草中水苏碱的含量与其生长期有明显的相关性,实验证明水苏碱在幼苗期和花期含量最高,所以《中国药典》(2020年版)一部规定益母草鲜品应在幼苗期至初夏花期前采割,干品应在夏季茎叶茂盛、花未开或初开时采割。其中水苏碱含量不得少于1.0%。因此,原料药在投料前应按药品标准进行真伪鉴别及含量测定,合格者才可投料,这样才能从根本上保证中药制剂的质量。

2. 加工炮制方法的影响

严格地说,中药制剂是以中药饮片为原料进行制备的。所谓中药饮片即药材的加工品或炮制品。原料药材经加工炮制后,其中的化学成分、性味、药理作用和功能主治等都会发生一定的变化。因此,中药饮片质量的优劣将直接影响制剂的品质。为了保证中药制剂的安全性和有效性,对所用药材应严格按处方规定,遵照炮制规范进行加工炮制,饮片还需进行质量检验,合格者方可投料使用。例如,广藿香采用晒头焗叶法加工,饮片质量上乘,枝叶相连率在90%以上,且有效成分广藿香酮损失较少,含量可达2%;而采用曝晒法加工,其枝叶相连率不足80%,广藿香酮含量亦所剩无几。延胡索(元胡)中止痛成分主要为叔胺型生物碱,醋制后生物碱可转变成水溶性较大的乙酸盐,使水煎液中生物碱的溶出率明显提高,从而增强元胡的镇痛作用,故元胡止痛片、舒肝丸、十香止痛丸等中成药中的元胡均以醋制品入药。特别是对含有毒性成分的原料药如乌头、附子等,必须经炮制后控制其毒性生物碱的含量,方可投料生产。《中国药典》(2020年版)一部对某些常用饮片和毒性药材的炮制品制定了相应的内在质量控制标准。如制附子、制川乌和制草乌等采用薄层色谱法对其毒性成分乌头碱进行限量检查或含量测定;炙甘草规定了薄层鉴别以及水分、灰分检查等项目;炙黄芪应用薄层扫描法测定黄芪甲苷含量。总之,随着药品标准的逐步完善,中药饮片的质量会不断提高,并对中药制剂的质量起到积极的促进作用。

3. 中药制剂工艺的影响

制剂工艺是否合理是影响中药制剂质量的重要因素。设计合理的制剂工艺,并在生产过程中严格遵守操作规程,才能尽可能多地保留有效成分或有效部位,保证制剂质量。如煎煮时加水量的多少,煎煮时间的长短,浓缩时的温度、压力、醇沉浓度等都会对有效成分的含量产生明显的影响。有时工艺对质量的影响不易察觉,但稍一疏忽,即可造成质量差异。在生产含桂皮酸液体制剂时,为除去不溶物采用不同的分离工艺,致使制剂的有效成分含量、色泽、稳定性等均产生一定差异。

4. 中药制剂辅料、包装及储藏条件的影响

辅料是中药制剂必不可少的组成部分。凡是药品标准收载的辅料如蜂蜜、蜂蜡、麻油、制药用水、硬脂酸镁、羧甲基淀粉钠、糊精等,一定要检验其质量,合格者才可使用。

中药制剂的包装应能保证药品在生产、运输、储藏及使用过程中的质量,并便于医疗使用。盛装药品的各种容器(包括塞子等)均应无毒、洁净,不与内容药品发生化学反应,且不影响药品的质量。中药制剂的储藏应符合药品标准规定的条件,避免高温、氧化、受潮、光照等不良因素对制剂质量的影响。中药制剂一般要求在密闭(封)、阴凉干燥(温度20℃以下,相对湿度65%~75%)条件下储藏,注射剂、滴眼剂、滴丸剂还需避光保存。

三、中药制剂的分析方法

中药制剂检测对象包括制剂生产中的原料、中间产品、成品及新药开发研究中的试验样品，其分析方法一般由取样、鉴别、检查、含量测定、记录与报告等几个步骤组成。

1. 取样

各类制剂取样量至少要够三次检测的用量，贵重药可酌情取样。液体制剂，如口服液、酊剂、酒剂、糖浆剂，一般取样量为200ml，并需注意容器底部是否有沉淀，如有应摇匀后取样；固体制剂，片剂一般取样200片，未成片前已制成颗粒可取100g；丸剂一般取10丸；胶囊剂不得少于20个胶囊，倾出其中药物并仔细将附着在胶囊上的药物刮下，合并，混匀，称定空胶囊的质量，与原来总质量之差即为胶囊内药物的质量，一般取样量为100g；粉状制剂，如散剂、颗粒剂，一般取样量为100g；注射液取样要经过2次，配制后在灌注、熔封、灭菌前进行一次取样，经灭菌后的注射液须按原方法进行取样，已封好的安瓿取样量一般为200支；其他剂型的中药制剂可根据具体情况随机抽样。

2. 鉴别

中药制剂的鉴别试验目的在于确认其所含药味的存在。对于无含量测定项目的中药制剂，鉴别是控制其质量的关键。中药复方制剂一般不要求鉴别所有药味，应首选君药与臣药进行鉴别。常用的鉴别方法有显微鉴别、理化鉴别、色谱鉴别和光谱鉴别。

（1）**显微鉴别** 显微鉴别是指用显微镜对药材的切片、粉末、解离组织或表面制片及成方制剂中药味的组织、细胞或内含物等特征进行鉴别的一种方法。含有原生药粉的中药制剂可选用该法鉴别。处方中的主要药味及化学成分不清楚或无化学鉴别方法的药味，应做显微鉴别。鉴别特征如薄壁细胞、木栓组织、纤维及淀粉粒、花粉粒、碳酸钙结晶等。显微鉴别是中药制剂主要的鉴别方法。

（2）**理化鉴别** 理化鉴别是用物理的、化学的或仪器分析方法，对中药所含的有效成分、主成分、特征性成分进行定性、定量分析，以鉴定中药的真实性、纯度和品质优劣程度。对化学成分不清楚，或因次要成分的干扰而无法进行主成分分析时，可选用一些特殊的色谱、波谱峰进行鉴定和识别。理化鉴别应选用专属性强且灵敏的方法。

（3）**色谱鉴别** 色谱鉴别目前已成为药材和成药鉴定中不可缺少的常规而有效的方法，特别是对成分复杂的中药、天然药物，有着分离、分析鉴定双重优势。中药分析中常用的色谱鉴别方法有薄层色谱法、气相色谱法、高效液相色谱法等技术。

① 薄层色谱法（TLC） 薄层色谱法是中药鉴定中最常用且简便、直观、经济的一种色谱法，样品点样展开后，可通过斑点的荧光或显色反应直接鉴定比较，也可通过扫描进行定性、定量分析，几乎适用于所有动、植物类药材的鉴定。最常用的是硅胶薄层色谱法。氧化铝板多用于生物碱类成分的鉴别，黄酮类和酚类化合物鉴别使用聚酰胺板，氨基酸使用纤维素板。

② 气相色谱法（GC） 气相色谱法适合于挥发性成分或通过衍生化后能够气化的成分的定性、定量分析，具有灵敏度高、分离效率高等优点，特别是气相色谱-质谱-计算机联用技术的发展，对于富含挥发油类药材的鉴别，气相色谱已成为一种首选的方法，如冰片、麝香等。不挥发的成分，可采用裂解气相色谱或闪蒸气相色谱来进行鉴定。

③ 高效液相色谱法（HPLC） 高效液相色谱法具有柱效高、分离度好、重现性好等特

点，配以不同类型的检测器，可对多种中药成分进行分析，尤其适合于具有紫外吸收的化合物的分析。该法很少用于鉴别，一般常用于含量测定，但也可根据特征色谱峰和指纹图谱进行定性分析，特别是三维高效液相色谱的发展，使定性分析更为方便。

（4）光谱鉴别 常用的有紫外-可见分光光度法和红外分光光度法。紫外-可见吸收光谱比较简单，选择性不如红外光谱，一般用于某类成分的含量分析，也可通过导数光谱法进行混合物中单一组分的测定。红外光谱的特征性很强，特别是在 $7.5\sim25\mu m$ 一段称为指纹区，吸收峰很多，而且尖锐，故主要用于物质的鉴别和结构分析。本法在牛黄、血竭、熊胆等的鉴别上，效果良好。现在也用于指纹图谱的分析、鉴定。

3. 检查

检查项目是中药制剂质量标准中的一项重要内容，在检测样品做完规定的性状观测和鉴别试验后，需要根据质量标准检查项下的规定进行逐项检查。中药制剂的杂质检查通常采用限度检查的方法，在不影响疗效、人类健康和质量检查的原则下，通常会规定药品允许的杂质限度，只要药品所含杂质不超过规定限量都可判定其符合药品质量标准。按我国药典要求，中药制剂的检查项目一般包括制剂通则检查、一般杂质检查、特殊杂质检查及微生物限度检查。

（1）制剂通则检查 检查项目及内容与中药制剂的剂型有关，如丸剂要求测定水分、重量差异、溶散时限等，片剂要求测定重量差异、溶出度、崩解时限等，酒剂要求测定乙醇量、甲醇量、总固体、装量等，注射剂要求测定装量、可见异物、不溶性微粒、无菌等。

（2）一般杂质检查 一般杂质是指在药材生长、采集、收购、加工、制剂生产或贮存过程中容易引入的杂质，如掺杂物、水分、灰分、酸不溶性灰分、重金属、砷盐、残留农药及残留溶剂等。中药制剂以合格的药材为原料，原则上可以不再进行掺杂物、灰分等杂质检查，但由于某些以根茎等原药材粉末为原料的制剂，为控制外来杂质的量，仍需检查。在制剂加工过程中可能引入重金属、残留溶剂等，必须要检查，特别是新研制的中药制剂和出口的中药制剂。

（3）特殊杂质检查 特殊杂质检查是指有针对性地对与质量直接有关的专项检查项目进行检查，如大黄流浸膏中土大黄苷的检查，阿胶中挥发性碱性物质的检查，含制附子、制川乌、制草乌制剂中酯型生物碱的限量检查等。

（4）微生物限度检查 微生物限度检查系指对非规定灭菌制剂及其原辅料受到微生物污染程度的一种检查。包括染菌数及控制菌数的检查。一般的中药制剂都应检查细菌数、霉菌和酵母菌数，其限度随剂型而异。有些剂型还规定不得检出大肠埃希菌、金黄色葡萄球菌、铜绿假单胞菌。含动物及脏器的制剂（包括提取物）不得检出沙门菌；用于创伤、溃疡、止血、深部组织及阴道的含原药材粉的制剂，不得检出破伤风梭菌；中药制剂若霉变、长螨，以不合格论。

对于有些制剂还要进行指纹图谱的检查，测定检品的指纹图谱与标准指纹图谱进行相似度分析，以衡量制剂工艺的稳定性和产品的均一性。

4. 含量测定

含量测定是控制中药制剂内在质量的重要方法，测定对象应该是制剂中起主要作用的有效成分或毒性成分，以保证临床用药的有效性和安全性。中药制剂组成复杂，成分众多，产生疗效的往往是多种成分的协同作用，很难用一种成分作为疗效指标，尽管如此，选择具有生理活性的主要化学成分作为含量测定的项目，对控制药物的质量、保证制剂质量的稳定性，仍然具有重要意义。含量测定的一般步骤如下。

(1) **药味的选定** 中药制剂大多为复方，根据中医理论，每味药在药方中所起作用不同，应按照中医理论的组方原则，选取起主要治疗作用的药物建立含量测定项目，同时也应考虑对贵重药、毒性药的质量控制。

(2) **测定成分的选定** 当制剂中被测定药味确定后，要确定被测成分，因为每味药所含成分众多，在确定被测成分时，应首选有效成分，因为要真正达到控制中药质量的目的，必须实行对有效成分的检控，还要综合考虑各方面的因素，使测定指标既有实际意义，又能达到控制产品质量的目的。此外，在中药制剂中有含量测定的药味，原料药必须要有含量限度，以保证成品质量。

(3) **测定方法及条件的选定** 可用于中药制剂分析的测定方法很多，在选用分析方法时，要根据被测成分的性质、含量以及干扰成分的性质等因素进行综合考虑，另外还要考虑方法的灵敏性、准确度及普及性。化学分析法可用于成分清楚、比较纯净的中药制剂（如总提取物）及含有矿物药的中药制剂的含量测定。色谱法在中药制剂分析中应用最为广泛，包括气相色谱法、高效液相色谱法、薄层扫描法及高效毛细管电泳法等，这些方法都具有分离和分析的双重功能，特别适用于中药制剂分析，并且都配备有高灵敏度的检测器，对于微量成分的检测也很方便。此外，光谱法也可应用，但抗干扰能力不及色谱法。

当分析方法选定后，要根据分析方法的原理、仪器结构特点等选择合适的测定条件，以保证测定结果的准确性、稳定性和灵敏性。

(4) **方法学考察内容** 在研究制定中药制剂质量标准时，对于所选定的定量方法要进行方法学考察，以保证测定结果准确可靠。其主要内容包括线性与范围检验、稳定性试验、精密度试验、重复性试验、空白试验、加样回收率试验等。在这些试验内容符合定量要求的前提下最终确定分析结果。

四、中药制剂的前处理方法

供测试的中药制剂样品有多种，如丸剂、片剂、散剂、膏剂、酊剂以及口服液等。如何制备其样品溶液，是需要考虑的问题。中药制剂样品的前处理就是根据待测定成分的物理性质、化学性质及存在于何种剂型中来决定其提取、分离与净化的方法。中药制剂的前处理方法大致遵循以下步骤：

样品的粉碎(或分散)→提取→富集→供试溶液

1. 样品的粉碎或分散

中药固体制剂一般体积较大、比表面积较小，不利于被测成分的提取和精制。粉碎或分散的目的主要是增大中药固体制剂的比表面积，增大制剂与提取溶剂的接触面积，有利于被测成分的提取。样品的粉碎或分散主要针对中药固体制剂。

(1) **大蜜丸样品的粉碎或分散** 用小刀或剪刀将其切成小块，加硅藻土研磨分散。如八珍丸的前处理，取本品 9g，切碎，加硅藻土 4.5g，研匀。加水 50ml，研匀，再加水 50ml，搅拌约 20min，抽滤，残渣用水 50ml 洗涤后，在 60℃ 干燥 2h 后置索氏提取器中加乙醇提取。但应注意，硅藻土有一定的吸附能力，当用于蜜丸处理时，有些成分可能因被吸附而丢失，造成回收率降低。如六味地黄丸中的熊果酸能被硅藻土吸附，回收率降低，因此药典未采用此法。

（2）**水丸样品的粉碎或分散**　直接置于研钵进行研磨，研细即可进行成分提取。如九气拈痛丸的前处理，取本品 5g，置研钵中研细，加浓氨试液 1ml 与三氯甲烷 20ml，浸渍提取。

（3）**散剂样品的粉碎或分散**　散剂的前处理较为简单，可采用直接加适宜溶剂的方法进行提取。如九分散的前处理加三氯甲烷和甲醇溶液提取。

（4）**片剂样品的粉碎或分散**　用小刀刮去糖衣层，置研钵中研细，加适宜的溶剂进行提取。如三七伤药片的前处理，取本品 10 片，除去糖衣，置研钵中研细，加甲醇 15ml，超声处理 1h，滤过，滤液蒸干，残渣加甲醇 5ml 使溶解，作为供试液。

（5）**颗粒剂样品的粉碎或分散**　将颗粒剂置研钵中研细。如九味羌活颗粒的前处理，取本品 10g，置研钵中研细，加水 20ml，加热溶解后再进一步处理。

（6）**栓剂样品的粉碎或分散**　可使用小刀将其切成小块，加适量水进行温浸，待基质冷凝后滤过或直接加适宜的溶剂提取。如双黄连栓（小儿消炎栓）的前处理，取本品 1 粒，切碎，加水 20ml，置温水浴中，用 10％氢氧化钠溶液调节 pH 至 7.0～7.5 使溶化，置冷处使基质凝固，滤过。如洋金花栓剂的前处理，用小刀切成小块后加三氯甲烷溶解后进行萃取即可得提取液。

（7）**软膏剂样品的粉碎或分散**　由于软膏剂中基质的存在而且占有很大比例，有时会将被测成分包住，妨碍其测定，可以根据被测成分、基质的理化性质和分析方法将基质分离再进行测定。

① 滤除基质的方法　取软膏一定量，加入适宜的溶剂，加热，使软膏液化，再放冷，待基质重新凝固后，滤除基质或将基质拨开，如此重复数次，合并滤液后测定。

② 提取分离法　在适宜的酸性或碱性介质中，先用不混溶的有机溶剂将基质提取后除去，而后进行测定。

③ 灼烧法　如软膏中被测成分为无机化合物，经灼烧，基质分解除尽，然后对灼烧后的无机化合物进行测定。如老鹳草软膏剂的前处理，取本品 5g，加乙醇 10ml，置水浴上搅拌使溶化，放冷后，除去凝固的凡士林，加适宜的溶液进行提取。

（8）**橡胶膏剂样品的前处理**　首先应进行除衬处理，另外，橡胶膏剂中所含的基质若对所测成分有一定的干扰，需要进行分离和净化。例如，测定含麝香酮成分的橡胶膏剂时，麝香酮与橡胶不易完全分离，可缓缓加入无水乙醇使橡胶形成絮状沉淀，分离除去后分析结果比较满意。如麝香活血化瘀膏的前处理，取麝香活血化瘀膏 4 片，撕去盖面，剪成小碎片，置烧杯中，加入三氯甲烷浸泡提取。

（9）**胶囊剂样品的前处理**　将胶囊内药物全部倾出，再采用适宜的溶剂提取即可。但要注意样品的损耗。

（10）**半流体制剂样品的前处理**　半流体制剂包括流浸膏、浸膏、煎膏等，对于这样的制剂可先用定量的水进行稀释，或直接加适当的提取溶剂进行提取即可。

2. 样品的提取

中药制剂样品粉碎或分散后，其比表面积增大，颗粒与溶剂之间的接触面增大，此时加入适宜的溶剂进行提取可得到粗提液。具体的提取方法如下。

（1）**浸渍法**　浸渍法是用定量的溶剂，在一定温度下，将药材浸泡一定的时间，以提取制剂成分的一种方法。具体方法是样品置带塞容器内，精密加入一定量适宜溶剂，溶剂用量为样品重量的6~10倍，摇匀后放置，浸泡提取，并称重。浸泡时间12~24h（48h），在浸泡期间应注意经常振摇，浸泡后再称重。测定时可以用等分法取样品液测定和取总量样品液测定。当浸泡一定时间后，采用适宜滤器过滤，精密量取一定体积的滤液（与一定重量样品相当）进行测定的方法称为等分法取样测定。若将样品置适当容器内，加入溶剂（可不定量），放置浸泡一定时间后，过滤，滤渣充分洗涤至提取完全，合并滤液与洗液，浓缩得残留物，置量瓶内，用溶剂稀释至一定体积，为取总量测定。如大黄流浸膏中土大黄苷的含量测定，取本品适量，加甲醇2ml，温浸10min，放冷，取上清液10μl，点于滤纸上，以45%乙醇展开，取出，晾干，放置10min，置紫外灯（365nm）下，不得显持久的亮紫色荧光。

(2) **回流法** 回流法是用乙醇等易挥发的有机溶剂提取药材成分，将浸出液加热蒸馏，其中挥发性溶剂馏出后又被冷凝，重复流回浸出器中浸提药材，这样周而复始，直至有效成分回流提取完全的方法。回流法可分为回流热浸法和回流冷浸法。回流冷浸法是将药材饮片或粗粉装入索氏提取器内提取。操作时，将药材饮片置于浸出器的铜丝篮中，由贮液筒经阀加入有机溶剂，待浸出液充满虹吸管时，则自动经阀门流入蒸发锅中，在蒸发锅中被加热蒸发，蒸气沿导管进入冷凝器，经冷凝后又流入贮液筒中，再由阀门流入浸出器，反复浸提。当浸提完全时，将蒸气加入浸出器的夹层中，使药渣中的有机溶剂蒸发，并沿导管经三通阀进入冷凝器的蛇形管而被冷凝。但要注意，遇热易被破坏的成分提取不宜用此法。如六味地黄颗粒（测定山茱萸含量）的提取，取装量项下的本品5g，研细，精密称定，加水30ml，放置使溶散，用滤纸滤过，残渣再用30ml水洗涤，在室温下干燥至呈松软的粉末状，于100℃烘干。残渣连同滤纸一并置索氏提取器内，加乙醚适量，加热回流提取4h，提取液回收乙醚至干，残渣用石油醚（30~60℃）浸泡2次，每次15ml（浸泡约2min），倾去石油醚。残渣加无水乙醇-三氯甲烷（3∶2）混合液适量，微热使溶解，转移至5ml量瓶内，并稀释至刻度，摇匀，作为供试液。

(3) **水蒸气蒸馏法** 水蒸气蒸馏法的基本原理是根据道尔顿定律，相互不溶也不起化学作用的液体混合物的蒸气总压，等于该温度下各组分饱和蒸气压（即分压）之和。因此尽管各组分本身的沸点高于混合液的沸点，但当分压总和等于大气压时，液体混合物即开始沸腾并被蒸馏出来。本法适用于具挥发性，能随水蒸气蒸馏而不被破坏，与水不发生反应，又难溶或不溶于水的化学成分的提取、分离，如挥发油的提取。如六味地黄颗粒（测定牡丹皮含量）的提取，取装量项下的本品约2g，研细，精密称定，用水蒸气蒸馏，收集馏出液约450ml，置500ml量瓶中，加水稀释至刻度。照紫外-可见分光光度法试验（通则0401），在274nm波长处测定吸光度，按丹皮酚（$C_9H_{10}O_3$）的吸收系数为862计算，即得。

(4) **微量升华法** 本法是利用中药制剂中所含的某些化学成分在加热到一定温度时升华，从制剂中分离出来，用适宜的方法收集升华物后，利用其所具有的某些理化性质进行分析。若制剂中两种以上药味都含有升华物质，且升华的温度不同，可控制升温分段收集，分别进行鉴别。如牛黄解毒片中冰片的鉴别，取本品1片，研细，进行微量升华，所得白色升华物，加新配制1%香草醛浓硫酸溶液1~2滴，液滴边缘渐显玫瑰红色。

(5) **超声波提取法** 本法是将样品置适宜容器内，加入提取溶剂后，置超声波振荡器中进行提取。本法提取效率高，经实验证明，一般样品30min即可完成提取。如牛黄降压丸的鉴别，取本品2g，切碎，加硅藻土2g，研匀，加三氯甲烷30ml，超声处理30min，滤过，取续滤液2ml作为供试品溶液；另取冰片对照品，加三氯甲烷制成每1ml含0.2mg的溶液，作为对照品溶液。照薄层色谱法试验（通则0502），吸取上述两种溶液各1~2μl，分别点于同一硅胶 G 薄层板上,以苯-乙酸乙酯(17∶1)为展开剂,展开,取出,晾干,喷以 5%磷钼酸乙醇溶液,在 105℃加热数分钟。供试品色谱中,在与对照品色谱相应的位置上,显相同的蓝色斑点。

3. 常用的精制和富集方法

中药制剂样品提取液一般来说体积较大、含量低、杂质多、干扰大,为提高分析效率、减小干扰、使分析结果更具有可靠性,常需对提取液进一步精制和富集。

(1) 液-液萃取法 可采用适宜的溶剂直接提取杂质,使之与欲测定成分分开,如用石油醚除去脂肪油等亲脂性色素;还可以利用欲测成分溶解度的性质,经反复处理,使其转溶于亲脂性溶剂和亲水性溶剂之间,以除去水溶性杂质和脂溶性杂质;也可利用欲测定成分的化学特性与酸性染料或大分子酸形成离子对能溶于有机溶剂的性质,利用离子对的萃取与杂质分开。如止喘灵注射液中总生物碱含量测定,精密量取本品 10ml,置分液漏斗中,加 1mol/L 氢氧化钠溶液 0.5ml,用三氯甲烷提取 4 次(10ml、10ml、5ml、5ml),合并三氯甲烷液,置具塞锥形瓶中,精密加硫酸滴定液(0.01mol/L)10ml 及新沸过的冷水 10ml,充分振摇,加茜素磺酸钠指示液 1~2 滴,用氢氧化钠滴定液(0.02mol/L)滴定至淡红色,并将滴定结果用空白试验校正。

(2) 蒸馏法 利用某些欲测定的成分具有挥发性的特点,可采用蒸馏法,收集馏液进行含量测定,或某些成分经蒸馏分解产生非挥发性成分,利用分解产物进行测定,但必须明确测定成分的结构,方可利用此法。如阿胶中挥发性碱性物质的检查,取本品 5g,精密称定,置 100ml 量瓶中,加水使溶解并稀释至刻度,摇匀,精密量取 5ml,置凯氏烧瓶中,立刻加 1%氧化镁混悬溶液 5ml,迅速密塞,通入水蒸气进行蒸馏,以 2%硼酸溶液 5ml 为接收液,加甲基红-溴甲酚绿混合指示液 5 滴,从滴出第一滴凝结水珠时起,蒸馏 7min 停止,馏出液照氮测定法(通则 0704)测定,即得。

(3) 色谱法 吸附色谱(包括柱色谱、薄层色谱)、分配色谱(柱色谱、薄层色谱、纸色谱)、离子交换色谱、聚酰胺色谱及凝胶色谱皆可作为净化分离方法。利用色谱法往往是净化分离同时进行。依欲测定成分的性质,选择合适的净化剂,大多数情况下是将欲测成分吸留后,使杂质留于溶液,然后再设法将欲测定成分洗脱下来进行测定即所谓经典微柱色谱法,此法亦称为液-固萃取法。常用的净化剂为三氧化二铝、氧化镁、硅胶、活性炭、大孔树脂、离子交换树脂、硅藻土及键合相硅胶等。目前有较多的商品预处理柱。采用色谱法进行净化分离应注意回收率是否合乎要求,并应进行空白试验以校正结果。如小青龙颗粒剂的鉴别试验,取本品 13g,研细,加无水乙醇 30ml,超声处理 30min,滤过,滤液置水浴上浓缩至约 1ml,加适量中性氧化铝在水浴上拌匀,干燥,装在一预先装填好的中性氧化铝小柱(200~300 目,10g,内径 15mm)上,以乙醇 70ml 洗脱,收集洗脱液,蒸干,残渣加乙醇 2ml 使溶解,作为供试品溶液。

样品经提取、净化与杂质分离后,一般测定总成分的含量(如总生物碱、总黄酮、总皂苷)即可进行。但欲测定总成分以前,要准确定量测定其中单一成分,常遇到很多困难。应用色谱方法分离测定中药制剂中的化学成分,目前已有很大进展,高效液相色谱、薄层色谱、气相色谱、薄层扫描定量等常能在较短时间内将几种或几十种成分分离并定量测定。

对于最后分析手段,采用液相色谱分析方法的样品液必须经过 0.45μm 的精滤,以免堵塞色谱柱。

技能训练

技能训练二十三　双黄连口服液的分析

双黄连口服液由金银花、黄芩及连翘经提取精制而成，具有辛凉解表、清热解毒的功效，对于上呼吸道感染、扁桃体炎、咽炎、病毒性肺炎等细菌和病毒感染性疾病有一定疗效。其中绿原酸、黄芩苷、连翘苷是其主要活性成分。

【仪器与用具】

聚酰胺薄膜（5cm×7cm）、硅胶 G 薄层板、色谱展开缸、点样毛细管、紫外灯（365nm）、烧杯、量筒、移液管、棕色量瓶、加热回流装置、比重瓶、滤纸、酸度计、复合电极、分析天平、超声波清洗机、微量进样器、高效液相色谱仪等。

【试药与试液】

羧甲基纤维素钠、75%乙醇溶液、黄芩苷对照品、绿原酸对照品、连翘苷对照品、乙酸、冰醋酸、甲醇、乙腈、连翘对照药材、三氯甲烷、10%硫酸乙醇溶液、纯化水、双黄连口服液[10ml/20ml（每 1ml 相当于饮片 1.5g）]等。

【操作步骤】

(1) **查阅标准**　本品的质量标准内容在《中国药典》（2020 年版）一部第三部分——成方制剂与单味制剂，773 页。

(2) **取样操作**　按照请验单的内容与成品的标签进行核对，无误后方可取样；取样的准备工作、取样过程和结束阶段操作均应执行企业制定的《取样标准操作规程》（参见附录二）。

(3) **性状**　本品为棕红色的澄清液体；味甜，微苦。

(4) **鉴别**

① 取本品 1ml，加 75%乙醇 5ml，摇匀，作为供试品溶液。另取黄芩苷对照品、绿原酸对照品，分别加 75%乙醇制成每 1ml 含 0.1mg 的溶液，作为对照品溶液。照薄层色谱法（通则 0502）试验，吸取上述三种溶液各 1~2μl，分别点于同一聚酰胺薄膜上，以乙酸为展开剂，展开，取出，晾干，置紫外光灯（365nm）下检视。供试品色谱中，在与黄芩苷对照品色谱相应的位置上，显相同颜色的斑点；在与绿原酸对照品色谱相应的位置上，显相同颜色的荧光斑点。

② 取本品 1ml，加甲醇 5ml，振摇使溶解，静置，取上清液，作为供试品溶液。另取连翘对照药材 0.5g，加甲醇 10ml，加热回流 20min，滤过，滤液作为对照药材溶液。照薄层色谱法（通则 0502）试验，吸取上述两种溶液各 5μl，分别点于同一硅胶 G 薄层板上，以三氯甲烷-甲醇（5:1）为展开剂，展开，取出，晾干，喷以 10%硫酸乙醇溶液，在 105℃加热至斑点显色清晰。供试品色谱中，在与对照药材色谱相应的位置上，显相同颜色的斑点。

(5) **检查**

① 相对密度　取本品适量，依法检查（通则 0601 第一法），应不低于 1.12。

② pH 值　取本品 2 支，依法检查（通则 0631），pH 应为 5.0~7.0。

③ 其他　应符合合剂项下有关的各项规定（通则 0181）。

(6) **含量测定**

① 黄芩　照高效液相色谱法（通则 0512）测定。

a. 色谱条件与系统适用性试验　以十八烷基硅烷键合硅胶为填充剂；以甲醇-水-冰

醋酸（50∶50∶1）为流动相；检测波长为274nm。理论塔板数按黄芩苷峰计算应不低于1500。

b.对照品溶液的制备　取黄芩苷对照品适量，精密称定，加50％甲醇制成每1ml含0.1mg的溶液，即得。

c.供试品溶液的制备　精密量取本品1ml，置50ml量瓶中，加50％甲醇适量，超声处理20min，放置至室温。加50％甲醇稀释至刻度，摇匀，即得。

d.测定法　分别精密吸取对照品溶液与供试品溶液各5μl，注入液相色谱仪，测定，即得。

本品每1ml含黄芩以黄芩苷（$C_{12}H_{18}O_{11}$）计，不得少于10.0mg。

结果计算：

$$含量(mg/ml) = \frac{A/A_0 \times c_0 \times V}{V_s}$$

式中　A——供试品溶液测得的峰面积值；

　　　A_0——对照品溶液测得的峰面积值；

　　　c_0——对照品溶液的浓度，mg/ml；

　　　V——供试品稀释的体积，ml；

　　　V_s——供试品的取样量，ml。

允许误差：平行测定两次，相对偏差不得过3.0％。

② 金银花　照高效液相色谱法（通则0512）测定。

a.色谱条件与系统适用性试验　以十八烷基硅烷键合硅胶为填充剂；以甲醇-水-冰醋酸（20∶80∶1）为流动相；检测波长为324nm。理论塔板数按绿原酸峰计算应不低于6000。

b.对照品溶液的制备　取绿原酸对照品适量，精密称定，置棕色量瓶中，加水制成每1ml含40μg的溶液，即得。

c.供试品溶液的制备　精密量取本品2ml，置50ml棕色量瓶中，加水稀释至刻度，摇匀，即得。

d.测定法　分别精密吸取对照品溶液10μl与供试品溶液10～20μl，注入液相色谱仪，测定，即得。

本品每1ml含金银花以绿原酸（$C_{16}H_{18}O_9$）计，不得少于0.60mg。

结果计算：

$$含量(mg/ml) = \frac{A/A_0 \times c_0 \times V}{V_s}$$

式中　A——供试品溶液测得的峰面积值；

　　　A_0——对照品溶液测得的峰面积值；

　　　c_0——对照品溶液的浓度，mg/ml；

　　　V——供试品稀释的体积，ml；

　　　V_s——供试品的取样量，ml。

允许误差：平行测定两次，相对偏差不得过3.0％。

③ 连翘　照高效液相色谱法（通则0512）测定。

a.色谱条件与系统适用性试验　以十八烷基硅烷键合硅胶为填充剂；以乙腈-水（25∶75）为流动相；检测波长为278nm；理论塔板数按连翘苷峰计算应不低于6000。

b.对照品溶液的制备　取连翘苷对照品适量,精密称定,加50%甲醇制成每1ml含60μg的溶液,即得。

c.供试品溶液的制备　精密量取本品1ml,加在中性氧化铝柱(100～120目,6g,内径为1cm)上,用70%乙醇40ml洗脱,收集洗脱液,浓缩至干,残渣加50%甲醇适量,温热使溶解,转移至5ml量瓶中,并稀释至刻度,摇匀,即得。

d.测定法　分别精密吸取对照品溶液与供试品溶液各10μl,注入液相色谱仪,测定,即得。

本品每1ml含连翘以连翘苷（$C_{27}H_{34}O_{11}$）计,不得少于0.30mg。

结果计算：

$$含量(mg/ml) = \frac{A/A_0 \times c_0 \times V}{V_s}$$

式中　A——供试品溶液测得的峰面积值；

　　　A_0——对照品溶液测得的峰面积值；

　　　c_0——对照品溶液的浓度,mg/ml;

　　　V——供试品稀释的体积,ml;

　　　V_s——供试品的取样量,ml。

允许误差：平行测定两次,相对偏差不得过3.0%。

(7) **填写检验原始记录及检验报告单**

【注意事项】

① 高效液相色谱法所用溶液需符合要求。

② 流动相需脱气后方可使用。

③ 敏感度检查需要求进样量准确,重复性实验要求每次进样量一致。

技能训练二十四　银翘解毒颗粒的分析

银翘解毒颗粒是由金银花、连翘、薄荷、荆芥、淡豆豉、牛蒡子(炒)、桔梗、淡竹叶、甘草九味中药组成,具有疏风解表、清热解毒功效,用于风热感冒,症见发热头痛、咳嗽口干、咽喉疼痛。其中绿原酸是其主要活性成分。

本品每袋含金银花以绿原酸（$C_{16}H_{18}O_9$）计,不得少于6.0mg或不得少于3.0mg(含乳糖)。

【仪器与用具】

点样毛细管、硅胶G薄层板、加热回流装置、水浴锅、分析天平、一号筛、五号筛、紫外光灯(365nm)、电热恒温干燥箱、称量瓶、烧杯、量筒、移液管、量瓶、滤纸、超声波清洗机、微量进样器、高效液相色谱仪等。

【试药与试液】

茴香醛试液、石油醚、荆芥、牛蒡子、甘草对照药材、薄荷脑、连翘、绿原酸对照品、正己烷、乙酸乙酯、乙醇、三氯甲烷、甲醇、乙酸、硫酸、10%硫酸乙醇溶液、纯化水、银翘解毒颗粒(每袋15g)等。

【操作步骤】

(1) **查阅标准**　本品的质量标准内容在《中国药典》(2020年版)一部第三部分——成方制剂与单味制剂,1632页。

(2) **取样操作**　按照请验单的内容与成品的标签进行核对,无误后方可取样；取样的准备工作、取样过程和结束阶段操作均应执行企业制定的《取样标准操作规程》（参见附录二）。

(3) 性状 本品为浅棕色的颗粒；味甜、微苦，或味淡、微苦（含乳糖）。

(4) 鉴别

① 取本品 10g 或 3.3g（含乳糖），研细，加石油醚（60～90℃）20ml，密塞，时时振摇，浸渍过夜，滤过，滤液挥散至 1ml，作为供试品溶液。另取荆芥对照药材 0.8g，加石油醚（60～90℃）20ml，同法制成对照药材溶液。再取薄荷脑对照品，加乙醇制成每 1ml 含 2mg 的溶液，作为对照品溶液。照薄层色谱法（通则 0502）试验，吸取上述三种溶液各 10μl，分别点于同一硅胶 G 薄层板上，以正己烷-乙酸乙酯（17∶3）为展开剂，展开，取出，晾干，喷以茴香醛试液，在 105℃加热至斑点显色清晰。供试品色谱中，分别在与对照药材色谱和对照品色谱相应的位置上，显相同颜色的斑点。

② 取本品 5g 或 1.7g（含乳糖），研细，加乙醇 20ml，加热回流 1h，放冷，滤过，滤液蒸干，残渣加乙醇 2ml 使溶解，滤过，滤液作为供试品溶液。另取连翘对照药材 2g，加水 40ml，置水浴中浸渍 1h，滤过，滤液蒸干，残渣加乙醇 20ml，同法制成对照药材溶液。照薄层色谱法（通则 0502）试验，吸取上述两种溶液各 10μl，分别点于同一硅胶 G 薄层板上，以三氯甲烷-甲醇（20∶1）为展开剂，展开，取出，晾干，喷以乙酸酐-硫酸（20∶1）溶液。在 105℃加热至斑点显色清晰，放冷，置紫外光灯（365nm）下检视。供试品色谱中，在与对照药材色谱相应的位置上显相同颜色的荧光斑点。

③ 取牛蒡子对照药材 1.2g、甘草对照药材 1g，各加乙醇 20ml，加热回流 1h，滤过，滤液蒸干，残渣分别加乙醇 2ml 使溶解，滤过，滤液作为对照药材溶液。照薄层色谱法（通则 0502）试验，吸取［鉴别］②项下的供试品溶液及上述两种对照药材溶液各 10μl，分别点于同一硅胶 G 薄层板上，以三氯甲烷-甲醇-水（40∶10∶1）为展开剂，展开，取出，晾干，喷以 10％硫酸乙醇溶液，在 105℃加热至斑点显色清晰。供试品色谱中，分别在与两种对照药材色谱相应的位置上，显相同颜色的斑点。

(5) 检查

① 水分 含乳糖颗粒应不得过 7.0％（通则 0832）。

② 其他 应符合颗粒剂项下有关的各项规定（通则 0104）。

(6) 含量测定 照高效液相色谱法（通则 0512）测定。

① 色谱条件与系统适用性试验 以十八烷基硅烷键合硅胶为填充剂；以乙腈-0.3％磷酸溶液（9∶91）为流动相；检测波长为 327nm。理论塔板数按绿原酸峰计算应不低于 3000。

② 对照品溶液的制备 取绿原酸对照品适量，精密称定，置棕色量瓶中，加 50％甲醇制成每 1ml 含 15μg 的溶液，即得。

③ 供试品溶液的制备 取装量差异项下的本品，研细，取约 0.7g 或 0.2g（含乳糖），精密称定，置具塞锥形瓶中，精密加入 50％甲醇 50ml，超声处理（功率 250W，频率 40kHz）10min，放冷，用 50％甲醇补足减失的重量，摇匀，滤过，取续滤液，即得。

④ 测定法 分别精密吸取对照品溶液 10μl 与供试品溶液各 10～20μl，注入液相色谱仪，测定，即得。

结果计算：

$$含量(mg) = \frac{A/A_0 \times c_0 \times V}{m_s} \times \overline{W}$$

式中 A——供试品溶液测得的峰面积值；

A_0——对照品溶液测得的峰面积值；

c_0——对照品溶液的浓度，mg/ml；

V——供试品稀释的体积，ml；

$\overline{W}$——银翘解毒颗粒的平均重量，g；

m_s——供试品的取样量，g。

允许误差：平行测定两次，相对偏差不得过3.0%。

(7) 填写检验原始记录及检验报告单

【注意事项】

① 薄层板在使用前均应进行活化，活化后的薄层板应立即置于有干燥剂的干燥器中保存。保存时间不宜过长，最好随用随制。

② 普通薄层板点样量最好在 10μl 以下，过多可造成原点"超载"，展开剂产生绕行现象，使斑点拖尾。

③ 点样时必须注意勿损坏薄层表面。

拓展知识

药材和饮片检定通则

自我提高

必 备 知 识

（一）A 型题（最佳选择题）每题的备选答案中只有一个最佳答案

1. 中药制剂可分为（ ）。
   A. 液体制剂　　　　B. 固体制剂　　　　C. 半固体制剂
   D. A+B　　　　　　E. A+B+C

2. 中药制剂分析中，常用的提取方法有（ ）。
   A. 回流提取　　　　B. 冷浸法　　　　　C. 超声法
   D. A+B　　　　　　E. A+B+C

3. 中药制剂的鉴别方法一般包括（ ）。
   A. 显微鉴别　　　　B. 色谱鉴别　　　　C. 化学鉴别
   D. A+B　　　　　　E. A+B+C

4. 在薄层鉴别中，使用最多的是（ ）。
   A. 硅胶 G 板　　　　B. 聚酰胺板　　　　C. 纤维素板
   D. 氧化铝板　　　　E. 纸色谱

5.《中国药典》(2020 年版) 四部通则中收载的水分测定法有（ ）。
   A. 甲苯法　　　　　B. 烘干法　　　　　C. 减压干燥法

D. A+B　　　　　E. A+B+C

6. 中药制剂分析中农药残留定性定量分析的最常用方法为（　　）。
   A. HPLC　　　　B. TLC　　　　C. UV
   D. IR　　　　　E. GC

7. 中药制剂首选的含量测定方法为（　　）。
   A. HPLC　　　　B. TLC　　　　C. UV
   D. IR　　　　　E. GC

8. 高效液相色谱法测定中药含量采用的方法有（　　）。
   A. 外标法　　　B. 内标法　　　C. 归一化法
   D. A+B　　　　E. A+B+C

9. 在中药的灰分检查中，更能准确地反映外来杂质量的是（　　）。
   A. 总灰分　　　B. 酸不溶灰分　C. 生理灰分
   D. A+B　　　　E. A+B+C

10. 当中药接触不明农药时，一般可测定（　　）。
    A. 总有机氯量　B. 总有机磷量　C. 气相色谱检查可能相关的农药
    D. A+B　　　　E. A+B+C

（二）B 型题（配伍选择题）每题只有一个正确答案，每个备选答案可重复选用，也可不选用

[1~4] 根据下列选项选择：
　　　A. 正丁醇　　　B. 乙酸乙酯　　　C. 三氯甲烷
　　　D. 石油醚　　　E. 甲醇

1. 皂苷类成分宜选用（　　）提取。
2. 生物碱类宜选用（　　）提取。
3. 挥发油类宜选用（　　）提取。
4. 黄酮类宜选用（　　）提取。

[5~8] 根据下列选项选择：
　　　A. 总灰分　　　B. 酸不溶性灰分　C. 两者均是
　　　D. 两者都不是　E. A 或者 B

5. 控制药材生理灰分和外来杂质用（　　）表示。
6. 控制药材外来杂质用（　　）表示。
7. 控制药材生理灰分用（　　）表示。
8. 需要炽灼至恒重的是（　　）。

[9~10] 根据下列选项选择：
　　　A. 1g　　　　B. 2~5g　　　　C. 5~7g
　　　D. 7~9g　　　E. 10g

9. 1ml 流浸膏相当于原药材（　　）。
10. 1g 浸膏相当于原药材（　　）。

（三）X 型题（多项选择题）每题的备选答案中有 2 个或 2 个以上答案

1. 中药制剂分析常用的定量方法有（　　）。
   A. 重量法　　　B. 容量分析法　　　C. 分光光度法
   D. 薄层扫描法　E. 高效液相色谱法

2. 中药制剂中杂质的一般检查项目主要有（　　）。
   A. 重金属　　　B. 灰分　　　C. 水分
   D. 砷盐　　　　E. 残留农药

3. 薄层色谱鉴别中经常使用的固定相有（　　）。

A. 硅胶 G 板　　　　　　B. 聚酰胺板　　　　　　C. 纤维素板
D. 氧化铝板　　　　　　E. 层析纸

4. 中药胶囊剂需做的检查有（　　）。
A. 水分　　　　　　　　B. 装量差异　　　　　　C. 崩解时限
D. 粒度　　　　　　　　E. 溶化性

5. 中药制剂含量测定项目选定的原则为（　　）。
A. 应首先选择君药及贵重药建立含量分析方法
B. 所测成分应归属于某单一药味
C. 检测成分不必考虑中医用药的功能主治
D. 若君药及贵重药无法建立含量分析方法，也不必测定其他药味的含量
E. 有效成分或指标成分清楚的，可以测定有效成分或指标成分的含量

6. 中药制剂分析的任务包括（　　）。
A. 对原料药材进行质量分析　　　　　　B. 对成品进行质量分析
C. 对中间产品进行质量分析　　　　　　D. 对有毒成分进行质量控制
E. 中药制剂成分的体内药物分析

7. 中药制剂分析的特点是（　　）。
A. 化学成分的多样性和复杂性　　　　　B. 有效成分的单一性
C. 原料药材质量的差异性　　　　　　　D. 制剂杂质来源的多途径性
E. 制剂工艺及辅料的特殊性

8. 中药制剂中化学成分的复杂性包括（　　）。
A. 含有多种类型的有机和无机化合物
B. 含有多种类型的同系物
C. 有些成分之间可生成复合物
D. 在制剂工艺过程中产生新的物质
E. 药用辅料的多样性

9. 影响中药制剂质量的因素有（　　）。
A. 原料药材的品种、规格不同
B. 原料药材的产地不同
C. 原料药材的采收季节不同
D. 原料药材的产地、加工方法不同
E. 饮片的炮制方法不同

10. 中药制剂分析中常用的净化方法有（　　）。
A. 液-液萃取法　　　　　B. 微柱色谱法　　　　　C. 沉淀法
D. 蒸馏法　　　　　　　E. 超临界流体萃取法

（四）简答题
1. 中药制剂检查的主要内容包括哪些？
2. 中药制剂的主要特点包括哪些？
3. 中药制剂分析的检验程序包括哪些步骤？
4.《中国药典》（2020 年版）一部凡例的作用是什么？
5. 原药材的质量对中药制剂的质量会产生什么影响？

综 合 知 识

1. 香连丸中小檗碱的含量测定　精密称取盐酸小檗碱 11.2mg，置 100ml 量瓶中，用甲醇溶解并稀释至刻度（储备液）。精密吸取对照品储备液 1.0ml，置 10ml 量瓶中，用甲醇溶解并稀释至刻度作为对照品溶液。精密吸取对照品溶液 2μl、4μl、6μl、8μl、10μl，分别注入高效液相色谱仪，以盐酸小檗碱的峰面积

积分值 Y 对进样量 $X(\mu g)$ 作图，经回归处理后得回归方程：$Y=11296.05+5453.33X(r=0.9992)$。精密称取 65℃ 干燥至恒重的香连丸粉末 0.5035g，置 50ml 索氏提取器，加甲醇提取至无色，回收甲醇，残留物用 95% 甲醇溶解并转移至 50ml 量瓶中，取适量滤过，精密吸取 $5\mu l$ 注入高效液相色谱仪，测定盐酸小檗碱峰面积积分值为 45801。分别吸取对照品溶液 $4\mu l$、$10\mu l$，测定盐酸小檗碱峰面积积分值分别为 20115、47967。试计算测定盐酸小檗碱的线性范围及盐酸小檗碱的含量（mg/g）。

2. 取华山参片 40 片（0.12mg/片）除去糖衣，精密称定为 4.2002g，研细，精密称出片粉 1.2012g（约相当于莨菪碱 1.2mg），置 25ml 量瓶内，加入枸橼酸-磷酸氢二钠缓冲液（pH4.0）定容，振摇 5min，放置过夜，用干燥滤纸滤过，弃去初滤液，取续滤液得供试液。精密量取供试液与对照品溶液（每 1ml 相当于含莨菪碱 $75\mu g$）各 2ml，分别置分液漏斗中，各精密加枸橼酸-磷酸氢二钠缓冲液（pH4.0）10ml。再精密加入上述缓冲液配制的 0.04% 溴甲酚绿溶液 2ml，摇匀，用 10ml 三氯甲烷振摇提取 5min，分取三氯甲烷层，滤入 25ml 量瓶中，定容，在 415nm 波长处测得对照品溶液吸光度为 0.613，供试品溶液为 0.421，本品含生物碱以莨菪碱（$C_{17}H_{23}NO_3$）计，应为标示量的 80.0%～120.0%。试计算本品的含量是否符合《中国药典》（2020 年版）一部规定的含量限度。

项目十二　其他制剂质量检测技术

知识目标

1. 熟悉胶囊剂、颗粒剂、软膏剂、滴眼剂和口服制剂的概念、分类及特点。
2. 掌握常见各种剂型的质量检测步骤、主要控制项目及相关要求。
3. 掌握《中国药典》（2020年版）四部通则中各种剂型的常规检查内容。

能力目标

会依据《中国药典》（2020年版）二部的药品标准检测盐酸雷尼替丁胶囊、罗红霉素颗粒、葡萄糖酸钙口服液的质量。

必备知识

任何药物在供给临床使用前，均必须制成适合于医疗和预防应用的形式。为了达到最佳的治疗效果，根据用药途径不同，同一种药物还可加工成不同的剂型供临床使用。药物制成不同的剂型后，患者使用方便，易于接受，不仅药物用量准确，同时增加了药物的稳定性，有时还可减少毒副作用，也便于药物的储存、运输和携带。到目前为止，药物剂型已有几十种之多。本项目重点介绍胶囊剂、颗粒剂、软膏剂、滴眼剂和口服制剂的质量检测技术及控制方法。

一、胶囊剂的质量检测技术

胶囊剂系指原料药物或适宜辅料充填于空心胶囊或密封于软质囊材中的固体制剂。

胶囊剂根据其溶解与释放特性，可分为硬胶囊（通称为胶囊）、软胶囊（胶丸）、缓释胶囊、控释胶囊和肠溶胶囊等，临床主要用于口服。

硬胶囊系指采用适宜的制剂技术，将原料药物或加适宜辅料制成的粉末、颗粒、小片、小丸、半固体或液态等，充填于空心胶囊中的胶囊剂。

软胶囊系指将一定量的液态原料药物直接包封，或将固体原料药物溶解或分散在适宜的赋形剂中制备成溶液、混悬液、乳状液或半固体，密封于球形或椭圆形的软质囊材中的胶囊剂。

缓释胶囊系指在规定的释放介质中缓慢地非恒速释放药物的胶囊剂。缓释胶囊应符合缓释制剂的有关要求并进行释放度检查。

控释胶囊系指在规定的释放介质中缓慢地恒速释放药物的胶囊剂。控释胶囊应符合控释制剂的有关要求并进行释放度检查。

肠溶胶囊系指肠溶性材料包衣的颗粒或小丸充填胶囊而制成的胶囊剂，或用适宜的肠溶材料制备而得的硬胶囊或软胶囊。肠溶胶囊不溶于胃液，但能在肠液中崩解而释放活性成分。除另有规定外，肠溶胶囊应符合迟释制剂（通则 9013）的有关要求，并进行释放度（通则 0931）的检查。

胶囊剂的特点：外观光洁、美观，且可掩盖药物的不良气味，便于服用；与片剂、丸剂相比，在胃肠道中崩解较快，故显效也较快，药物生物利用度高；药物被装于胶囊中，与光线、空气和湿气隔离，可提高药物的稳定性；可制成定时、定位释放药物的制剂。

1. 检测步骤

首先对胶囊剂进行外观性状检查，《中国药典》（2020 年版）四部通则中规定：胶囊剂的外观应整洁，不得有黏结、变形、渗漏或囊壳破裂现象，并应无异臭。硬胶囊剂的内容物应干燥、松紧适度、混合均匀；接下来进行鉴别试验、常规检查及含量测定。

2. 常规检查项目及要求

《中国药典》（2020 年版）四部通则中规定胶囊剂的常规检查包括装量差异、崩解时限、水分和微生物限度。本节仅详细介绍前两个项目的检查方法。

(1) 装量差异　胶囊剂在生产过程中，由于空胶囊容积、粉末的流动性以及工艺、设备等原因，可引起胶囊剂内容物装量的差异。为了控制各胶囊装量的一致性，保证用药剂量的准确，需对胶囊剂进行装量差异的检查。凡规定检查含量均匀度的胶囊剂，一般不再进行装量差异的检查。

① 仪器与用具　分析天平、扁形称量瓶、小毛刷、剪刀或刀片、镊子。

② 检查方法　除另有规定外，取供试品 20 粒，分别精密称定重量后，倾出内容物（不得损失囊壳），硬胶囊用小刷或其他适宜用具拭净，软胶囊用乙醚等易挥发性溶剂洗净，置通风处使溶剂自然挥尽，再分别精密称定囊壳重量，求出每粒内容物的装量与平均装量。每粒的装量与平均装量相比较，超出装量差异限度的不得多于 2 粒，并不得有 1 粒超出限度 1 倍。

③ 注意事项

a. 每粒胶囊的两次称量中，应注意编号顺序以及囊体和囊帽的对应，不得混淆。

b. 在称量前后，均应仔细查对胶囊数。称量过程中，应避免用手直接接触供试品。已取出的胶囊，不得再放回供试品原包装容器内。

c. 洗涤软胶囊壳应用与水不混溶又易挥发的有机溶剂，其中以乙醚最好。挥散溶剂时，应在通风处使其自然挥散，不得加热或长时间置于干燥处，以免囊壳失水。

④ 记录与计算

a. 依次记录每粒胶囊及其自身囊壳的称量数据。

b. 根据每粒胶囊重量与囊壳重量之差，计算每粒内容物重量，保留三位有效数字。

c. 每粒内容物重量之和除以 20，得每粒平均装量，保留三位有效数字。

d. 按表 12-1 规定装量差异限度，求出允许装量范围。

表 12-1 胶囊剂的装量差异限度

平均装量或标示装量	装量差异限度
0.30g 以下	±10%
0.30g 或 0.30g 以上	±7.5%（中药±10%）

⑤ 结果与判定

a. 每粒的装量与平均装量相比较，均未超出装量限度；或超出装量差异限度的胶囊不多于 2 粒，且均未超出限度 1 倍，均判为符合规定。

b. 每粒的装量与平均装量相比较，超出装量差异限度的胶囊多于 2 粒；或超出装量差异限度的胶囊虽不多于 2 粒，但有 1 粒超出限度的 1 倍；均判为不符合规定。

[示例 12-1] 速效伤风胶囊的装量差异检查

供试品：速效伤风胶囊（氨咖黄敏胶囊）。

仪器与用具：扁形称量瓶、分析天平（感量 0.1mg 适用于平均片重 0.30g 以下的胶囊剂、感量 1mg 适用于平均片重 0.30g 或 0.30g 以上的胶囊剂）、脱脂棉、手术镊、小毛刷。

称量结果：

样品号	总重/g	囊壳重/g	装量/g	样品号	总重/g	囊壳重/g	装量/g
1	0.5156	0.2609	0.2547	11	0.5215	0.2642	0.2573
2	0.5253	0.2651	0.2602	12	0.5287	0.2718	0.2569
3	0.5312	0.2635	0.2677	13	0.5432	0.2815	0.2617
4	0.5112	0.2828	0.2284	14	0.5281	0.2652	0.2629
5	0.5531	0.2862	0.2669	15	0.5346	0.2881	0.2465
6	0.5172	0.2662	0.2510	16	0.5322	0.2728	0.2594
7	0.5263	0.2693	0.2570	17	0.5144	0.2845	0.2299
8	0.5366	0.2632	0.2734	18	0.5286	0.2846	0.2440
9	0.5420	0.2833	0.2587	19	0.5346	0.2672	0.2674
10	0.5305	0.2862	0.2443	20	0.5202	0.2382	0.2820

平均装量：0.2565g
限度：±10%　　上限：0.2822g　　下限：0.2309g
限度的 1 倍：±20%　　上限：0.3078g　　下限：0.2052g
未超出限度的 1 倍
结论：符合规定

(2) **崩解时限**　胶囊剂的崩解是药物溶出及被人体吸收的前提，而囊壳常因囊材的质量、久贮或与药物接触等原因，影响溶胀或崩解。因此，胶囊剂需检查崩解时限。凡规定检查溶出度或释放度的胶囊剂，可不进行崩解时限检查。

① 仪器与用具　崩解仪、烧杯（1000ml）、温度计（分度值 1℃）。

② 试药与试液

人工胃液　取稀盐酸 16.4ml，加水约 800ml 与胃蛋白酶 10g，摇匀后，加水稀释至 1000ml，即得。

人工肠液　取磷酸二氢钾 6.8g 加水 500ml，用 0.4% 的氢氧化钠溶液调节 pH 至 6.8；另取胰酶 10g 加水适量使溶解，将两液混合后，加水定容至 1000ml，即得。

③ 检查方法

a. 软、硬胶囊剂　除另有规定外，取供试品6粒，按片剂的崩解时限项下的方法检查（软胶囊剂或悬浮在液面的硬胶囊剂可加挡板）。软胶囊可改在人工胃液中进行检查。

b. 肠溶胶囊剂　除另有规定外，取供试品6粒，先在盐酸溶液（9→1000）中不加挡板检查2h，每粒的囊壳均不得有裂缝或崩解现象；然后将吊篮取出，用少量水洗涤后，每管加入挡板，再按上述方法，改在人工肠液中进行检查，1h内应全部崩解。如有1粒不能完全崩解，应另取6粒复试，均应符合规定。

④ 注意事项

a. 每次测试完毕后，应将吊篮、挡板、烧杯冲洗洁净放妥。

b. 每次测试完毕后，应清洗玻璃管内壁及筛网，并重新更换水或介质。

c. 应记录最后1粒通过筛网时的时间。

d. 测试过程中，烧杯内的水温（或介质温度）应保持在37℃±1℃。

⑤ 记录与计算　记录应包括仪器型号、崩解或溶散时限及现象。

⑥ 结果与判定

a. 软、硬胶囊剂　硬胶囊剂应在30min内全部崩解；软胶囊剂应在1h内全部崩解。如有1粒不能完全崩解，应另取6粒，按规定方法复试，均应符合规定。

b. 肠溶胶囊　先在盐酸溶液（9→1000）中检查2h，每粒的囊壳均不得有裂缝或崩解现象。再将上述供试品用水洗后采用同样方法改在人工肠液中进行检查，1h内应全部崩解并通过筛网（囊壳碎片除外）。如有1粒不能完全崩解，应另取6粒，按规定方法复试，均应符合规定。

(3) 其他项目检查　胶囊剂根据原料药物和制剂的特性，除来源于动、植物多组分且难以建立测定方法的胶囊剂外，其余胶囊剂的溶出度、释放度、含量均匀度、微生物限度等均应符合要求。必要时，内容物包衣的胶囊剂应检查残留溶剂。

二、颗粒剂的质量检测技术

颗粒剂系指原料药物与适宜的辅料制成具有一定粒度的干燥颗粒状制剂。颗粒剂可分为可溶颗粒（通称为颗粒）、混悬颗粒、泡腾颗粒、肠溶颗粒、缓释颗粒和控释颗粒等。

1. 检测步骤

首先对颗粒剂进行外观性状检查，《中国药典》（2020年版）四部通则中规定：颗粒剂应干燥、颗粒均匀、色泽一致，无吸潮、软化、结块、潮解等现象。然后进行鉴别试验、常规检查及含量测定。

2. 常规检查项目及要求

《中国药典》（2020年版）四部通则中规定颗粒剂的常规检查包括粒度、干燥失重、溶化性、装量差异、装量、水分和微生物限度。本节仅介绍前五个项目。

(1) 粒度　为确保颗粒剂粒径的均一性，不使颗粒剂因受潮结块或在运输和储藏中粉碎而影响质量。颗粒剂需进行粒度检查。

① 仪器与用具　药筛、分析天平。

② 检查方法　除另有规定外，依法测定（通则0982第二法）。取单剂量包装的颗粒状冲剂5包（瓶）或多剂量包装的颗粒剂1包（瓶），称定重量，置该剂型或该药品规定的药

筛内，过筛时，筛保持水平状态，左右往返轻轻筛动，边筛动边拍打3min。取不能通过一号筛（2000μm）与能通过五号筛（180μm）的颗粒及粉末总和，称定，计算，不得超过供试量的15%。

③ 注意事项

a.过筛时，左右往返的速度不宜过快，边筛动边拍打，力度要适当。

b.实验环境的相对湿度对测定结果有影响，宜在相对湿度为60%±10%的实验环境下进行。

④ 记录与计算

a.记录实验环境的相对湿度，每次称量的数据（取三位有效数字）。

b.根据不能通过一号筛和能通过五号筛的颗粒的重量，除以供试品的取用量，计算百分率（取二位有效数字）。

⑤ 结果与判定　除另有规定外，不能通过一号筛和能通过五号筛的颗粒的重量未超过供试品取用量的15%，判为符合规定。

(2) 干燥失重　颗粒剂的干燥失重系指其在规定条件下干燥后所减失重量的百分率。

① 仪器与用具　分析天平、电热恒温干燥箱、干燥器、称量瓶、药匙。

② 试药与试液　无水氯化钙、硅胶、五氧化二磷。

③ 检查方法　除另有规定外，依法检查（通则0831），于105℃干燥至恒重，含糖颗粒应在80℃减压干燥至恒重，减失重量不得超过2.0%。

④ 记录与计算　记录干燥时的温度、压力，干燥剂的种类，干燥和放冷至室温的时间，称量及恒重数据，计算和结果。

计算公式：

$$干燥失重 = \frac{m_1 + m_2 - m_3}{m_1} \times 100\% \tag{12-1}$$

式中　m_1——供试品的重量，g；

　　　m_2——称量瓶恒重的重量，g；

　　　m_3——（称量瓶+供试品）干燥至恒重的重量，g。

⑤ 结果与判定　结果按有效数字修约规则进行修约，有效数字的数位应该与标准中的规定一致。除另有规定外，减失重量不超过2.0%，判为符合规定。

(3) 溶化性　除另有规定外，可溶颗粒和泡腾颗粒需检查溶化性，应符合规定。混悬颗粒或已经规定检查溶出度或释放度的颗粒剂，可不进行溶化性检查。

① 仪器与用具　250ml烧杯、玻璃搅拌棒。

② 检查方法

a.可溶颗粒检查法：取供试品10g，加热水200ml，搅拌5min，立即观察，可溶颗粒应全部溶化或轻微浑浊。

b.泡腾颗粒检查法：取供试品3袋，分别置盛有200ml水的烧杯中，水温为15～25℃，应迅速产生气体而成泡腾状，5min内颗粒均应完全分散或溶解在水中。

③ 注意事项　热水温度应按《中国药典》（2020年版）凡例中规定为70～80℃。

④ 记录与计算　记录观察到的现象，及泡腾颗粒剂完全分解或溶解在水中所需的时间。

⑤ 结果与判定

a.可溶颗粒剂应全部溶化或显轻微浑浊。

b. 泡腾颗粒剂应迅速产生气体而呈泡腾状，5min内颗粒均应完全分散或溶解在水中。

(4) 装量差异 单剂量包装的颗粒剂需检查装量差异，应符合规定。凡规定检查含量均匀度的颗粒剂，一般不再进行装量差异的检查。

① 仪器与用具 分析天平。

② 检查方法 取供试品10袋（瓶），除去包装，分别精密称定每袋（瓶）内容物的重量，求出每袋（瓶）内容物的装量与平均装量。每袋（瓶）装量与平均装量相比较［凡无含量测定的颗粒剂，每袋（瓶）装量应与标示装量比较］，超出装量差异限度的颗粒剂不得多于2袋（瓶），并不得有1袋（瓶）超出装量差异限度1倍。《中国药典》（2020年版）四部通则中对颗粒剂装量差异限度的规定见表12-2。

表12-2 颗粒剂的装量差异限度

平均装量或标示装量	装量差异限度	平均装量或标示装量	装量差异限度
1.0g及1.0g以下	±10%	1.5g以上至6.0g	±7%
1.0g以上至1.5g	±8%	6.0g以上	±5%

③ 注意事项 试验过程中应避免用手直接接触供试品的内容物。

④ 记录与计算

a. 记录每袋（瓶）内容物的重量。

b. 每袋（瓶）内容物重量之和除以10，得每袋（瓶）的平均装量，准确至平均装量的千分之一。凡无含量测定的颗粒剂，则以其标示装量作为平均装量。

c. 按表12-2规定的装量差异限度，求出允许装量范围。

此外，在必要时，包衣颗粒剂应检查残留溶剂。

(5) 装量 多剂量包装的颗粒剂，照最低装量检查法（通则0942）检查，应符合规定。

三、软膏剂的质量检测技术

软膏剂系指原料药物与油脂性或水溶性基质混合制成的均匀的半固体外用制剂。

因原料药物在基质中分散状态不同，有溶液型软膏剂和混悬型软膏剂之分。溶液型软膏剂为原料药物溶解（或共熔）于基质或基质组分中制成的软膏剂；混悬型软膏剂为原料药物细粉均匀分散于基质中制成的软膏剂。

1. 检测步骤

首先对软膏剂进行外观性状检查，《中国药典》（2020年版）四部通则中规定：软膏剂应无酸败、异臭、变色、变硬，软膏剂不得有油水分离及胀气现象。然后进行鉴别试验、常规检查及含量测定。

2. 常规检查项目及要求

《中国药典》（2020年版）四部通则中规定软膏剂的常规检查包括粒度、装量、无菌和微生物限度。本节仅介绍前两个项目。

(1) 粒度 软膏剂中所用药物如不溶于基质中者，在生产过程中应预先研成细粉，使均匀分散于基质中制成混悬型软膏剂。因药物的颗粒过大，会影响其释放，故软膏剂需检查本项目。

① 仪器与用具　显微镜。

② 检查方法　除另有规定外，混悬型软膏剂、含饮片细粉的软膏剂照下述方法检查，应符合规定。

取适量的供试品，置载玻片上，涂成薄层，薄层面积相当于盖玻片面积，共涂3片，分别置显微镜下，调节焦距使物像清晰，依法测定（通则0982第一法），检视涂层全部视野，均不得检出大于180μm的粒子。

③ 注意事项

a.直接取样时，取样量应适量，若量过多时，粒子重叠不易观察、判断；若过少代表性差。

b.对于形状不规则的粒子，测量时取其最大值为该粒子的大小。

c.药典中明确规定混悬型软膏剂要作粒度检查，但对分散于乳状液型基质中形成的半固体外用制剂，未作明确规定。

④ 结果与判定

a.3张涂片中，如均未检出大于180μm的药物粒子，判为符合规定。

b.如检出有大于180μm的药物粒子，判为不符合规定。

（2）装量　除另有规定外，取供试品5个（50g以上者3个），依法检查（通则0942），限度应符合规定。

① 仪器与用具　分析天平。

② 检查方法　除另有规定外，取供试品5支（标示装量为50g以上者3支），除去外盖和标签，容器外壁用适宜的方法清洁并干燥后，分别精密称定重量，除去内容物，容器内壁用适宜的溶剂洗净并干燥，再分别精密称定空容器的重量，求出每支装量与平均装量。

③ 注意事项

a.每支供试品的两次称量中，应注意编号顺序和空容器的配对。

b.洗涤容器应用易挥发的有机溶剂，如乙醚、三氯甲烷等，挥散溶剂时，应在通风处使其自然挥发。

c.洗涤容器内壁时，应避免洗去外壁上的可溶物。

④ 记录与计算

a.记录检查支数、每支供试品及其自身空容器的称量数据。

b.根据每支供试品重量与其自身空容器的称量数据计算每支装量。

c.5支装量之和除以5，得平均装量。保留三位有效数字。

⑤ 结果与判定　每个容器内容物的装量及其平均装量，均应符合表12-3中的规定。如有一个容器装量不符合规定，则另取5个供试品进行复试，应全部符合规定。

表12-3　最低装量检查的判定

标示装量	固体、半固体	
	平均装量	每个容器装量
20g以下	不少于标示装量	不少于标示装量的93%
20g至50g	不少于标示装量	不少于标示装量的95%
50g以上	不少于标示装量	不少于标示装量的97%

四、滴眼剂的质量检测技术

滴眼剂系指由原料药物与适宜辅料制成的供滴入眼内的无菌液体制剂。可分为溶液、混悬液或乳状液。

1. 检测步骤

首先对滴眼剂进行外观性状检查,然后进行鉴别试验、常规检查及含量测定。

2. 常规检查项目及要求

《中国药典》(2020年版)四部通则中规定滴眼剂的常规检查包括可见异物、粒度、沉降体积比、装量、渗透压摩尔浓度和无菌。本节仅介绍前五个项目。

(1) 可见异物 系指存在于滴眼剂中,在规定条件下目视可以观测到的不溶性物质,其粒径或长度不得大于 $50\mu m$。

① 仪器与用具 可见异物检测仪(即澄明度检测仪)、注射器及针头、25ml 或 50ml 比色管。

② 检查方法 除另有规定外,依法检查(通则 0904)。检查方法包括灯检法和光散色法。一般常用灯检法,也可采用光散色法。灯检法不适用的品种,如用深色透明容器包装或液体色泽较深(一般深于各标准比色液 7 号)的品种,可选用光散色法。

除另有规定外,取供试品 20 支(瓶),除去容器标签,擦净容器外壁,必要时将药液转移至洁净透明的适宜容器内;置供试品于遮光板边缘处,在明视距离(指供试品至人眼的清晰观测距离,通常为 25cm),分别在黑色和白色背景下,手持供试品颈部轻轻旋转和翻转容器使药液中可能存在的可见异物悬浮(但避免产生气泡),轻轻翻转后即用目检视。重复 3 次,总时限为 20s。供试品装量每支(瓶)在 10ml 及 10ml 以下的,每次检查可手持 2 支(瓶)。

③ 结果与判定

a. 溶液型滴眼剂 被检查的 20 支(瓶)供试品,均不得检查出明显的可见异物。如检出微细可见异物,应另取 20 支(瓶)同法复试,初、复试的供试品中,检出微细可见异物的供试品总共不得超过 3 支(瓶)。

b. 混悬型、乳状型滴眼剂 被检查的 20 支(瓶)供试品中,均不得检出金属屑、玻璃屑、色块、纤维等明显可见异物。

(2) 粒度 除另有规定外,含饮片原粉的眼用制剂和混悬型眼用制剂照下述方法检查,粒度应符合规定。

① 仪器与用具 显微镜、微量移液管。

② 检查方法 取液体型供试品强烈振摇,立即用微量移液管吸取适量(或相当于主药 $10\mu g$)置于载玻片上,共涂 3 片;或取 3 个容器的半固体型供试品,将内容物全部挤于适宜的容器中,搅拌均匀,取适量(或相当于主药 $10\mu g$)置于载玻片上,涂成薄层,薄层面积相当于盖玻片面积,共涂 3 片;依法测定(通则 0982 第一法),每个涂片大于 $50\mu m$ 的粒子不得过 2 个(含饮片原粉的除外),且不得检出大于 $90\mu m$ 的粒子。

③ 注意事项

a. 所用载玻片和盖玻片应洁净无痕,透明度良好。

b. 混悬型滴眼剂在盖盖玻片时,用镊子夹取盖玻片,先使其一边与药液接触,然后慢慢放下，以防止气泡混入，轻压使颗粒分布均匀。

④ 结果与判定　如检出大于 90μm 的粒子，或 1 张涂片中大于 50μm 的粒子多于 2 粒者，均判为不符合规定。

(3) **沉降体积比**　混悬型滴眼剂（含饮片细粉的滴眼剂除外）需检查沉降体积比，控制混悬物的沉降速度和程度，保证用药剂量的准确。

① 仪器与用具　50ml 或 25ml 具塞量筒。

② 检查方法　混悬型滴眼剂（含饮片细粉的滴眼剂除外）照下述方法检查，沉降体积比应不低于 0.90。

除另有规定外，用具塞量筒量取供试品 50ml，密塞，用力振摇 1min，记下混悬物的开始高度 H_0，静置 3h 后，记录混悬物的最终高度 H。按式（12-2）计算混悬液的沉降体积比：

$$沉降体积比 = \frac{H}{H_0} \tag{12-2}$$

式中　H——混悬物的最终高度；

　　　H_0——混悬液的开始高度。

③ 注意事项

a. 取样时应将每支供试品混合均匀，底部不得有沉淀。

b. 混匀的供试品应立即转移至 50ml 具塞量筒中，防止混悬物沉淀。

c. 如为节省供试品，也可改用 25ml 具塞量筒，取供试品 25ml 依法操作，但读数应准确至 0.1ml。

④ 结果与判定

a. 计算得的沉降体积比若大于或等于 0.90，判为符合规定。

b. 计算得的沉降体积比若小于 0.90，则判为不符合规定。

(4) **装量**　除另有规定外，单剂量包装的眼用液体制剂照下述方法检查，应符合规定。取供试品 10 个，将内容物分别倒入经标化的量入式量筒内，检视，每个装量与标示装量相比较，均不得少于其标示装量。

多剂量包装的眼用制剂，依法检查（通则 0942），应符合规定。

(5) **渗透压摩尔浓度**　除另有规定外，水溶液型滴眼剂按各品种项下的规定，依法测定（通则 0632），应符合规定。

五、口服制剂的质量检测技术

口服制剂可分为口服溶液剂、口服混悬剂和口服乳剂三类。

口服溶液剂指原料药物溶解于适宜溶剂中制成的供口服的澄清液体制剂。

口服混悬剂指难溶性固体原料药物，分散在液体介质中，制成供口服的混悬液体制剂，也包括干混悬剂或浓混悬液。

口服乳剂指两种互不相溶的液体，制成供口服的稳定的水包油型乳液制剂。

用适宜的量具以小体积或以滴计量的口服溶液剂、口服混悬剂、口服乳剂的液体制剂称为滴剂。

1. 检测步骤

首先对口服制剂进行外观性状检查，然后进行鉴别试验、常规检查及含量测定。

2. 常规检查项目及要求

除另有规定外,《中国药典》(2020年版)四部通则中规定口服制剂的常规检查包括重量差异、装量、干燥失重、沉降体积比和微生物限度。本节仅介绍前四个项目。

(1) 重量差异 除另有规定外,本法适用于单剂量包装的干混悬剂的重量差异检查;但规定检查含量均匀度者,不再进行重量差异检查。

① 仪器和用具 分析天平、称量瓶。

② 检查方法 取供试品20个(袋),分别精密称定每个(袋)内容物的重量。

③ 注意事项

a. 称定每个内容物的重量时,应将内容物倾尽。

b. 试验过程中应避免用手直接接触供试品的内容物。

④ 记录与计算:应记录20个供试品中每个内容物的重量,计算其平均重量,并计算出每个供试品与平均重量的重量差异百分率(准确至百分之一)。

⑤ 结果与判定

a. 重量差异超过平均重量±10%者不得超过2个,且均未超过平均重量±20%者,判为符合规定。

b. 20个供试品中重量差异超过平均重量±10%者多于2个或有超过平均重量±20%者,均判为不符合规定。

(2) 装量 除另有规定外,本法适用于单剂量包装的口服溶液剂、口服混悬剂、口服乳剂的装量检查。目的在于保证单剂量口服溶液剂、口服混悬剂、口服乳剂的服用量不少于标示量,达到用药剂量的要求。

多剂量包装的口服溶液剂、口服混悬剂、口服乳剂的装量,依法检查(通则0942),应符合规定。

① 仪器与用具 量筒。

② 检查方法 取供试品10袋(支),摇匀,分别将内容物倾尽于干燥量筒中,读数(准确至装量的百分之一)。

③ 注意事项 所用量具必须洁净、干燥,并经定期标定;其最大容量应与供试品的标示装量相一致,或不得超过标示装量的2倍。

④ 记录与计算 记录抽取供试品数量、供试品的标示装量,计算每个供试品的实测装量(准确至装量的百分之一)。

⑤ 结果与判定 10个供试品的装量均不少于标示装量者,判为符合规定;如出现有少于其标示装量者,判为不符合规定。

(3) 干燥失重 干混悬剂的干燥失重,系指在规定的条件下干燥后所减重量的百分率。除在品种项下另有规定外,依法检查(通则0831)。

① 仪器与用具 分析天平、干燥器、电热恒温减压干燥箱、真空泵、称量瓶。

② 试药 常用干燥硅胶、五氧化二磷、硫酸等(干燥剂应保持在有效状态)。

③ 检查方法 取干混悬剂约1g,置于与供试品同样干燥条件下干燥至恒重的扁形称量瓶中,平铺厚度不可超过10mm,精密称定。除在品种项下另有规定外,含糖干混悬剂应在60℃减压(压力在2.67kPa以下)干燥,其余均应在105℃干燥。干燥后取出称量瓶,置干燥器中放冷至室温,再精密称定重量。反复干燥、称量,直至恒重。

④ 注意事项 如干燥过程中出现有严重变色现象,则宜改用60℃减压干燥。

⑤ 记录与计算　记录干燥时的温度、压力、干燥剂、干燥时间、放在干燥器里的时间、称量及恒重数据、计算和结果等。公式及符号意义同式（12-1）。

⑥ 结果与判定　除另有规定外，干混悬剂的减失重量不超过 2.0%，判为符合规定。

(4) 沉降体积比　口服混悬剂照下述方法检查，沉降体积比应不低于 0.90。

① 仪器与用具　50ml 或 25ml 干燥具塞量筒。

② 检查方法　除另有规定外，用干燥具塞量筒量取供试品 50ml，密塞，用力振摇 1min，记下混悬物的开始高度 H_0，静置 3h，记下混悬物的最终高度 H。

③ 注意事项

a. 口服混悬剂或干混悬剂均应在充分摇匀后取样。

b. 如为节省供试品，可改用干燥的 25ml 具塞量筒量取供试品 25ml 依法操作，但读数应准确至 0.1ml。

④ 记录与计算　记录供试品的数量、H_0 与 H 的读数，再按式（12-2）计算沉降体积比。

⑤ 结果与判定　除另有规定外，沉降体积比不低于 0.90，判为符合规定；如低于 0.90，则判为不符合规定。

技能训练

技能训练二十五　盐酸雷尼替丁胶囊的分析

盐酸雷尼替丁胶囊主要成分为盐酸雷尼替丁，分子式为 $C_{13}H_{22}N_4O_3S \cdot HCl$。临床用于治疗十二指肠溃疡、胃溃疡、反流性食管炎、卓-艾综合征及其他高胃酸分泌疾病。本品极易潮解，吸潮后颜色变深。在水或甲醇中易溶，在乙醇中略溶，在丙酮中几乎不溶。

《中国药典》（2020 年版）二部规定，盐酸雷尼替丁胶囊含雷尼替丁（$C_{13}H_{22}N_4O_3S$）应为标示量的 93.0%～107.0%。

【仪器与用具】

硅胶 GF_{254} 薄层板、分析天平、试管、酒精灯、移液管、量瓶、紫外-可见分光光度计（石英比色皿）、锥形瓶、滤纸、烧杯、漏斗、称量瓶、点样毛细管、干燥器、电热恒温干燥箱、色谱展开缸等。

【试药与试液】

醋酸铅试纸、甲醇、乙酸乙酯、异丙醇、氨水、碘溶液、五氧化二磷、纯化水、盐酸雷尼替丁胶囊（0.15g）等。

【操作步骤】

(1) **查阅标准**　本品的质量标准内容在《中国药典》（2020 年版）二部品种正文第一部分，1324 页。

(2) **取样操作**　按照请验单的内容与成品的标签进行核对，无误后方可取样；取样的准备工作、取样过程和结束阶段操作均应执行企业制定的《取样标准操作规程》（参见附录二）。

(3) **性状**　本品内容物为类白色至黄色的粉末或颗粒。

(4) **鉴别**

① 取本品的内容物适量（约相当于雷尼替丁 0.2g），置试管中，用小火缓缓加热，产生的气体能使湿润的醋酸铅试纸显黑色。

② 取含量测定项下记录的色谱图，供试品溶液主峰的保留时间应与对照品溶液主峰的保留时间一致。

③ 取本品的内容物适量，加水振摇，滤过，滤液显氯化物的鉴别反应（通则0301）。

(5) 检查

① 有关物质　照高效液相色谱法（通则0512）测定

供试品溶液　取本品的内容物适量（约相当于雷尼替丁100mg），置100ml量瓶中，加水使盐酸雷尼替丁溶解并稀释至刻度，摇匀，滤过，取续滤液。

对照溶液　精密量取供试品溶液1ml，置100ml量瓶中，用水稀释至刻度，摇匀。

系统适用性溶液　取本品的内容物适量（约相当于雷尼替丁0.1g），置100ml量瓶中，加50%氢氧化钠溶液1ml，加水约60ml，振摇使溶解，用水稀释至刻度，摇匀，室温放置1小时。

色谱条件　用十八烷基硅烷为填充剂（KromasilC18，4.6mm×150mm，5μm 或效能相当的色谱柱）；以磷酸盐缓冲液（取磷酸6.8ml置1900ml水中，加入50%氢氧化钠溶液8.6ml，加水至2000ml，用磷酸或50%氢氧化钠溶液pH值至7.1±0.05）-乙腈（98∶2）为流动相A，以磷酸盐缓冲液-乙腈（78∶22）为流动相B；按下表进行梯度洗脱；流速为每分钟1.5ml；柱温为35℃；检测波长为230nm；进样体积10μl。

时间/min	流动相A/%	流动相B/%
0	100	0
15	0	100
23	0	100
24	100	0
30	100	0

系统适用性要求　系统适用性溶液色谱图中，调节流速或流动相比例，使主成分色谱峰的保留时间约为1min，杂质Ⅰ的相对保留时间约为0.85，雷尼替丁峰与杂质Ⅰ峰的分离度应大于4.0。

测定法　精密量取供试品溶液和对照溶液，分别注入液相色谱仪，记录色谱图。

限度　供试品溶液色谱图中如有杂质峰，单个杂质峰面积不得大于对照溶液主峰面积（1.0%），各杂质峰面积的和不得大于对照溶液主峰面积的2倍（2.0%），小于对照溶液主峰面积0.05倍的色谱峰忽略不计。

② 干燥失重　取本品内容物适量，以五氧化二磷为干燥剂，依法检查（通则0831），在60℃减压干燥4h，减失重量不得过4.0%。

③ 其他　应符合胶囊剂项下有关的各项规定（通则0103）。

(6) 含量测定　照高效液相色谱法（通则0512）测定

供试品溶液　取装量差异项下的内容物，混匀，精密称取适量（约相当于雷尼替丁20mg），置200ml量瓶中，加水溶解并稀释至刻度，摇匀，滤过，取续滤液。

对照溶液、系统适用性溶液、色谱条件、系统适用性要求均同有关物质项下的要求。

测定法　精密量取供试品溶液与对照品溶液，分别注入液相色谱仪，记录色谱图。按外标法以峰面积计算，并将结果乘以0.8961。

$$标示量 = \frac{\dfrac{A}{E_{1cm}^{1\%} \times 100} \times V_0 \times D \times \overline{W}}{m_s \times m_{标示}} \times 100\%$$

允许误差：除另有规定外，相对偏差不大于 3.0%。

(7) **填写检验原始记录及检验报告单**

【注意事项】

① 试验中所用的量瓶和移液管均应经检定校正、洗净后使用。

② 记录液相色谱图时，应注意控制色谱峰的高度与宽度在适当的范围。

③ 色谱分析完成后，应继续用流动相冲洗半小时再关机以防柱子污染。

技能训练二十六　罗红霉素颗粒的分析

罗红霉素颗粒属于大环内酯类抗生素，其主要成分是罗红霉素，其化学名称为 9-{O-[(2-甲氧基乙氧基)-甲基]肟}红霉素，是内酯环与去氧氨基糖和红霉糖所形成的苷。其理化性质为白色或类白色结晶性粉末，无臭。易溶于乙醇或丙酮，较易溶于甲醇或乙醚，几乎不溶于水。抗菌谱和红霉素相似，但作用比红霉素强 6 倍，生物利用率高。用于呼吸道感染，如肺炎、急性支气管炎、慢性支气管炎急性感染、非典型病原体肺炎，以及泌尿生殖系统感染、皮肤及软组织感染等，均有良好的治疗效果和耐受性，不良反应比红霉素小。

《中国药典》（2020 年版）二部规定，罗红霉素颗粒含罗红霉素（$C_{41}H_{76}N_2O_{15}$）应为标示量的 90.0%～110.0%。

【仪器与用具】

硅胶 GF_{254} 薄层板、分析天平、研钵、量筒、试管、烧杯、移液管、锥形瓶、漏斗、喉头喷雾器、电热恒温干燥箱、干燥器、点样毛细管、色谱展开缸、溶出度仪、高效液相色谱仪等。

【试药与试液】

罗红霉素对照品、硫酸、无水乙醇、甲苯、三氯甲烷、二乙胺、磷钼酸、冰醋酸、乙酸盐缓冲溶液（pH5.5）、磷酸二氢铵溶液、乙腈、纯化水、罗红霉素颗粒（1.0g：50mg 以罗红霉素计）等。

【操作步骤】

(1) **查阅标准**　本品的质量标准内容在《中国药典》（2020 年版）二部品种正文第一部分，801 页。

(2) **取样操作**　按照请验单的内容与成品的标签进行核对，无误后方可取样；取样的准备工作、取样过程和结束阶段操作均应执行企业制定《取样标准操作规程》（参见附录二）。

(3) **性状**　本品为混悬颗粒或包衣颗粒；如为无味包衣颗粒，除去包衣后显白色或类白色。

(4) **鉴别**

① 取鉴别②项下的供试品溶液 1ml，加浓硫酸 5 滴，1min 内溶液颜色呈墨绿色。

② 取本品的内容物适量，研细，用无水乙醇溶解并稀释制成每 1ml 中约含罗红霉素 5mg 的溶液，滤过，取续滤液作为供试品溶液；另取罗红霉素对照品适量，用无水乙醇溶解并稀释制成每 1ml 中约含 5mg 的溶液，作为对照品溶液。取上述两种溶液等量混合，作为混合溶液。照薄层色谱法（通则 0502）试验，吸取上述三种溶液各 10μl，分别点于同一硅胶 G 薄层板上，以甲苯-三氯甲烷-二乙胺（50:40:7）为展开剂，展开，晾干，喷以显色剂

（取磷钼酸 2.5g，加冰醋酸 50ml、硫酸 2.5ml 使溶解，摇匀），再置 105℃加热数分钟。

混合溶液所显主斑点应为单一斑点，供试品溶液所显主斑点的颜色和位置应与对照品溶液或混合溶液主斑点的颜色和位置相同。

③ 在含量测定项下记录的色谱图中，供试品溶液主峰的保留时间应与对照品溶液主峰的保留时间一致。

以上②、③两项可选做一项。

(5) 检查

① 溶出度

a. 非包衣颗粒：取本品，依法测定（通则 0931）第二法，以乙酸盐缓冲溶液（取 0.04mol/L 乙酸钠溶液，用冰醋酸调节 pH 值至 5.5）900ml 为溶出介质（50mg 规格溶出介质为 600ml，25mg 规格溶出介质为 500ml），转速为 50r/min，依法操作，经 30min 时，取溶液适量，滤过。取续滤液作为供试品溶液，照含量测定项下的方法测定。另取罗红霉素对照品适量，精密称定，加上述溶出介质溶解并定量稀释制成每 1ml 中约含 0.16mg（75mg 和 50mg 规格为 0.08mg；25mg 规格为 0.05mg）的溶液，同法测定，计算出每袋的溶出量。

限度为标示量的 80%，应符合规定。

b. 包衣颗粒：取本品，依法测定（通则 0931）第一法，以盐酸溶液（1→1000）900ml 为溶出介质（50mg 规格的溶出介质为 600ml，25mg 规格的溶出介质为 500ml），转速为 100r/min，依法操作，经 45min 时，取溶液适量，滤过。取续滤液作为供试品溶液，照含量测定项下的方法测定。另精密称取罗红霉素对照适量，加上述溶出介质溶解并定量稀释制成每 1ml 中约含 0.16mg（75mg 和 50mg 规格为 0.08mg；25mg 规格为 0.05mg）的溶液，同法测定，计算出每袋的溶出量。限度为标示量的 70%，应符合规定。

② 干燥失重　取本品，依法检查（通则 0831），在 105℃干燥至恒重，减失重量不得过 2.0%。

③ 其他　应符合颗粒剂项下各有关规定（通则 0104）。

(6) 含量测定　照高效液相色谱法（通则 0512）测定。

① 色谱条件与系统适用性实验　用十八烷基键合硅胶为填充剂，以 0.067mol/L 磷酸二氢铵溶液（用三乙胺调节 pH 至 6.5）-乙腈（65：35）为流动相，检测波长为 210nm。取罗红霉素对照品加流动相溶解并稀释制成每 1ml 中各约含 1.0mg 的溶液，取 20μl 注入液相色谱仪，罗红霉素峰的保留时间约为 14min，其与红霉素峰的分离度应不小于 15.0，罗红霉素峰与相对保留时间约为 0.95 处的杂质峰的分离度应不小于 1.0，与相对保留时间约为 1.2 处的杂质峰的分离度应小于 2.0。

② 测定法　取装量差异项下的内容物，研细，精密称取适量（约相当于罗红霉素 50mg），加流动相适量，超声 20min 助溶，再用流动相定量稀释制成每 1ml 中约含罗红霉素 0.5mg 的溶液，滤过，取续滤液作为供试品溶液。精密量取续滤液 20μl 注入色谱仪，记录色谱图。另取罗红霉素对照品，同法测定。按外标法以峰面积计算供试品中 $C_{41}H_{76}N_2O_{15}$ 的含量。

结果计算：

$$标示量 = \frac{c_r \times \frac{A_x}{A_r} \times V_0 \times D \times \overline{W}}{m_s \times m_{标示}} \times 100\%$$

式中 A_x——供试品的峰面积；

A_r——对照品的峰面积；

c_r——对照品溶液的浓度，mg/ml；

V_0——供试品稀释的体积，ml；

D——供试品的稀释倍数；

$\overline{W}$——供试品的每袋平均重量，g；

m_s——供试品的质量，g；

$m_{标示}$——供试品的标示量，g/袋。

允许误差：除另有规定外，相对标准偏差不大于 3.0%。

(7) 填写检验原始记录及检验报告单

【注意事项】

① 样品如为较大颗粒，应先迅速捣碎使成 2mm 以下的小颗粒，操作时，防止供试品吸湿。

② 供试品如未达到规定的干燥温度即熔化时，应先将供试品在较低的温度下干燥至大部分水分失去后，再按规定条件干燥。

③ 样品开启后，应迅速称量，尽量避免吸湿。

④ 干燥失重测定中，往往几个供试品同时进行，因此称量瓶宜先编码标记，瓶与瓶盖的编码一致。称量瓶放入干燥箱的位置、取出冷却和称量的顺序，应先后一致。

⑤ 应记录干燥时的温度、时间，放置至室温的时间，称量及恒重等数据。

技能训练二十七　葡萄糖酸钙口服溶液的分析

葡萄糖酸钙口服溶液临床主要用于预防和治疗钙缺乏症，如骨质疏松症、手足抽搐症、骨发育不全、佝偻病患者以及儿童、妊娠和哺乳期妇女、绝经期妇女、老年人钙的补充。

《中国药典》（2020 年版）二部规定，本品含葡萄糖酸钙（$C_{12}H_{22}CaO_{14} \cdot H_2O$）应为 9.00%～10.50%（质量浓度）。

【仪器与用具】

比重瓶、温度计、水浴锅、分析天平、酸度计、复合电极、滴定管等。

【试药与试液】

10%氢氧化钠溶液、钙紫红素指示剂、EDTA-2Na 滴定液（0.05mol/L）、纯化水、葡萄糖酸钙口服溶液（10%）等。

【操作步骤】

(1) **查阅标准**　本品的质量标准内容在《中国药典》（2020 年版）二部品种正文第一部分，1520 页。

(2) **取样操作**　按照请验单的内容与成品的标签进行核对，无误后方可取样；取样的准备工作、取样过程和结束阶段操作均应执行企业制定的《取样标准操作规程》（参见附录二）。

(3) **性状**　本品为无色至淡黄色液体或黏稠液体。

(4) **鉴别**

① 取本品约 0.1g，加水 5ml 溶解后，加三氯化铁试液 1 滴，显深黄色。

② 取本品，依法检查（通则 0301），取铂丝，用盐酸湿润后，蘸取供试品，在无色火焰中燃烧，火焰即显砖红色。

(5) 检查

① 溶液的澄清度　取本品 10ml，用水稀释至 50ml，溶液应澄清。

② 相对密度　取本品适量，依法检查（通则 0601），结果应为 1.10~1.15（无糖型不作此项检查）。

③ pH　取本品适量，依法检查（通则 0631），结果应为 4.0~7.5。

④ 其他　应符合口服溶液剂项下有关的各项规定（通则 0123）。

(6) 含量测定　精密量取本品 5.0ml，置于锥形瓶中，加水稀释使成 100ml，加氢氧化钠试液 15ml 与钙紫红素指示剂 0.1g，用 EDTA-2Na 滴定液（0.05mol/L）滴定至溶液自紫色转变为纯蓝色。每 1ml EDTA-2Na 滴定液（0.05mol/L）相当于 22.42mg 的 $C_{12}H_{22}CaO_{14} \cdot H_2O$。

结果计算：

$$含量 = \frac{VTF}{V_s} \times 100\%$$

式中　V——供试品消耗 EDTA-2Na 滴定液（0.05mol/L）的体积，ml；

　　　T——滴定度，mg/ml；

　　　F——滴定液校正系数；

　　　V_s——供试品的取样体积，ml。

允许误差：平行测定两份，相对偏差不得过 0.3%。

(7) 填写检验原始记录及检验报告单

【注意事项】

① 酸度对配位反应平衡、金属离子水解、EDTA-2Na 解离度有影响，因此要控制好酸度。

② 金属指示剂为有机染料，本身具有颜色。与金属离子配位生成另一种颜色指示终点，但指示剂本身的颜色在不同 pH 溶液中不同，故必须按规定控制滴定溶液的 pH。

③ 滴定速度要适宜，近终点时 EDTA-2Na 滴定液要逐滴加入，并充分振摇，以防终点滴过。

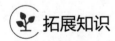

药物制剂的发展趋势

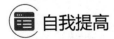

必　备　知　识

（一）A 型题（最佳选择题）每题的备选答案中只有一个最佳答案

1.《中国药典》(2020 年版) 四部通则中规定，凡检查溶出度的制剂，不再进行（　　）。

　　A. 崩解时限检查　　　　B. 重（装）量差异检查　　　　C. 热原试验

D. 含量检查　　　　　　　E. 主药含量测定

2. 平均装样量在1.0g以上至1.5g的单剂量包装的颗粒剂，装量差异限度为（　　）。
   A. ±10%　　　　　　　B. ±8%　　　　　　　C. ±7%
   D. ±6%　　　　　　　E. ±5%

3. 颗粒剂检查溶化性所用热水的温度为（　　）。
   A. 90～100℃　　　　　B. 70～80℃　　　　　C. 80～90℃
   D. 100℃　　　　　　　E. 40～50℃

4. 盐酸雷尼替丁胶囊进行溶出度检查时，规定的介质温度为（　　）。
   A. 37℃±0.5℃　　　　B. 37℃±1.0℃　　　　C. 37℃±2.0℃
   D. 37℃±5.0℃　　　　E. 37℃±0.1℃

5. 检查化学药品胶囊的装量差异时，一般取样量为（　　）。
   A. 10粒　　　　　　　B. 20粒　　　　　　　C. 30粒
   D. 5粒　　　　　　　　E. 12粒

6. 滴眼用混悬液的粒度检查中，规定检出的最大粒度不得超过（　　）。
   A. 100μm　　　　　　B. 70μm　　　　　　　C. 80μm
   D. 90μm　　　　　　　E. 50μm

7. 《中国药典》（2020年版）四部通则中规定，软胶囊剂的崩解时限为（　　）min。
   A. 15　　　　　　　　B. 30　　　　　　　　C. 45
   D. 60　　　　　　　　E. 120

8. 《中国药典》（2020年版）四部通则中规定，硬胶囊剂的崩解时限为（　　）min。
   A. 15　　　　　　　　B. 30　　　　　　　　C. 45
   D. 60　　　　　　　　E. 120

9. 平均装样量为0.4g的胶囊剂，装量差异限度为（　　）。
   A. ±10.0%　　　　　B. ±7.5%　　　　　　C. ±5.0%
   D. ±2.0%　　　　　　E. ±1.0%

10. 取葡萄糖酸钙适量，置试管中，加水5ml溶解，加三氯化铁试液1滴，显（　　）。
    A. 红色　　　　　　　B. 深黄色　　　　　　C. 深褐色
    D. 紫堇色　　　　　　E. 蓝色

（二）B型题（配伍选择题）每题只有一个正确答案。每个备选答案可重复选用，也可不选用

[1～2]　根据下列选项选择：
   A. 70～80℃　　　　　B. 15～25℃　　　　　C. 10～30℃
   D. 15～20℃　　　　　E. 10～15℃

1. 泡腾颗粒检查法：取单剂量包装的泡腾颗粒3袋，分别置盛有200ml水的烧杯中，水温为（　　）。应迅速产生气体而成泡腾状，5min内颗粒均应完全分散或溶解在水中。

2. 可溶颗粒检查法：取供试品10g，加热水200ml，搅拌5min，可溶颗粒应全部溶化或轻微浑浊，但不得有异物。热水温度应按《中国药典》（2020年版）凡例中规定为（　　）。

[3～6]　根据下列选项选择：
   A. 崩解时限　　　　　B. 干燥失重　　　　　C. 可见异物
   D. 微生物限度　　　　E. 热原

3. 《中国药典》（2020年版）四部通则中规定颗粒剂的常规检查有（　　）。
4. 《中国药典》（2020年版）四部通则中规定胶囊剂的常规检查有（　　）。
5. 《中国药典》（2020年版）四部通则中规定软膏剂的常规检查有（　　）。
6. 《中国药典》（2020年版）四部通则中规定滴眼剂的常规检查有（　　）。

[7~8] 根据下列选项选择：
     A. ±10%   B. ±8%   C. ±7%
     D. ±2%   E. ±1%

7. 平均装量为 2.0g 的单剂量包装的颗粒剂，装量差异限度为（　　）。
8. 平均装样量为 0.20g 的胶囊剂，装量差异限度为（　　）。

[9~10] 根据下列选项选择：
     A. 60℃   B. 70℃   C. 80℃
     D. 100℃   E. 105℃

9. 干燥失重检查时，含糖颗粒应在（　　）减压干燥，减失重量不得超过 2.0%。
10. 干燥失重检查时，含糖干混悬剂应在（　　）减压干燥。

（三）X 型题（多项选择题）每题的备选答案中有 2 个或 2 个以上答案

1. 《中国药典》（2020 年版）四部通则中规定胶囊剂的常规检查项目有（　　）。
   A. 装量差异   B. 粒度   C. 崩解时限
   D. 含量均匀度   E. 微生物限度

2. 胶囊剂可分为（　　）。
   A. 硬胶囊   B. 软胶囊   C. 缓释胶囊
   D. 控释胶囊   E. 肠溶胶囊

3. 《中国药典》（2020 年版）四部通则中规定颗粒剂的常规检查包括（　　）。
   A. 粒度   B. 崩解时限   C. 干燥失重
   D. 溶化性   E. 装量差异或装量

4. 颗粒剂可分为（　　）。
   A. 肠溶颗粒   B. 混悬颗粒   C. 泡腾颗粒
   D. 控释胶囊   E. 缓释颗粒

5. 《中国药典》（2020 年版）四部通则中规定软膏剂的常规检查项目有（　　）。
   A. 装量   B. 粒度   C. 无菌
   D. 含量均匀度   E. 微生物限度

6. 在《中国药典》（2020 年版）四部通则中规定需要检查沉降体积比的制剂是（　　）。
   A. 胶囊剂   B. 片剂   C. 口服制剂
   D. 滴眼剂   E. 颗粒剂

7. 软膏剂的质量要求下列描述正确的有（　　）。
   A. 应均匀、细腻，具有适当的黏稠性，易涂于皮肤或黏膜上并无刺激性
   B. 应无酸败、变色、变硬、熔化、油水分离等变质现象
   C. 含细粉的软膏剂不得检出大于 180μm 的粒子
   D. 含细粉的软膏剂不得检出大于 160μm 的粒子
   E. 软膏剂的装量、无菌、微生物限度等应符合规定

8. 《中国药典》（2020 年版）四部通则中规定滴眼剂的常规检查包括（　　）。
   A. 可见异物   B. 粒度   C. 沉降体积比
   D. 装量   E. 无菌

9. 《中国药典》（2020 年版）四部通则中规定口服制剂的常规检查包括（　　）。
   A. 重量差异   B. 装量   C. 干燥失重
   D. 沉降体积比   E. 微生物限度

10. 《中国药典》（2020 年版）四部通则中收载的不溶性微粒检查方法有（　　）。
    A. 显微计数法   B. 灯检法   C. 可见异物检查法
    D. 光散色法   E. 结晶性检查法

(四) 简答题

1. 软胶囊如何精密称定内容物的重量？
2. 可溶性颗粒剂如何检查其溶化性？
3. 软膏剂的常规检查项目有哪些？
4. 简述滴眼剂的沉降体积比的检查方法。
5. 口服制剂的常规检查项目有哪些？

综 合 知 识

1. 取装量差异项下桂利嗪胶囊的内容物，混合均匀，精密称取桂利嗪 0.3326g，置 200ml 量瓶中，加盐酸溶液（9→1000）约 150ml，振摇使溶解，用盐酸溶液（9→1000）稀释至刻度，摇匀，滤过，精密量取续滤液 5ml，置 100ml 量瓶中，加盐酸溶液（9→1000）稀释至刻度，摇匀，照紫外-可见分光光度法，在 253nm 波长处测得吸光度为 0.420，按 $C_{26}H_{28}N_2$ 的吸收系数（$E_{1cm}^{1\%}$）为 575 计算，本品含桂利嗪应为标示量的 93.0%～107.0%。计算本品的含量是否符合规定的含量限度（已知桂利嗪胶囊的规格为 25mg，平均装量为 0.2753g）。

2. 色氨酸钠滴眼液（规格 8ml：0.16g）含量测定：精密量取本品 2ml，置 100ml 量瓶中，加磷酸盐缓冲液（pH5.8）稀释至刻度，摇匀；精密量取 5ml，置另一 100ml 量瓶中，加磷酸盐缓冲液（pH5.8）稀释至刻度，摇匀。照紫外-可见分光光度法，在 326nm 的波长处测定吸光度为 0.292，按色氨酸钠（$C_{23}H_{14}Na_2O_{11}$）的吸收系数（$E_{1cm}^{1\%}$）为 164 计算，本品含色氨酸钠应为标示量的 90.0%～110.0%。计算本品的含量是否符合规定的含量限度。

参考答案

附 录

附录一　《中国药典》(2020 年版) 二部凡例

附录二　取样标准操作规程

附录三 常用容量仪器校正记录

容量仪器校正记录

室温：　　℃

校正日期	校正温度/℃	仪器名称	容积/ml	编号	水重/g	温度修正值/ml	实际容量/ml	校正值/ml	平均校正值/ml	平均容量/ml	等级	校正人
年 月 日												
年 月 日											级	
年 月 日												
年 月 日											级	
年 月 日												
年 月 日											级	
年 月 日												
年 月 日											级	

复核人：　　　　　　　　　　　　　校正有效期至：　　　　年　月　日

附录四　药品检验原始记录

检验原始记录

编号：_____

品　名_____　　规　格_____
批　号_____　　数　量_____
来　源_____　　取样日期_____年_____月_____日
依　据_____　　报告日期_____年_____月_____日

［性状］

［鉴别］

［检查］

［含量测定］

判定：

检验人：　　　　　　　　　　　　　　　　　　复核人：

附录五 药品检验报告书

×××药业有限公司

药品检验报告单

编号：

检品名称				
批　号		规　格		
来　源		包　装		
数　量		检验日期	年　月　日	
检验目的		报告日期	年　月　日	
检验依据				

检验项目	标准规定	检验结果

结论：

负责人：　　　　　　　　复核人：　　　　　　　　检验人：

附录六 药品微生物限度检验记录

微生物限度检验记录

品　　名：_____　　　　规　　格：_____
批　　号：_____　　　　检验日期：_____
报告日期：_____　　　　检验依据：_____
操作方法：□平皿法　□薄膜过滤法　　阳性对照菌：_____

平皿法：取供试品_____，置____ml pH7.0 氯化钠-蛋白胨缓冲液中，作为 10^{-1} 稀释级，然后 (1→9) 逐级稀释成 10^{-2}、10^{-3} 稀释级。取 10^{-1} 稀释级液体____ml，置____ml胆盐乳糖培养基（BL）中培养____h，取培养物____ml接种至____ml MUG培养基的试管中培养。

薄膜过滤法：取供试品____g（ml），加稀释液____ml。冲洗液为____ml。

实验结果：

	细菌数测定	培养温度：___℃	培养时间：___h	日　时至　日　时			
培养基名称	营养琼脂培养基批号：____ 培养箱编号：_____						
稀释倍数	10^{-1}	10^{-2}	10^{-3}	空白	标准规定	总菌数	检验结果
1							□合格
2							□不合格
平均菌落数							

	霉菌及酵母菌数	培养温度：___℃	培养时间：___h	日　时至　日　时			
培养基名称	玫瑰红钠琼脂培养基批号：____ 培养箱编号：_____						
稀释倍数	10^{-1}	10^{-2}	10^{-3}	空白	标准规定	总菌数	检验结果
1							□合格
2							□不合格
平均菌落数							

	大肠埃希菌检查	培养温度：___℃ 培养时间：___h	日　时至　日　时	
	BL培养基批号：_____ MUG培养基批号：_____ 培养箱编号：_____			
培养基名称	供试品	阴性对照	阳性对照	检验结果
BL培养基				□合格
MUG				□不合格
靛基质				

结　　论：□符合规定　□不符合规定

复核人：　　　　　　　　　　　　　　　　　　　　　　检验人：

参 考 文 献

［1］ 国家药典委员会. 中华人民共和国药典. 2020年版. 北京：中国医药科技出版社，2020.
［2］ 中国药品生物制品检定所，中国药品检验总所. 中国药品检验标准操作规范（2019年版）. 北京：中国医药科技出版社，2019.
［3］ 卫生部. 药品生产质量管理规范（2010年修订）. 2011.
［4］ 刘珍. 化验员读本. 4版. 北京：化学工业出版社，2004.
［5］ 姚思童，张进. 现代分析化学实验. 北京：化学工业出版社，2008.
［6］ 邓湘舟，李晓. 现代分析化学实验. 北京：化学工业出版社，2013.
［7］ 姚素梅. 基础化学. 北京：海洋出版社，2013.
［8］ 俞晨秀，周建庆. 药用基础化学实训. 南京：东南大学出版社，2013.
［9］ 张宝成，訾少锋. 药品检验综合实训. 南京：东南大学出版社，2013.
［10］ 徐敏. 药品质量检验技术. 北京：化学工业出版社，2013.
［11］ 王金香. 药物检测技术. 北京：人民卫生出版社，2013.
［12］ 闫冬良. 药品仪器检验技术. 北京：中国中医药出版社，2013.
［13］ 徐晶，谭洪臣，杜学勤. 药品分析检验实验操作技术. 北京：北京科学技术出版社，2016.
［14］ 陆丹玉，封家福. 药物制剂技术. 南京：江苏凤凰科学技术出版社，2015.
［15］ 陈琼，李恒. 中药制剂技术. 北京：中国农业大学出版社，2014.
［16］ 邢永恒，赵玉才，白凤英. 药品GMP教程. 北京：化学工业出版社，2015.
［17］ 国家质量监督检验检疫总局. 中华人民共和国国家计量检定规程 JJG 196—2006 常用玻璃量器. 北京：中国计量出版社，2007.